Systemische Fallkonzeption

Systemische Praxis
Band 7

Systemische Fallkonzeption

Prof. Dr. Günter Schiepek, Dr. Bettina Siebert-Blaesing, Marcus B. Hausner

Die Reihe wird herausgegeben von:

Prof. Dr. Günter Schiepek, Prof. Dr. Wolfgang J. Eberling
Dr. Heiko Eckert, Dr. Matthias Ochs, Prof. Dr. Christiane Schiersmann,
Dipl.-Psych. Rainer Schwing, Prof. Dr. Dr. Peter A. Tass

Günter Schiepek
Bettina Siebert-Blaesing
Marcus B. Hausner
(Hrsg.)

Systemische Fallkonzeption

Idiographische Systemmodellierung und personalisierte Prozessgestaltung

hogrefe

Prof. Dr. Günter Schiepek, geb. 1958. Seit 2008 Professor an der Paracelsus Medizinischen Privatuniversität Salzburg und dort Leiter des Instituts für Synergetik und Psychotherapieforschung sowie Professor an der Ludwig-Maximilians-Universität München. Gastprofessor am Department of Psychology der Sapienza University in Rom. Geschäftsführer des Center for Complex Systems. Lehrtherapeut für Systemische Therapie (DGSF).

Dr., Dipl.-Sozialpäd. Bettina Siebert-Blaesing, geb. 1968. 1995-2024 Tätigkeit als Kirchliche Jugendpflegerin, Bereichsleitung sowie Fachreferentin für Jugend und Arbeit in der Erzdiözese München und Freising. 2022 Professur für Soziale Arbeit an der IU (Internationale Hochschule). Seit 2024 Fachbereichsleitung Kindertageseinrichtungen des Caritasverbandes e.V. der Erzdiözese München und Freising. Nebenberufliche Tätigkeit als Supervisorin/Coach (DGSv, SG), Journalistin (DFJV, JB) und Lehrbeauftragte.

M.A. Marcus B. Hausner, geb. 1968. Seit 1999 selbstständiger Trainer, Berater und Coach und seit 2014 als Kooperationspartner der Unternehmenslotsen tätig. Seit 2021 Doktorand und seit 2023 als Dozent am Institut für Bildungswissenschaft der Ruprecht-Karls-Universität Heidelberg tätig.

Bibliografische Information der Deutschen Nationalbibliothek
Die Deutsche Nationalbibliothek verzeichnet diese Publikation in der Deutschen Nationalbibliografie; detaillierte bibliografische Daten sind im Internet über http://dnb.dnb.de abrufbar.

Hogrefe Verlag GmbH & Co. KG
Merkelstraße 3
37085 Göttingen
Deutschland
Tel. +49 551 999 50 0
info@hogrefe.de
www.hogrefe.de

Satz: Sabine Rosenfeldt, Hogrefe Verlag GmbH & Co. KG, Göttingen
Druck: mediaprint solutions GmbH, Paderborn
Printed in Germany

1. Auflage 2025

(E-Book-ISBN [PDF] 978-3-8409-3282-3; E-Book-ISBN [EPUB] 978-3-8444-3282-4)
ISBN 978-3-8017-3282-0
https://doi.org/10.1026/03282-000

Inhaltsverzeichnis

Vorwort
Björn Enno Hermans & Sebastian Baumann 7

1 Idiographische Systemmodellierung und Synergetisches Prozessmanagement – Entwicklungen und Perspektiven
Günter Schiepek 10

2 Ambulante Langzeittherapie mit Unterstützung durch das Synergetische Prozessmanagement
Viola Hoffknecht 56

3 Veränderung im Spiegel von Systemmodellen – ein Fallbeispiel aus der ambulanten Psychotherapie nach C. G. Jung
Sylvia Kipp & Nicola Spehr 73

4 Idiographische Systemmodellierung und Prozessmonitoring an einer Tagesklinik für Psychotraumatologie
Andreas Oberascher, Bettina Klinger, Barbara Stöger-Schmidinger, Wolfgang Aichhorn, Helmut Schöller & Günter Schiepek 90

5 Systemmodellierung und Prozessgestaltung mit Gruppen in der Therapie chronischer Schmerzen
Oksana Blotni 112

6 Idiographische Systemmodellierung in der Paartherapie
Georg Walterskirchen 128

7 Fallkonzeption und Feedback im Coaching einer Führungskraft
Marcus B. Hausner & Günter Schiepek 148

8 Coaching junger Erwachsener in beruflichen und privaten Übergängen – das Projekt „Kraftquellen“
Bettina Siebert-Blaesing, Sebastian Petry, Elisabeth Raschke & Nikolaus Roepfl 167

9 Idiographische Systemmodellierung in der Teamentwicklung
Wolfgang J. Eberling, Andreas Wiesmann & Günter Schiepek 180

10 Idiographische Systemmodellierung in der Jugendhilfe
Markus Keller 201

11 Vom Routine Outcome Monitoring zum Routine Process Feedback: Empirische und klinische Befunde aus zehn Jahren idiographischer Systemmodellierung
Benjamin Aas, Merlijn Olthof, Florens Goldbeck, Nora Daniels-Wredenhagen, Konstantin Hegewald, Robin van den Bergh, Florian Pommerien-Becht, Rineke Bossenbroek, Silvia Scholz, sysTelios Think Tank & Anna Lichtwarck-Aschoff 212

12 PsySim/SysMod[Web] – Ein graphisches Werkzeug für die idiographische Systemmodellierung auf dem Bildschirm
Helmut Schöller & Günter Schiepek 228

13 Wir haben einen Traum: Synergetisches Prozessmanagement, idiographische Systemmodellierung und personalisierte Psychotherapie
Miran Možina 236

Die Autorinnen und Autoren des Bandes 262

Vorwort

„Was ist denn das SORC-Modell der Systemischen Therapie?“, ist eine Frage, die einmal nach einem Seminar in einem verhaltenstherapeutischen Institut gestellt wurde. Worum es geht, wird schnell deutlich: der Wunsch nach Orientierung, nach einem „roten Faden“, nach klaren Leitplanken für eine Fallkonzeption in diesem Psychotherapieverfahren.

Die Frage nach Fallkonzeption und Behandlungssteuerung ist in der Systemischen Therapie vielleicht aktueller denn je. Durch die Aufnahme in die Psychotherapie-Richtlinie und die Anwendung im Kontext der durch die gesetzlichen Krankenversicherungen finanzierten ambulanten Psychotherapie ist die Frage hochrelevant. So geht es in der psychotherapeutischen Aus- und Weiterbildung um die Vermittlung entsprechender Modelle, die dann ebenso in Berichten an die Gutachter[1] im Rahmen der Beantragung von psychotherapeutischen Leistungen verschriftlicht und überzeugend vorgetragen werden müssen.

Doch was ist nun das spezifisch Systemische an einem Fallverständnis und wie lässt es sich konzeptionell erfassen? Die vielleicht größte Neuerung, die durch die Systemische Therapie in das kassenfinanzierte Therapiesystem kommt, ist zum einen das Mehrpersonensetting und zum anderen sind es systemische Grundannahmen, vor allem der Nichtlinearität und der zirkulären Wechselwirkungen.

Systemtheorien und Konstruktivismen bilden die erkenntnistheoretischen Grundlagen dieser Grundannahmen. Sie sind einerseits attraktiv, weil sie über ein alltägliches oder gar medikalisiertes Denken, über simple lineare Ursache-Wirkungs-Beziehungen weit hinausgehen und bringen gleichzeitig die Herausforderung mit sich, dies konzeptionell präzise zu erfassen und zudem für eine systemisch-therapeutische Praxis umsetzbar zu machen.

Genau hier setzt Günter Schiepek seit vielen Jahren mit seinen weitreichenden Überlegungen und Publikationen zur Dynamik komplexer Systeme, zur Synergetik und der Umsetzung mit dem Synergetischen Navigationssystem an. Uns hat das immer

1 Aus Gründen der besseren Lesbarkeit wird in diesem Buch auf genderbezogene Markierungen bei der Benennung von Professionen, Berufsgruppen oder einzelnen Personen verzichtet. Es wird stattdessen das generische Maskulinum als grammatikalische Form verwendet, wenn eine genderbezogene Markierung nicht ausdrücklich angezeigt ist.

wieder in Vorträgen und Schriften begeistert und inspiriert und letztlich auch dazu gebracht, eine Weiterbildung bei Günter Schiepek zu diesem Thema zu besuchen.

Dort spielte dann auch die vertiefte Befassung mit der idiographischen Systemmodellierung eine nicht unwesentliche Rolle, denn es ging darum, an eigenen Themen und Beispielen mittels eines Interviews die subjektiv wahrgenommenen Einflussgrößen, bisherigen Lösungsversuche, aber auch Ressourcen als Variablen zu erfassen und deren „Ladung" in eine jeweilige Richtung zu beschreiben.

Ein spannender und zutiefst systemischer Prozess, geht es doch um die subjektiven Konstruktionen der Beteiligten und deren Nutzung für die Generierung von begründeten Interventionsmöglichkeiten. Dabei spielt einerseits Komplexitätsreduktion eine Rolle, um solche Modelle nicht zu überfrachten, andererseits eine Art zirkuläre Komplexitätserweiterung, um Rück- und Wechselwirkungen zwischen den Variablen betrachten zu können.

Mit diesem Buch gelingt es Günter Schiepek, Bettina Siebert-Blaesing und Marcus B. Hausner sowie den beteiligten Autoren zu einem Zeitpunkt, der kaum passender sein könnte, einen weiteren wichtigen Impuls in die Debatte und Entwicklung der systemischen Fallkonzeption zu geben. Vor dem Eintritt ins Kassensystem wurde ja zuletzt ein Mangel an theoretischer Orientierung systemischen Vorgehens beklagt. Nun müssen sich Therapeuten durch die stärkere Formalisierung der Therapie vertiefter mit theoretischen Herleitungen beschäftigen.

Praxisnah wird deutlich, wie eine idiographische Systemmodellierung erfolgen kann und wie sie dann weitergehend als Grundlage für ein Prozessmonitoring dienen kann. Mit individuellen, aus der Systemmodellierung generierten Fragebögen und der täglichen Abfrage per App werden Prozessverläufe, vor allem aber entscheidende Ordnungsübergänge beobachtbar und können in den therapeutischen Prozess zurückgemeldet werden. Therapeut und Klient werden so gleichermaßen zu Beobachtern und Interpretierenden eines Prozesses auf tatsächlicher Augenhöhe.

Welches Potenzial und Spektrum die Systemmodellierung und daraus ableitbare Vorgehensweisen mit sich bringen, zeigt die sehr große Bandbreite der in den Kapiteln dieses Buches thematisierten Anwendungsfelder.

Neben klassischer ambulanter und stationärer Psychotherapie sind dies spezifische Settings wie Paartherapie oder spezifische Themenfelder wie Traumatherapie. Erhellend sind die konkreten Praxisdarstellungen im Mehrpersonensetting. Anschaulich wird in den Kapiteln dargestellt, wie mit der Komplexität der erhobenen Daten gewinnbringend umgegangen werden kann.

Thematisiert werden aber auch Felder außerhalb der Psychotherapie, etwa im Bereich von Coaching oder Team- und Organisationsentwicklung oder auch in der Jugendhilfe. Das ist insofern spannend, aber auch typisch systemisch, als sich die grundlegenden Annahmen über zirkuläre Prozesse und Veränderungen eben nicht auf psychosoziale Themen und Settings oder gar das Gesundheitswesen beschränken. Insofern ist auch in diesem Band ein wechselseitiger Profit möglich, indem bewusst über den eigenen kontextuellen Tellerrand geschaut und die Anwendung der Methode in einem anderen Kontext kennengelernt wird.

Abschließend wird durch den sysTelios Think Tank sehr praxisorientiert die schon kurz angesprochene Übertragung in ein tatsächliches Prozessfeedback thematisiert. Auch das neue, praktische E-Tool zur Systemmodellierung wird in diesem Band vorgestellt. Den Lesern wird somit ein umfassender Einblick in ein auf den ersten Blick vielleicht komplex erscheinendes und doch gut handhabbares, ur-systemisches Konzept des Fallverständnisses nahegebracht. Seiner Zeit voraus war Günter Schiepek mit seinem Ansatz (der idiographischen Systemmodellierung) schon lange (seit Mitte der 1980er Jahre), lassen sich doch Veränderungsprozesse jedweder Therapierichtung abbilden. Diesen Ansatz entwickelte Günter Schiepek schon zu einer Zeit, als die Therapieschulen noch stärker in Abgrenzung zueinander konzeptualisiert wurden. Das Synergetische Navigationssystem (SNS) wäre unseres Erachtens eine ideale, seit Jahren erprobte Form, Therapieprozesse anstelle des auslaufenden Gutachterverfahrens zu begleiten.

Zurecht fordert Günter Schiepek, dass dieses Modell auch in den systemischen, vor allem therapeutischen Aus- und Weiterbildungen eine Rolle spielen sollte, und es wäre wünschenswert, wenn es auch in der therapeutischen Praxis noch deutlich mehr Verbreitung fände. Vielleicht konnten sich die Konzepte von Günter Schiepek und Kollegen in den letzten Jahren so gut entwickeln, weil sie etwas abseits des systemischen Mainstreams liefen und nicht jede, nur auf Methoden ausgerichtete Welle mitgeschwommen werden musste. Es ist nun aber an der Zeit, sie ins Herz der systemischen Fallkonzeption und Praxis zu rücken.

Dieses Buch kann dazu ein gewichtiger Impuls sein und wird seinen Beitrag dazu leisten. Und es geht noch weiter: Die Dynamik unter den Teilnehmenden der Weiterbildung hat gezeigt: Das Vorgestellte regt an, damit kreativ-spielerisch weiterzuarbeiten. Warum nicht einmal die Punkte der Zeitreihen auf den Boden legen, um sie nachzulaufen, oder sie mit den Tönen einer Tonleiter in Schwingung zu bringen oder Farbbilder aus den Daten entstehen zu lassen? Vielleicht führt die weitere Verbreitung zu noch mehr Übersetzung der im Hintergrund laufenden Algorithmen zu bunten Anwendungsformen mit Klienten.

In diesem Sinne wünschen wir allen Lesern eine mit Sicherheit anregende Lektüre und dem Buch die Aufmerksamkeit, die es definitiv verdient.

Essen und Mannheim, Juli 2024

Björn Enno Hermans
und *Sebastian Baumann*

1 Idiographische Systemmodellierung und Synergetisches Prozessmanagement – Entwicklungen und Perspektiven

Günter Schiepek

In diesem einführenden Kapitel wird über die Entwicklungsgeschichte der idiographischen Systemmodellierung als Methode der systemischen Fallkonzeption berichtet. Es gab unterschiedliche Einflüsse, Vorbilder und auch Kontrastfolien, die für diese Entwicklung von Bedeutung waren, und es gab auch unterschiedliche Begegnungen, die bei der Rezeption in Psychotherapie und Beratung eine Rolle gespielt haben. Das Vorgehen der Systemmodellierung wird im Folgenden – auch anhand eines Fallbeispiels – beschrieben. Neuere Entwicklungen erlauben es, die Komponenten (Variablen) eines Systemmodells mithilfe eines personalisierten Prozessfragebogens zu erfassen, mit dem Selbsteinschätzungen im Verlauf durchgeführt werden. Hierfür stehen der Fragebogen-Editor und die gesamte Methodik des Synergetischen Navigationssystems (SNS) zur Verfügung.[1] Diskutiert werden schließlich Möglichkeiten und Grenzen, idiographische Systemmodelle zu formalisieren, Netzwerkmodelle aus vorliegenden Zeitreihen zu „extrahieren" und eine personalisierte Fallkonzeption (Idiographik) durch eine geeignete Spezifikation einer allgemeinen Theorie (Nomothetik) zu entwickeln. Einige Bemerkungen zum Verhältnis zwischen dem idiographischen und dem nomothetischen Forschungsansatz schließen das Kapitel ab.

1.1 Was bedeutet „idiographische Systemmodellierung"?

Die Konzeption und die Methodik der idiographischen Systemmodellierung wurden Mitte der 1980er Jahre entwickelt. Es handelt sich dabei um den Versuch der

1 Herzlichen Dank an unser Entwicklerteam, das für die Verfügbarkeit und Funktionsfähigkeit des SNS sowie den Support in allen beteiligten Einrichtungen und Praxen sorgt: Diogo Carvalho, Elias Wojahn, Lucas Lopes, Marilia Baltar, Wellington Oliveira, Florian Schiepek.

Beschreibung von Einzelfällen (Idiographik) mit dem Anspruch, die dabei beteiligten Komponenten in ihrer Wechselwirkung zu verstehen. Das Vorgehen orientiert sich eng am Begriff „System", der eine Menge von Objekten oder Komponenten mit Relationen, d.h. mit Wechselwirkungen zwischen diesen Komponenten, bezeichnet (Hall & Fagen, 1968; Böse & Schiepek, 2000, S. 186 ff.). In psychologischen Anwendungsfeldern wie Psychotherapie, Klinische Psychologie oder Beratung sind vor allem psychologische Komponenten gemeint, also Konstrukte wie „Motivation", „Selbstwert", „Freude", „Angst" oder beliebige andere Emotionen, „Einstellungen", „Identifikation mit ..." und viele mehr. Über intraindividuelle psychologische Konstrukte hinaus kommen auch sozialpsychologische oder mikrosoziologische Konstrukte infrage, z.B. „Wir-Gefühl", „Gruppenidentität" oder „interpersonelle Konflikte", und schließlich auch Konstrukte, die physiologische oder biologische Prozesse bezeichnen. Die Vielfalt des Möglichen und der Bezug zu verschiedenen Systemebenen eröffnen der Systemmodellierung den Raum eines *biopsychosozialen Gesamtkonzepts* (Engel, 1977; von Uexküll & Wesiack, 1996) und eines entsprechenden Menschenbilds.

Die Relationen zwischen den Komponenten sind als Kausalrelationen gedacht, was Systeme von Netzwerken unterscheidet. Netzwerke weisen Korrelationen oder Partialkorrelationen zwischen den Komponenten auf, während Systeme über ge-

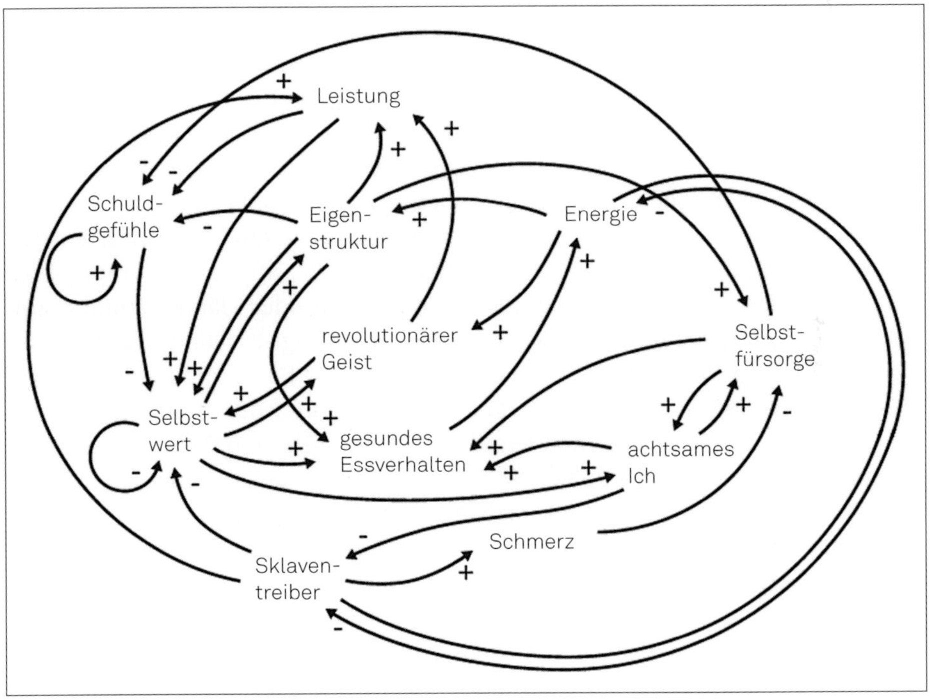

Abbildung 1.1: Beispiel für ein idiographisches Systemmodell (zentral: Essstörungen, Schmerz und Selbstwertregulation)

richtete Wirkungen zwischen den Komponenten definiert sind, sowie eventuell über rekursive Wirkungen der Komponenten auf sich selbst (autokatalytische Schleifen). Abbildung 1.1 zeigt ein Beispiel eines idiographischen Systemmodells. Die Themen der Klientin waren Essstörungen, Schmerz und Selbstwertregulation (zentrale Variablen).

Die Komponenten werden in Systemmodellen als *Variablen* interpretiert, also als Größen, die sich in der Zeit mehr oder weniger schnell ändern können. Die in den Systemmodellen dargestellten Wirkzusammenhänge beschreiben die Wirkung einer Variable auf eine oder mehrere andere. Aufgrund der rekursiven oder kreiskausalen Rückwirkungen über eine oder mehrere andere Variablen können unterschiedliche Arten von Dynamiken oder prozessualen Mustern entstehen und erklärbar werden. Damit ist auch das Adjektiv „systemisch" einfach definiert, nämlich als Adjektiv zum Substantiv „System", also die *Struktur und Funktion von Systemen* betreffend. Die idiographische Systemmodellierung konnte man bereits zu einer Zeit mit Fug und Recht als systemische Methode bezeichnen, als sich die Systemische Therapie erst anschickte, Konturen zu gewinnen.

Die dritte Begriffskomponente macht deutlich, dass es sich bei diesen Systemen um *Modelle* handelt. Modelle sind nicht die Wirklichkeit und bilden diese auch nicht in jedem Detail ab, sondern sind gekennzeichnet durch *Selektion, Abstraktion* und *Perspektivität* (Stachowiak, 1973; Schiepek, 1991). Sie sind selektiv in dem Sinne, dass sie auf vieles verzichten, Mut zur Lücke aufweisen und zahlreiche Einzelheiten auch weglassen. Sie sind nicht umfassend oder „ganzheitlich", wie Wissenschaft eben nie ganzheitlich ist. Ein historisches Beispiel ist die Zellfärbetechnik von Golgi (1848–1926), bei der mit einer Silberjodid-Einfärbung von Gehirngewebe zum ersten Mal die Netzwerkstruktur von Neuronen erkennbar wurde. Dies war möglich, weil damit nur etwa jedes hundertste Neuron eingefärbt wurde; wären es alle gewesen, hätte man vor lauter (Dendriten-)Bäumen den (Neuronen-)Wald nicht mehr gesehen (Spitzer, 1996). „Abstraktion" meint Vorgänge wie Zusammenfassung, begriffliche Einordnung oder Klassifikation, womit man von Einzelereignissen und vom Kleinteiligen zu Begriffen und zu Kategorien kommt, die dann wieder die weitere Beobachtung und Beschreibung leiten. Perspektivenabhängig ist schließlich jede Beobachtung und Beschreibung, weil sie von Standort und Standpunkt der beteiligten Personen abhängig ist. Berge sehen in der Regel von unterschiedlichen Seiten unterschiedlich aus, sodass man leicht den Eindruck gewinnt, es handele sich gar nicht um denselben Berg. Perspektiven entstehen durch unterschiedliche Vorannahmen, Einstellungen, Erwartungen, durch unterschiedliches Vorwissen, aber auch durch die Emotionalität des Moments, und bei ko-kreativen Prozessen mehrerer Personen durch Vorerfahrungen mit dem jeweils anderen, aber auch durch Übertragung, Projektion und andere Einflüsse vergangener Interaktionserfahrungen und Lernprozesse. Dies würde bedeuten, dass unterschiedliche Therapeuten oder Berater mit ein und demselben Klienten zu unterschiedlichen Modellen kommen könnten. Wie dies funktioniert, lässt sich psychologisch beschreiben, wenn man interaktive Modellierungsprozesse auf einer Videoaufzeichnung nachvollzieht. Das ist Thema der Psychologie; eine konstruktivistische Ontologie ist dazu nicht notwendig. Was aber notwendig ist, um derartige Modellierungs- und Konstruktionsprozesse nicht der Beliebigkeit auszusetzen, sind Regeln und Kriterien des Vorgehens, auf die ich noch zu sprechen komme.

1.2 Motivation für die Entwicklung der idiographischen Systemmodellierung

In der Psychotherapie und wohl auch in Beratung und Coaching sind Fallkonzeptionen wichtig. Sie schaffen ein Verständnis dafür, was bei einem Klienten oder einem Mehrpersonensystem passiert und welche Prozesse dabei ablaufen, und sie liefern einen Orientierungs- und Begründungsrahmen für das therapeutische Vorgehen. Damit unterscheiden sie sich deutlich von Diagnosen, die eine Komplexitätsreduktion versuchen, indem sie Einzelfälle in Kategorien einordnen und entsprechend etikettieren. Damit hat man sehr wenig verstanden, oder noch pointierter: Mit Diagnosen glaubt man, ein Phänomen oder ein Problem verstanden zu haben, indem man es einem Begriff oder einer Kategorie zuordnet. Diagnosen werden meist nur dann handlungsleitend, wenn man damit störungsspezifische Behandlungsprogramme in vordefinierter Form (sogenannte Manuale) verbindet. Manualabhängige Vorgehensweisen sind per definitionem nicht prozesssensitiv, weil eben im Manual steht, was wann (z. B. in welcher Sitzung) zu tun ist. Prozessfeedback könnte keinen Einfluss und damit auch keinen Impact haben. Manualtreue („adherence to protocol") hat zudem auch keinen Vorteil hinsichtlich der Wirksamkeit verglichen mit naturalistischen Vorgehensweisen, die sich an den Bedürfnissen und Zielen des Klienten und an den Aktualitäten des Prozesses orientieren (Owen & Hilsenroth, 2014; Wampold, 2015; Webb et al., 2010). Zudem ist inzwischen deutlich geworden, dass Diagnosen, wie z. B. eine Major Depression, eine sehr große Vielfalt an Symptomen und Phänomenen abdecken (Allsopp et al., 2019; Fried & Nesse, 2015), die sich bei einzelnen Klienten nicht einmal überlappen müssen und während klinischer Verläufe stark variieren (Caspi et al., 2020). In der Versorgungspraxis sind multiple Diagnosen und Komorbiditäten sehr häufig, wenn nicht gar der Regelfall (Kessler et al., 2005), was bedeutet, dass man für jede einzelne Diagnose ein Standardverfahren einsetzen müsste.

Über Diagnosen hinaus gibt es viele Merkmale, die den einzelnen Menschen jenseits von Psychopathologie ausmachen, wie Ressourcen und Kompetenzen, Werte, Interessen, Anliegen und Ziele, Persönlichkeitsmerkmale und Lebensrealitäten. All dies spielt in Psychotherapie und Beratung eine Rolle, aber auch eine sehr detaillierte Diagnostik mit Symptomchecklisten bzw. Interviews wie SCID oder DIPS erfasst all dies nicht. Wenn Diagnosen z. B. für Kassenanträge eine Notwendigkeit darstellen, beginnt die Arbeit an systemischen Fallkonzeptionen erst danach.

Anfang der 1980er Jahre fand ich vor meinem damaligen verhaltenstherapeutischen Sozialisationshintergrund das sogenannte SORC-Modell als Möglichkeit einer Fallkonzeption vor. Es wurde von Kanfer und Saslow (1965) vorgeschlagen (vgl. auch Schulte, 1974) und bestand in dem Versuch, Verhalten in konkreten Situationen zu analysieren, in einer Abfolge aus (konditioniertem oder unkonditioniertem) Stimulus (S), Reaktion (R) und Konsequenzen (C) auf die Reaktion (z. B. positiver oder negativer Verstärkung). Somit hatte es zwei theoretische Bezüge, nämlich klassisches Konditionieren (auf S folgt R) und operantes Konditionieren (auf R folgt C) als Verstärkungslernen. Das O, die Moderatorvariable für Organismusbedingungen, trug der Tatsache Rechnung, dass situative Auslöser von Verhalten von Vorerfahrungen und von der Lerngeschichte, aber auch von genetischen und evolutionären Dispositionen (Epigenetik war damals noch kein Thema) und von physiologischen und biologischen Mechanismen abhingen. Später wurde das O zum Sammelbecken für alle möglichen psychologischen Einfluss- und Moderatorgrößen wie Einstellungen, Kognitionen und psychische Dispositionen (Bartling et al., 1998).

Die Limitierung, die ich in diesem Modell sah, bestand einerseits in den sehr begrenzten Bezügen auf klassisches und operantes Konditionieren. Das konnte für das Verständnis von klinischen Problemzuständen, also biopsychosozialen „Problemsystemen" nicht ausreichen, zumal es auf Verhalten in konkreten Situationen fokussierte. Musste es auch nicht, denn die Psychologie und benachbarte Wissenschaften (z. B. Psychosomatik, Soziologie) boten einen reichen und wachsenden Fundus an Konzepten und Hypothesen, die man für das Verständnis von unterschiedlichen kognitiven, emotionalen, verhaltensbezogenen und sozial-interaktiven Phänomenen nutzen konnte. Man musste nur einen Weg finden, auf den Fundus zuzugreifen und in eine Fallkonzeption zu integrieren. Das sollte funktionieren, indem man die Teilkonzepte und -hypothesen, die in der Psychologie meist in Form von Wenn-Dann-Relationen formuliert waren, miteinander verkettete. Die Psychologie weist wenige große theoretische Entwürfe auf (vielleicht ist die Psychoanalyse ein solcher Entwurf oder heute die Wissenschaft komplexer selbstorganisierender Systeme), aber viele Theorien kurzer Reichweite zu verschiedenen Themen, wie Attribution, Stressverarbeitung, Emotionen und Emotionsregulation, Lernen, Einstellungen und Einstellungsveränderung usw. Die Wenn-Dann-Relationen der Einzelhypothesen (z. B. „Mit zunehmenden Erfolgserlebnissen steigt die Motivation für eine bestimmte Tätigkeit") konnten aufeinander bezogen werden, so wie einzelne Atome oder Mikromoleküle zu einem Makromolekül zusammengesetzt werden können (zu dieser Theorienstruktur siehe Hempel, 1966). In diesem Sinne ist ein Systemmodell eine Makrohypothese, bestehend aus mehr oder weniger vielen Mikrohypothesen, die wir aufgrund ihrer Wenn-Dann-Relationen als „lineale Teilbögen" bezeichneten (Schiepek, 1986)[2].

Die andere Limitierung des SORC-Modells bestand in seiner linearen (d.h. in nur eine Richtung laufenden) Struktur. Rückkopplungen und Kreiskausalitäten kommen darin nicht vor. Es läuft von S über R zu C, dann ist Ende und man muss für ein anderes Verhalten in einer anderen Situation wieder von vorne anfangen. Die Möglichkeit, dass R zum Stimulus für weitergeführtes Verhalten derselben Person wird, oder C zu diesem Stimulus wird, oder C von einer anderen Person b realisiert wird, was wiederum zum Auslöser (S) für das Verhalten der Person a wird, kommt in diesem Modell nicht vor. Man könnte es aber durchspielen, wobei man S, R und C mit Indizes für die jeweiligen interagierenden Personen (z.B. a und b) und für die Zeit (t) versehen müsste, also: $S_{a,t}$, $R_{a,t}$, $C_{a,t}$ und $S_{b,t}$, $R_{b,t}$, $C_{b,t}$. Würde man dann noch zulassen, dass die Rückkopplungen nicht linear sein könnten, wäre man in der Welt der komplexen Systeme angekommen (Strunk & Schiepek, 2006, S. 31–35).

In Systemen sind dagegen Rückkopplungen und Kreiskausalitäten ein Definitionsmerkmal. Systemmodelle sind also genau in diesem Sinne systemisch. Die kreiskausalen Relationen zwischen Systemelementen lösen den Unterschied zwischen Ursache(n) und Wirkung(en) auf, denn die in einem System verbundenen Elemente sind beides, Ursache *und* Wirkung. Der Effekt von rekursiven Strukturen ist Dynamik, Prozesshaftigkeit, womit „systemisch" immer auch „dynamisch" bedeutet. Systemmodelle haben damit den Zweck und das Ziel, Prozesse zu erklären oder zumindest verständlich zu machen. Um Prozesse in einem sehr konkreten Sinne zu simulieren, müsste man sie mathematisch formalisieren, d.h., die Funktionen, mit denen die Elemente verbunden sind, in mathematischen Termen ausdrücken und die Veränderung über die Zeit durch gekoppelte Gleichungen realisieren. Das konnte in einem theoretischen (nomothetischen) Modell der Psychotherapie umgesetzt werden (Schiepek et al., 2017); für idiographische, also auf den Einzelfall bezogene Modelle, ist das allerdings mit verschiedenen Schwierigkeiten verbunden (siehe unten). Idiographische Systemmodelle sind zunächst qualitative Modelle, die Wirkzusammenhänge verdeutlichen und so ihren klinischen Nutzen entfalten. Die Prozesshaftigkeit kommt in der Praxis dadurch ins Spiel, dass man die Dynamik der Elemente (Variablen) über die Zeit mit Verfahren des Prozessmonitorings erfasst.

2 Ein modellbautechnisches Detailproblem bestand dabei noch darin, dass der Teilbogen A → B zu einer bestimmten theoretisch begründeten Hypothese gehören könnte, die Fortsetzung B → C eventuell zu einer anderen. B wäre also doppelt eingebunden. Logisch sauber sollte man sagen, dass ein Phänomenbereich oder Realitätsausschnitt doppelt interpretiert oder zugeordnet werden müsste: Einmal bedeutet er B und einmal C. Dann wäre die Kette A → [B, C] → D und nicht A → B → C. Man könnte das als *Nahtstellenproblem* zwischen Einzelhypothesen (Schiepek, 1986, S. 109 ff.) bezeichnen. Man sollte sich dessen bewusst sein, es spielt aber in der Praxis nur eine geringe Rolle.

1.3 Ähnlichkeiten und Unterschiede zu anderen Vorgehensweisen

Die in der Systemischen Therapie und Beratung genutzten Möglichkeiten, Relationen und Zusammenhänge zu verdeutlichen, beziehen sich meist auf Mehrpersonensysteme, sind also an interpersonellen Beziehungen orientiert. Zirkuläres Fragen beispielsweise thematisiert die Perspektiven und Verhaltensweisen anderer Personen (z. B. anderer Familienmitglieder) aus der Sicht einer Person (z. B. eines Familienmitglieds; Stierlin, 2002; Simon & Rech-Simon, 2021). Beispielsweise könnte eine Frage an die Tochter lauten: „Wer ist am meisten besorgt in der Familie, wenn du das Essen verweigerst?“ Oder: „Wie könnte deine Mutter deinen Vater am ehesten davon überzeugen, dass seine Sorgen bezüglich ... überflüssig sind?“

Hier geht es also meist um Perspektivenwechsel zwischen Personen, ohne dass die Relationen graphisch festgehalten werden. Die einzelnen Aussagen stehen meist nicht in einem expliziten Zusammenhang. Die Systemmodellierung dagegen visualisiert die Relationen zwischen Komponenten graphisch und bezieht sich nicht zwingend auf das Verhältnis zwischen Personen (das kann der Fall sein, muss aber nicht). Im Unterschied zu interpersonellen Zugangsweisen ist die Systemmodellierung prinzipiell für verschiedene Systemebenen offen (biopsychosozialer Ansatz); es handelt sich um „Konstruktionsregeln“, wobei die Inhalte von vornherein nicht festgelegt sind, sondern in jedem Einzelfall (Individuum, Paar, Familie, Team) und je nach Thema und Fragestellung eingebracht werden.

Im Unterschied zu den Familienstrukturdarstellungen nach Minuchin (z. B. Martin & Cierpka, 1987) geht es bei Systemmodellen nicht nur um bestimmte Beziehungsrelationen zwischen Personen (z. B. manifeste oder verdeckte Konflikte, Koalitionen, starke oder schwache emotionale Bindungen), sondern um gerichtete (kausale) Relationen zwischen Variablen. Die Relationen können sehr unterschiedlicher Art sein, je nachdem, um welche Variablen es sich handelt, zwischen denen der jeweilige Wirkmechanismus besteht. Die Wirkung von A auf B kann von ganz anderer Art sein als die von B auf A (darum werden die einzelnen Verbindungen mit jeweils getrennten Pfeilen eingezeichnet). Personen sind in der Regel keine geeigneten Elemente von Systemmodellen, weil sie keine Variablenqualität haben. Dagegen kann eine bestimmte Eigenschaft einer Person (z. B. der Grad der Anspannung oder Entspannung einer Person, beispielsweise eines Familienmitglieds, oder die erlebte Nähe zu dieser Person) sehr wohl eine geeignete Variable in einem Systemmodell sein. Familienstrukturmodelle haben in der Regel auch keinen expliziten Bezug zur Dynamik des Systems.

Gleiches gilt für Genogramme (z. B. McGoldrick et al., 2016). Sie können keine Dynamik erklären, weil ihnen die rekursive, kreiskausale Struktur fehlt. Die Elemente sind meist Personen, zwischen denen ein bestimmtes familiäres Verwandtschaftsverhältnis besteht, z. B. ein Eltern-Kind-Verhältnis, oder die Personen sind verheiratet oder geschieden, adoptiert oder anderes. In der therapeutischen Praxis mögen Genogramme mehr als nur Ahnentafeln sein, denn man kann den Personen bestimmte Eigenschaften (z. B. Ressourcen oder Krankheiten) und den Beziehungen über die Familienverhältnisse hinaus bestimmte Qualitäten (z. B. emotionale Verbundenheit oder Konflikte) zuweisen. Damit lassen sich transgenerationale Wiederholungen und Transmissionen deutlich machen. Die Vorstellung von dynamischen Wirkrelationen zwischen Variablen ist davon jedoch deutlich verschieden.

In der therapeutischen Arbeit werden gelegentlich auch „Mindmaps" verwendet (z. B. Müller, 2013). Hierbei handelt es sich ebenfalls nicht um Systeme, sondern um die Visualisierung einer Gliederung mit unterschiedlichen Hierarchiestufen. Es gibt zentrale Themen, die sich in Unterthemen, Unter-Unterthemen usw. aufdröseln. Die Themen müssen nicht den Charakter von Variablen haben, auch gibt es keine rekursiven Rückkopplungen oder irgendwelche Annahmen über Wirkzusammenhänge.

Angesichts der optischen Komplexität von idiographischen Systemmodellen wollte mein früherer Kollege aus Wien, Ludwig Reiter, auf die Relationen zwischen den Systemelementen verzichten. Speziell schlägt er eine „depressive Konstellation" vor (z. B. Reiter, 1988, 1997), die charakteristisch für depressives Erleben und Verhalten wäre. Verzichtet man allerdings auf die Relationen, stehen die Systemelemente unverbunden nebeneinander; wir haben also weder Struktur noch Dynamik. Darüber hinaus ist eine „depressive Konstellation" auf ein bestimmtes Störungsbild bezogen, wie der Name schon sagt, während systemische Fallkonzeptionen inhaltlich offen sind, also einbeziehen, was in einem bestimmten Fall relevant erscheint. Das

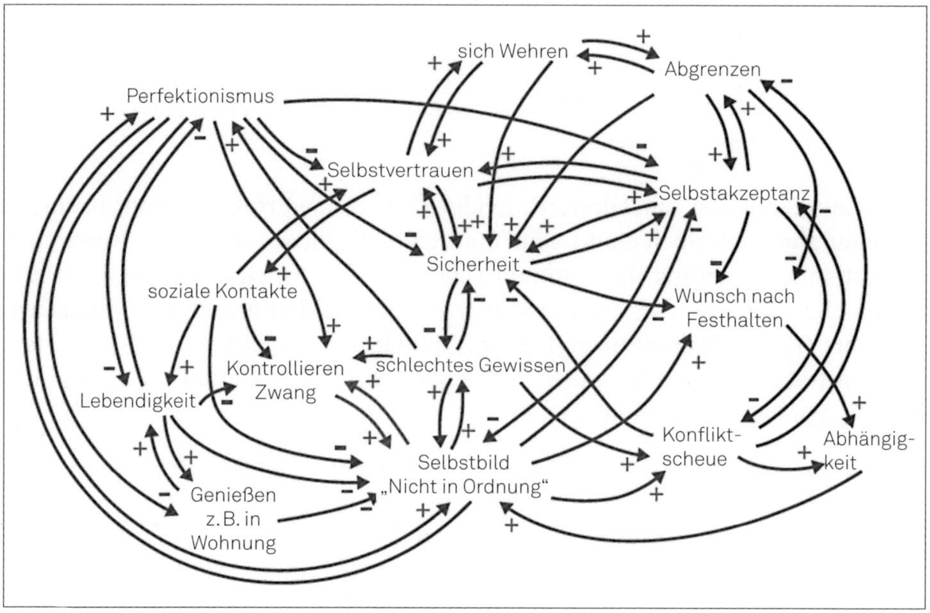

Abbildung 1.2: Idiographisches Systemmodell einer Klientin mit einer Zwangsstörung

sind oft Elemente und Relationen, die nicht auf ein bestimmtes Störungsbild bezogen sind und völlig andere Themen im Leben eines Klienten aufgreifen.

Dennoch thematisiert Ludwig Reiter eine Herausforderung, die mit der Komplexität von Systemmodellen zu tun hat. Sie enthalten mehrere Variablen (in der klinischen Praxis kommen wir oft auf 15 bis 20) mit entsprechend vielen Relationen dazwischen, wobei bei weitem nicht alle möglichen Relationen zwischen den Variablen realisiert sind. Am Ende des Konstruktionsprozesses mag das schon komplex aussehen (vgl. das Systemmodell einer Klientin mit einer Zwangsstörung in Abbildung 1.2), und es ist auch nicht zu vermeiden, dass sich manche Wirkrelationen (in der Abbildung durch Pfeile dargestellt) überschneiden.

Trotzdem ist es erstaunlich, dass Klienten sukzessive an der graphischen Visualisierung arbeiten und sich auf den jeweiligen Fokus – also die Variablen und die Relationen, die gerade eingezeichnet werden – konzentrieren wie im Flow oder in einer Trance. Die Entwicklung eines umfassenden Problemverständnisses überwiegt den Eindruck von (zu viel) Komplexität bei weitem, ja, im Gegenteil: Die Komplexität erscheint eine bedeutsame Qualität und Voraussetzung zu sein, um irgendetwas zu verstehen. Komplexität und Rekursivität als Eigenschaften von Systemen sind notwendig, um von linealen Ursachenzuschreibungen oder Schuldzuweisungen wegzukommen („Schuld ist meine üble Kindheit" oder „Schuld sind meine verrückten Neurotransmitter" oder „Schuld ist mein Chef/meine Mutter" usw.) und Alternativen zu entwickeln. Eine Patientin mit einer Zwangsstörung, die das in Abbildung 1.2 gezeigte Systemmodell entwickelt hat, schrieb am Ende der Modellierung in ihr Tagebuch:

> Die Systemmodellierung heute freut mich total bzw. hilft mir und ich hab erstmals das Gefühl, dass ich damit überhaupt den Weg gefunden hab, meinem Ziel näher zu kommen und die Zwänge in den Griff zu kriegen und so mein Leben zu verändern und wieder lebenswerter zu machen.

Das ist zwar zunächst „anekdotische Evidenz", also eine Erfolgsmeldung in einem Einzelfall, hat aber doch eine Logik: Statt eine Diagnose anzubieten, vermittelt die Systemmodellierung ein „normalpsychologisches" Erklärungsmodell, das Zusammenhänge verstehbar und damit Pathologie erklärbar macht oder von dieser wegführt (Ent-Pathologisierung). Eine Vielheit von Variablen und Relationen macht Ansatzpunkte für Veränderung deutlich, womit ein Gefühl von Empowerment und Selbstwirksamkeit entsteht.

Erwähnt sei schließlich noch die Idee, man könnte oder sollte in der Therapie ein „Feuerwerk von Hypothesen" zünden. Abgesehen davon, dass auch hierbei weniger mehr sein kann, stellt sich die Frage nach dem systemischen Zusammenhang zwischen den einzelnen Hypothesen, die z. B. die Funktionalität eines Problems im Leben eines Menschen verdeutlichen sollen. Einzelne Hypothesen mögen vielleicht einen Knalleffekt auslösen, verschwinden dann aber wie Schall und Rauch, wenn man sie nicht graphisch festhält und eventuell aufeinander bezieht. Therapeutisch ist es wichtig, dass Klienten die relevanten Themen (Variablen und Relationen, mithin die Hypothesen) ihres Problemfeldes selbst ansprechen und dass man dabei vorsichtig und empathisch zu Werke geht („leading from one step behind") und niemanden überfordert. Vorgaben von außen – auch wenn man anscheinend noch so geniale Ideen oder Vorschläge hat – sollte man nur äußerst sparsam einbringen.

Es gibt verschiedene weitere Möglichkeiten der Modellbildung in der systemischen Praxis, die hier nicht alle aufgelistet werden können. In Schiepek (1991, S. 37–106) findet sich eine umfangreiche Darstellung, wobei zu deren Beurteilung eine Liste von 20 Kriterien entwickelt wurde, die vollumfänglich auf die idiographische Systemmodellierung zutreffen. Neben Methoden, die in der systemischen Praxis bekannt sind, werden auch einige andere Methoden beschrieben, die klinisch-therapeutisch bedeutsam sind, aber nicht im engeren Sinne als „systemisch" gelten, z. B. die Plan- und Schemaanalyse nach Grawe und Caspar (Caspar, 1996). Diese wurde inzwischen zu einer prozessorientierten Methode (Sequenzielle Plananalyse) weiterentwickelt (Kowalik et al., 1997; Schiepek et al., 1997; Strunk & Schiepek, 2006; Haken & Schiepek, 2010).

1.4 Inspirationen aus Ökologie und Weltmodellen

Am Beginn der Entwicklungen zur idiographischen Systemmodellierung gab es keine Vorlagen für systemtheoretisch fundierte Modelle in der Psychologie. Allenfalls hätte man bei Ludwig von Bertalanffy und seiner Allgemeinen Systemtheorie (z. B. 1968) fündig werden können, zumal er diese schon sehr früh mit Bezug auf Anwendungen in der Psychiatrie diskutiert hatte. Ich hatte mich damals allerdings eher für ökologische Themen interessiert, unter anderem weil Frederik Vesters „Neuland des Denkens" (1984) für mich eines der ersten gut verständlichen Bücher zur Systemtheorie war. Er propagierte und veranschaulichte darin ein vernetztes Denken, das unterschiedliche Themen in Verbindung bringt, um komplexe Probleme zu verstehen. Das war disziplinübergreifend angelegt und machte deutlich, dass z. B. ökologische Probleme nur dann verstanden werden können, wenn man Ökologie, Ökonomie, Klima, Technologieentwicklung, Ernährung, Bevölkerungswachstum und menschliches Verhalten (z. B. Konsumverhalten, Mobilität) zusammen denkt. Das waren die Themen des „Club of Rome", eines Expertengremiums, das sich mit der Zukunft unseres Planeten und dem Überleben der Menschheit befasste (Meadows et al., 1973). Es nutzte im Wesentlichen die Darstellungsmethoden des Dynamic Systems Approach von Jay W. Forrester (1971a, 1971b), um Wirkungszusammenhänge zwischen sehr vielen und sehr unterschiedlichen Variablen graphisch darzustellen. Die nichtlinearen Wirkungen waren an den Pfeilen, die die Wirkrichtungen zeigten, in Form von Koordinaten dargestellt; wenn also A auf B wirken sollte, dann war die Ausprägung von A auf der x-Achse,

B als Zielgröße auf der y-Achse und in der damit gegebenen Fläche eine klassische biologische Wachstumsfunktion (sigmoide Kurve), eine kurvilineare Wachstumsfunktion (z. B. ein umgekehrtes U) oder eine exponentielle Wachstumsfunktion gezeigt. Später kamen dann auch Computersimulationen solcher Modelle hinzu.

Bereits früh wurden in der theoretischen Ökologie und in der Populationsdynamik nichtlineare Modelle verwendet (z. B. May, 1975), um die komplexe Dynamik von Populationen in ihren Ökosystemen zu erklären. Der Ursprung hierfür war ein Modell von Insektenpopulationen aus der Mitte des 19. Jahrhunderts, das sogenannte Verhulst-Modell, das die Entwicklung einer einzigen Insektenpopulation mit zwei Rückkopplungsschleifen (positives und negatives Feedback) verband, wobei die negative Rückkopplung eine nichtlineare Funktion enthält. Das Modell ist unrealistisch einfach – es handelt sich um den Grenzfall eines Systems mit nur einer Variablen –, aber weist eine faszinierende Vielfalt an Dynamiken auf, unter anderem – in Abhängigkeit vom einzigen Kontrollparameter des Modells – deterministisches Chaos: nicht vorhersehbar und hoch komplex. Das Modell wurde in vielen mathematischen Arbeiten auf Herz und Nieren untersucht, dient heute aber vor allem didaktischen Zwecken im Bereich der Chaostheorie (Strunk & Schiepek, 2014). Unter anderem konnte man daran eine Unterscheidung in der heterogenen Welt der Komplexitätsbegriffe festmachen: Einerseits kann sich Komplexität auf die Anzahl und Vielfalt der Komponenten und auch der Relationen eines Systems beziehen, und andererseits auf die Dynamik, also auf die Regelmäßigkeit oder Chaotizität der von einem System erzeugten Prozesse. Bereits sehr einfache Systeme können eine schier unglaubliche Vielfalt komplexer Dynamiken erzeugen.

In den ersten Jahren der Entwicklung der Methode der idiographischen Systemmodellierung war mir allerdings ein wichtiger theoretischer Ansatz noch nicht bekannt – die Synergetik (z. B. Haken 1990, 2004). Das mag einer der Gründe dafür sein, warum die idiographische Modellierung ohne die Unterscheidung von Ordnungs- und Kontrollparametern auskommt, welche in der theoretischen (nomothetischen) Modellierung der Psychotherapie (Schiepek et al., 2017; Schöller et al., 2018) durchaus eine prominente Rolle spielt. Aus Gründen der pragmatischen Vereinfachung werden die Pfeile in den idiographischen Modellen auch nur durch „+“ oder „-“ charakterisiert, nichtlineare Funktionen werden nur bei Bedarf angezeigt. Ein „+“ bedeutet eine gleichsinnige Wirkung: Wenn A zunimmt, nimmt auch B zu, oder umgekehrt, wenn A abnimmt, nimmt auch B ab. Ein „-“ bedeutet eine entgegengerichtete Wirkung: Wenn A abnimmt, nimmt B zu, oder wenn A zunimmt, nimmt B ab.

1.5 Lösungs- und Klärungsperspektive

Die Systemmodellierung als Verfahren der Fallkonzeption hat sicher keine schlagartige Verbreitung gefunden, doch gab es immer wieder Kollegen, die die Potenziale der Methode erkannten und zum Durchhalten ermutigten. Einer war der Psychiater, Psychologe und Systemtheoretiker Felix Tretter, dem ich über viele Jahre wertvollen fachlichen Austausch verdanke (z.B. Tretter, 2005, 2008), ein anderer der Psychologe und Wissenschaftstheoretiker Hans Westmeyer, dem das Konzept der „relativ rationalen Rechtfertigung" klinischer Entscheidungen zu verdanken ist (Westmeyer, 1984). Er hatte mich bereits vor 20 Jahren eingeladen, einen Beitrag zur Systemmodellierung im *European Journal of Psychological Assessment* zu schreiben (Schiepek, 2003).

Trotz der Rolle des frühen SORC-Modells als Kontrastfolie zur Systemmodellierung (auch solche Kontrastfolien sind für Entwicklungen wichtig) hat eine bedeutende Weiterentwicklung der Kognitiven Verhaltenstherapie, nämlich der Selbstmanagement-Ansatz von Kanfer, Reinecker und Schmelzer, die idiographische Systemmodellierung aufgegriffen und unter der Bezeichnung „Makromodell" in den Ansatz eingeführt (Kanfer et al., 1990). Das Mikromodell war demgegenüber das SORC-Modell zur Analyse von Verhalten in Situationen.

Für eine Irritation in der Entwicklung der systemischen Fallkonzeption sorgte – zumindest für mich – der lösungsorientierte Ansatz von Steve de Shazer und Insoo Kim Berg (z.B. de Shazer, 1985, 1989). Zwar bot dieser Ansatz viele wertvolle Anregungen in Bezug auf Ressourcenorientierung und therapeutische Gesprächsführung sowie eine schnelle, pragmatische Erlernbarkeit, die in Praxisseminaren schnell Erfolgserlebnisse bei den Studierenden möglich machte, jedoch kam in diesem Ansatz keine Fallkonzeption vor. Alle Versuche, Probleme und deren psychische und soziale Bedingungen zu explorieren, wurden als „problem talk" eingestuft und einem „solution talk", den es zu realisieren galt, gegenübergestellt. Es ging um Lösungen, nicht um Verstehen oder um Klärung. Einteilungen wie die in „Besucher", „Klagender" oder „Kunde" können sicher nicht als Fallkonzeption taugen und sind mit ähnlichen Problemen behaftet wie die kategorialen Einteilungen nach psychiatrischen Diagnosen. Dabei ist eine Fallkonzeption, die sich auf dem Weg ihrer Entstehung auch für die Probleme und deren Bedingungen interessiert, keineswegs nicht lösungsorientiert, im Gegenteil. Ein umfassenderes Verständnis von Problemen öffnet manchmal den Blick und ist vielleicht selbst schon ein wesentlicher Teil der Lösung (vgl. das Zitat der Patientin mit einer Zwangsstörung auf Seite 18). In einem Bild ausgedrückt: Eine Fliege möchte ins Freie, hat aber ein Fenster vor sich. Der eine Flügel des Fensters ist geschlossen, der andere offen. Die Fliege sieht das allerdings nicht, sie fliegt permanent gegen das Glas des geschlossenen Flügels. Würde sie etwas zurückfliegen und die ganze Situation in den Blick nehmen, würde sie erkennen, dass der Weg ins Freie komplett offensteht. Dieses Bild veranschaulicht: Ein etwas umfassenderes Fallverständnis könnte „offene Fenster und Türen" aufzeigen. Kurzsichtige Lösungstrance kann genauso engstirnig sein wie Problemtrance. Systemmodelle werden eben zu dem Zweck konstruiert, über die verschiedenen Variablen und ihre Relationen Ansatzpunkte für Veränderung aufzuzeigen (Multiperspektivität). Sie erschließen eine Vielfalt an Möglichkeiten und erweitern so den Möglichkeitsraum für Veränderung.

Systemmodelle dienen dazu, Problemmuster und ihre Aktualgenese, also das aufrechterhaltende Bedingungsgefüge, zu verstehen. Gleichzeitig zeigen sie aber auch Ansatzpunkte für Veränderung und Lösungen auf. Sie sind in dieser Hinsicht eine Art Uhrwerk, das man in beide Richtungen drehen kann: einmal in Richtung Probleme, einmal in Richtung Lösungen. Sie ermöglichen beides und sind damit so etwas wie ambige, doppelt interpretierbare Muster, ähnlich wie die Kippbilder, die man aus der Gestaltpsychologie kennt (Kruse & Stadler, 1995; vgl. Abbildung 1.3).

Es sei allerdings darauf hingewiesen, dass die Unterscheidung zwischen Problem und Lösung in der systemischen Welt nicht wirklich im Mittelpunkt steht. Vielmehr geht es darum, sich eine Vorstellung davon zu machen, in welchem System sich die Selbstorganisationsprozesse abspielen, die zu dem Problemmuster oder den Problemmustern geführt haben, und wie die Prozesse weiterlaufen könnten, wie man Selbstorganisation fördern und unterstützen kann und wie man Musterübergänge ermöglichen kann; es geht also um *Psychotherapie und Beratung als Förderung von Selbstorganisationsprozessen* und menschliche Entwicklung als *Kaskade von Ordnungsübergängen* (Haken & Schiepek, 2010). Das ist mehr mit dem Bild eines Flusses oder eines sprudelnden Gebirgsbaches verbunden als mit dem eines Knotens, den es zu lösen gilt. Einmal mehr: Die Systemmodellierung führt uns weg von statischen Metaphern hinein in die systemische Welt der Dynamik.

Die idiographische Systemmodellierung wird dem Anspruch gerecht, dass Psychotherapie eine *Klärungsperspektive* bieten sollte. In der Psychologischen Therapie nach Grawe (1995, 1998) ist die Klärung von Motiven, Konflikten, Zielen und

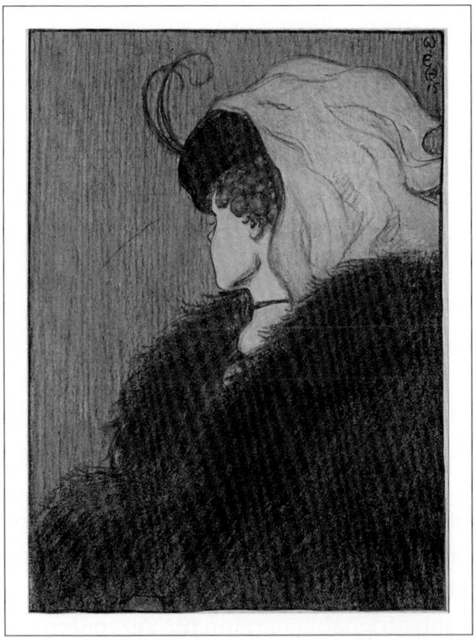

Abbildung 1.3:
Ambiguität (Kippbild): alte und junge Frau (Zeichner: William Ely Hill, 1915)

deren Kongruenz oder Inkongruenz ein wesentlicher Schritt zur Veränderung, zusammen mit Problemaktualisierung und Problemlösung. Klärung und Verstehen sind zudem für viele Klienten ein Anspruch und ein Anliegen an sich, nicht nur eine Voraussetzung für weitere Schritte in Richtung Problemlösung. Das hat unter anderem damit zu tun, dass bei vielen psychischen Problemen den Klienten völlig unklar und intransparent ist, was ihnen geschieht, oder zumindest eine Intuition besteht, dass einseitige Kausalattributionen (dies oder das sei schuld) unzureichend sind. Systemmodellierung ist dabei eine Methode der Wahl, sie ist „Psychoanalyse" und „Psychosynthese" zugleich. Mit der Klärungsperspektive ist auch verbunden, Klienten darin ernst zu nehmen und dort abzuholen, wo sie stehen, und oft stehen für sie zumindest am Beginn des Prozesses Leid und Probleme im Vordergrund. Ähnlich wie die Klärungsorientierte Psychotherapie (Sachse, 2002) betont auch die systemische Fallkonzeption, dass Klärung und Modellierung bereits zentrale Komponenten von Psychotherapie und Veränderung sind. Dies sehen wir in vielen Fällen, die mit dem Therapie-Prozessbogen (TPB) engmaschig gemonitort wurden. In der neuen Faktorenanalyse des Fragebogens fallen die Items, die sich mit Verstehen und Perspektivenerweiterung befassen, und diejenigen, die sich mit Veränderung und Zuversicht befassen, in ein und demselben Faktor zusammen (Schiepek et al., 2019; Schiepek, Schöller et al., 2022).

Auch die anderen Perspektiven in Grawes Psychologischer Therapie werden von der systemischen Fallkonzeption bedient. Die *Ressourcenorientierung* spielt insofern eine Rolle, als Systemmodelle oft Ressourcen als Komponenten enthalten, was kein Zufall ist, sondern mithilfe des Ressourceninterviews (Schiepek & Cremers, 2003; Schiepek & Matschi, 2013) als vorgeschalteter Schritt der Modellierung systematisch exploriert wird. Ressourcen sind dann bereits verfügbare Komponenten von Systemmodellen und „primen" das weitere Vorgehen der Modellierung. *Problemaktualisierung* findet in vielen Fällen statt, da sich Klienten im Prozess der Modellierung intensiv mit sich und ihrer Lebenssituation, mit dominanten Emotionen, ihren oft mehr oder weniger stabilen Kognitions-Emotions-Verhaltensmustern, ihren (Re-)Inszenierungen und ihren Mechanismen der Problem- und Lebensbewältigung auseinandersetzen. Obwohl das Verfahren auf den ersten Blick vielleicht kognitiv dominiert wirkt, ist es in der Praxis durchaus emotional und berührend.

Die *Problemlösungsperspektive* wird aktiviert, weil Systemmodelle eine Voraussetzung für die Lösung komplexer Probleme darstellen. Man muss sich über die Zusammenhänge und Wirkmechanismen in einem System klar sein, um nicht Aktionen auszulösen, die einem dann wie ein Bumerang auf den Kopf fallen, die ein Mehr desselben und damit eine Verschlimmbesserung hervorrufen, die hektisch durchgeführt werden, obwohl man mit Verzögerungseffekten rechnen müsste, oder die verzweigte Neben- und Folgewirkungen haben, die es mitzudenken gilt. Systemmodelle sind damit auch eine Möglichkeit, unerwünschte Nebenwirkungen oder potenziell schädliche Effekte in Therapien zu antizipieren und entsprechende Risiken zu erfassen (Ochs & Pfautsch, 2022).

Schließlich gibt es in komplexen Systemen immer auch Emergenzeffekte, die jenseits von Einzeleffekten neue Qualitäten ins Spiel bringen, mit denen man auf der Ebene von Einzelelementen nie gerechnet hätte und die kontraintuitiv oder paradox erscheinen mögen. Im Sinne des Problemlösens in komplexen, dynamischen Systemen (z. B. Dörner, 1976; Dörner et al., 1984) sind Modelle notwendig, die zu entsprechenden Wechselwirkungen, Rückkopplungen, Zeitverzögerungen und Emergenzen in einem System zumindest Anhaltspunkte liefern.

1.6 Fallkonzeption und Selbstorganisation

Vor dem Hintergrund der Theorie selbstorganisierender Systeme (Synergetik; Haken, 2004; Haken & Schiepek, 2010) kann Psychotherapie als Förderung von biopsychosozialen Selbstorganisationsprozessen verstanden werden. Hierfür wurden acht sogenannte *generische Prinzipien* ausformuliert (Schiepek et al., 2001; Haken & Schiepek, 2010), welche die Voraussetzungen und Merkmale von Selbstorganisationsprozessen im Allgemeinen beschreiben und darüber hinaus auch die Bedingungen für Veränderungsprozesse in Therapie und Beratung (siehe hierzu auch Rufer, 2012; Schiersmann & Thiel, 2012; Schiersmann et al., 2015). Wo lässt sich die idiographische Systemmodellierung hier einordnen? Die wichtigste Zuordnung betrifft das zweite generische Prinzip, welches die Frage thematisiert, welche Systeme es denn konkret sind, in denen die Selbstorganisationsprozesse stattfinden sollen, die es zu unterstützen gilt. In Psychotherapie und Beratung können dies unterschiedliche psychische, biologische und soziale Systeme eines Klienten sein, wobei die Systemmodellierung konkretisiert, um welche Komponenten und Relationen es geht, wie diese zu verstehen sind und welche Ansatzpunkte es für Veränderung gibt. Das zweite generische Prinzip fragt auch nach den dynamischen Mustern, die dieses System erzeugt, und danach, welche Musterwechsel darin stattfinden. Dies ist mit Methoden des engmaschigen Prozessmonitorings zu erfassen, wie es das Synergetische Navigationssystem (SNS) bereitstellt. Die Aspekte, die dabei erfasst werden, leiten sich unmittelbar aus den Variablen eines Systemmodells ab.

Darüber hinaus gibt es zwei weitere Prinzipien, denen die Systemmodellierung folgt. Das erste generische Prinzip thematisiert die Stabilitätsbedingungen, die für Selbstorganisationsprozesse notwendig sind. Wenn dabei Musterübergänge stattfinden, die in der Theorie Phasen- oder Ordnungsübergänge genannt werden, dann impliziert dies meist eine Destabilisierung des Systems. Damit diese Destabilisierung nicht „ausufert“ und damit neue Muster entstehen können, sind stabile Rahmen- und Randbedingungen notwendig. Veränderung ist somit Destabilisierung im Kontext von Stabilität. Neben der therapeutischen Beziehung oder einer Klinik als sicherem Ort ist es immer auch wichtig zu wissen, warum man wo ansetzt und was sich im Prozess wie verändert. Dies schafft ein Gefühl von Selbstwirksamkeit und Handhabbarkeit und liefert die Orientierung für die therapeutische Kooperation. Fallkonzeption und Prozessmonitoring bzw. Prozessfeedback sind also Stabilitätsbedingungen.

Das dritte generische Prinzip betrifft die Sinnhaftigkeit, die Klienten einem Veränderungsprozess zuschreiben. Ist eine Therapie zu diesem Thema, mit diesem Therapeuten und in diesem Setting sinnvoll? Werden dabei meine eigenen Lebensentwürfe berücksichtigt? Genau diese Sinndimension mit Bezug auf Veränderung wird durch eine intensive Fallkonzeption herausgearbeitet und gefördert. Klienten wissen oft erst dann, warum sie welche Schritte gehen sollen und wie sich der Weg gestaltet (Prozessmonitoring).

All dies trägt in der Regel zur intrinsischen Veränderungsmotivation bei. Dies ist eine entscheidende Lernvoraussetzung und liefert den Antrieb, um Systeme aus stabilen Zuständen herauszutreiben. Im Sinne der Synergetik wäre vor allem intrinsische Veränderungsmotivation ein Analogon zu dem, was dort als Kontrollparameter bezeichnet wird und oft den Energiedurchsatz (Dissipation) durch ein System oder die Veränderung von Bewegungen (z. B. Bewegungsgeschwindigkeit) meint. Verständnis für Zusammenhänge motiviert und Prozessfeedback autokatalysiert Veränderungsprozesse.

Ein wesentlicher Schritt in der Entwicklung einer systemischen Fallkonzeption ist die Möglichkeit, die Elemente (Variablen) eines Systemmodells in Items (Fragen) eines personalisierten Prozessfragebogens zu übersetzen. Seit etwa 10 Jahren bietet das Synergetische Navigationssystem (SNS) diese Möglichkeit in Form eines intuitiv bedienbaren Fragebogen-Editors. Die Klienten können den Prozessfragebogen engmaschig, z. B. täglich, ausfüllen, womit die Dynamik eines Systems unmittelbar sichtbar wird. Struktur und potenzielle Dynamik werden im Systemmodell erkennbar, die tatsächlich realisierte Dynamik in den Diagrammen des SNS (siehe z. B. das Fallbeispiel in Kapitel 1.9 sowie weitere Beiträge in diesem Band). Damit sind Selbstorganisationsprozesse in biopsychosozialen Systemen strukturell und dynamisch, also systemisch darstellbar. Beides sind Kernelemente des *Synergetischen Prozessmanagements* (Schiepek et al., 2013).

Nicht nur die Veränderung und Entwicklung von Klienten kann als Selbstorganisationsprozess verstanden werden, sondern bereits der Prozess der Modellierung selbst. War die Methode ursprünglich dafür gedacht, die in einer Therapie verfügbaren Informationen in eine Struktur zu bringen, ging man bald dazu über, die Klienten aktiv einzubeziehen (zum Vorgehen vgl. das folgende Kapitel). Die Variablen des Modells werden in einem Interview generiert, und die graphische Darstellung macht der Klient an einer Flipchart oder einer elektronischen Tafel selbst, mit Unterstützung des Therapeuten. Es findet also ein *interaktiver, ko-kreativer Konstruktionsprozess* statt. Mit einem Begriff von Dörner (1976) könnte man dies als dialektisches Problemlösen bezeichnen, bei dem das Ziel und der Endzustand zu Beginn nicht bekannt sind. Die „Kriterien für die Beurteilung, ob das Ziel erreicht ist, entstehen mit der Konstruktion des Zielzustandes zusammen" (Dörner, 1976, S. 95; Schiepek, 1986, S. 118 ff.). Das Vorgehen ähnelt einem künstlerischen Gestaltungsprozess wie beim Skulpturieren, Malen oder Komponieren.

1.7 Das Vorgehen

Bei dem Vorgehen der Systemmodellierung entsteht ein multiperspektivischer Raum der Betrachtung eines Problem-Lösungs-Systems, der auch die Handlungsmöglichkeiten erweitert. Der Bezug auf Hypothesen und Konstrukte aus der Psychologie und ihren Nachbarwissenschaften ist nicht nur ein reicher Schatz für ein biopsychosoziales Fallverständnis, sondern macht auch deutlich, dass systemische Therapie und Beratung sich nicht auf eine interpersonelle Perspektive reduzieren lassen. Eine Therapie ohne intrapsychische Prozesse, also eine reine Sozial- oder Kommunikationstherapie, wie sie Ende der 1980er Jahre bzw. Anfang der 1990er Jahre vorgeschlagen wurde (Systemische Therapie statt Psychotherapie), würde den komplexen, mehrdimensionalen biopsychosozialen Raum auf nur eine Ebene reduzieren. Dies beantwortet auch die häufig in Ausbildungskursen gestellte Frage, ob der systemische Ansatz die Psychologie ausblenden würde. Das Vorgehen der Systemmodellierung tut dies explizit nicht.

Vor dem Beginn der eigentlichen Arbeit an der Modellierung ist zu empfehlen, ein *Ressourceninterview* durchzuführen, das nach den persönlichen Ressourcen eines Klienten fragt (Schiepek & Cremers, 2003; Schiepek & Matschi, 2013). Dies können Eigenschaften oder Kompetenzen des Klienten sein, soziale Ressourcen wie Bezugspersonen oder Bezugsgruppen, Tätigkeiten (z. B. Hobbys) und Aktivitäten (z. B. Reisen), materielle oder ideelle Ressourcen, vergangene Erfahrungen oder Perspektiven für die Zukunft usw. Zu jeder genannten Ressource soll eine kleine Geschichte erzählt werden, in der die Erfahrung der jeweiligen Ressource besonders deutlich wird („Ressourcentrance"). Vor der Sammlung der Ressourcen wird nach den wichtigsten Herausforderungen im Leben des Klienten gefragt, und nach der Zusammenstellung der Ressourcen soll jede Ressource auf einer Skala von 0 bis 10 nach der Ausprägung, dem gegenwärtigen Potenzial, der Zielausprägung (z. B. am Ende der Therapie) und nach der Relevanz eingeschätzt werden.

Der Prozess der Systemmodellierung startet mit einem Interview, das der Therapeut oder Berater mit dem Klienten führt. Es geht hierbei um seine Probleme oder „Symptome", um die eingesetzten Coping-Strategien, um Ressourcen, um eventuelle subjektive Erklärungsmodelle, um bisherige Versuche, die Probleme zu lösen, um Entwicklungsprojekte des Klienten, um relevante Bezugspersonen und deren möglichen Beitrag zu Problemen und Lösungen, um Ausnahmen von den Problemen, um Ziele, um persönliche Werte, um physiologische und körperliche Prozesse – schließlich um alles, was aus Sicht des Klienten einen Einfluss auf die

Problematik haben könnte. Das Interview geht nicht in beliebige Tiefen und versucht auch nicht, Probleme oder Konflikte zu lösen, es ist eher eine Erkundung der Landschaft.

Der Interviewer (Therapeut, Berater) hat einen bestimmten Fokus: Er versucht, die Variablen zu identifizieren, die später als die Komponenten des Modells genutzt werden. Variablen sind Größen, die sich auf unterschiedlichen Zeitskalen verändern können, die also stärker oder weniger stark ausgeprägt sein können, wie z. B. Angst, erlebter Stress, die Motivation zu einer bestimmten Tätigkeit, Freude, überhaupt alle möglichen Emotionen, die erlebte Nähe zu einer Person, die Intensität von Konflikten usw. Nützlich für die Modellierung sind *Variablen*, die – zumindest während des Wachbewusstseins – kontinuierlich vorliegen, auch wenn die Ausprägung mal bei null liegen kann, also Variablen, die nicht nur in ganz speziellen Situationen auftreten. Der Interviewer versucht, die Bezeichnung der Variablen eng an die Sprache oder Bilder des Klienten anzulehnen, damit sich dieser darin wiederfinden kann und verstanden fühlt, es ist aber durchaus auch möglich, Vorschläge zu machen oder eigene Begriffe bzw. Konstrukte einzubringen. Viele Begriffe haben einen Bezug zur Konstruktwelt der Psychologie (z. B. „Emotionen", „Stress", „Selbstwert", „Selbstwirksamkeit", „Beliefs", „Einstellungen", „Identifikation mit ...", „Gruppenkohäsion"), auch wenn sie in persönlichen (idiosynkratischen) Begriffen oder Umschreibungen des Klienten ausgedrückt werden, und manchmal handelt es sich auch um Eigenschöpfungen des Klienten (z. B. „mein revolutionärer Geist", vgl. Abbildung 1.1 auf Seite 11). Es sei angemerkt, dass sich Personen (z. B. „mein Freund Hans" oder „meine Partnerin Lisa") nicht als Systemelemente eignen, aber sehr wohl bestimmte Eigenschaften oder Verhaltensweisen von Personen, oder die erlebte Beziehung zu diesen (die erlebte Nähe oder Konfliktintensität), was man durchaus als Variablen betrachten kann. Ungeeignet sind auch Einzelereignisse, dagegen sind die Häufigkeit und Intensität von Ereignisabfolgen (z. B. von Migräneanfällen oder Panikzuständen) als Variablen geeignet.

Nach dem Interview gehen Interviewer und Klient die notierten Begriffe einzeln durch, um sich zu vergewissern, dass die Variablen so notiert wurden, wie der Klient sie eingebracht hat, also dass sie für ihn verständlich sind. Man kann diesen Prozess als *dialog-konsensuelle Validierung* bezeichnen (Scheele & Groeben, 1988).

In einem dritten Schritt wird versucht, Zusammenhänge zwischen den Variablen herzustellen und diese graphisch in Form von gebogenen Pfeilen darzustellen. Hierzu stellt sich der Klient an eine Tafel, die eine übliche Flipchart sein kann oder ein großer Touchscreen, auf dem das Graphik-Tool für die Systemmodellierung installiert ist (vgl. Kapitel 12). Die haptische Erfahrung, das Modell im Stehen zu zeichnen, ist durchaus wichtig; auch die Möglichkeit, mal zurücktreten zu können und das Modell aus einer gewissen Distanz zu betrachten. Die Wirkrelationen (Pfeile) werden mit „+" und „–" beschriftet, wobei die Bedeutung dieser Symbole gut durch ein einfaches „Räuber-Beute-Modell" aus der Populationsdynamik erklärt werden kann: Die „Räuber“ (z. B. Füchse) wirken in entgegengesetzter Richtung auf die Beute (z. B. Hasen), also je größer die Räuberpopulation, umso geringer die Beutepopulation, und umgekehrt, je geringer die Räuberpopulation, umso mehr Hasen können (über-)leben. Das wäre ein „–“. Von der Beute zu den Räubern trägt der Pfeil ein „+“: Je größer die Beutepopulation, umso mehr Räuber können davon leben, und je geringer die Beutepopulation, umso weniger Räuber können sich davon ernähren. Vielleicht dient es auch der Veranschaulichung, dass beide Arten der Rückkopplung zusammen eine zeitversetzte Oszillation (einen „Schweinezyklus“) ergeben. Fertige Systemmodelle von Klienten eignen sich eher nicht zur Illustration, da diese oft sehr komplex wirken. Aber einzelne psychologische Relationen sind gut verständlich, wie z. B. „Je intensiver der erlebte Stress, umso intensiver die Störstimmen“ und umgekehrt (hier wäre ein „+“ zu notieren) oder „Je ausgeprägter die Dissoziation, umso mehr treten die Störstimmen in den Hintergrund, d. h. sie werden geringer“ oder „Mit zunehmender Erfahrung von innerer Sicherheit reduziert sich das Erleben von Überforderung“ (hier wäre ein „–“ zu notieren). Es empfiehlt sich, die Klienten zu motivieren, Ideen zu den Wirkmechanismen zu formulieren, also dazu, wie die mit einem Pfeil verbundenen Variablen aufeinander wirken. Dies schafft neben den Variablen selbst weitere Ansatzpunkte für Veränderung, also für die Intensivierung oder auch Abschwächung von Wirkungen. In manchen Fällen kann man auch hypothetische Wirkungen einzeichnen, die es (noch) nicht gibt, die aufzubauen sich aber lohnen würde.

Sind in der Praxis (ambulante Therapie, Beratung) keine Bedingungen (z. B. ausreichende Zeit) gegeben, um die Modellierung in einem Durchgang durchzuführen (ohne Zeitlimitierung, was aus meiner Sicht zu präferieren ist), kann man als Alternative „Mini-Skizzen“ in einzelnen Therapiegesprächen anfertigen, auf die man nachher zurückkommt und die man zu einem Gesamtmodell „zusammensetzt“.

Wann kann nun die Arbeit an einem Modell als beendet betrachtet werden? Welche *Abbruchkriterien* kann man hierfür heranziehen (Schiepek, 1986, S. 139)? Da Modelle, wie oben bemerkt, immer selektiv, abstrahierend und perspektivisch sind, sind sie auch nie „vollständig“, was bedeutet, dass Abbruchkriterien pragmatisch und nicht objektiv sind. Ein wesentliches Kriterium ist dabei die Einschätzung des Klienten, aber auch des Therapeuten oder Beraters, alle wesentlichen Aspekte und Relationen berücksichtigt zu haben. Eine hilfreiche Frage lautet: Gibt es einen Verständniszuwachs oder ein „Heureka“-Erlebnis? Aber auch die folgenden Kriterien können bei der Entscheidung hilfreich sein:

- Die Frage nach der Erfolgswahrscheinlichkeit von Interventionen, die sich auf das Modell stützen oder die mit weiteren Informationen und einer Fortsetzung der Modellbildung noch möglich wären.
- Die Überschaubarkeit des Systemmodells: Ein zu umfangreiches Modell (zu viele Variablen, zu viele Relationen) kann die Komplexität durchaus überfrachten. Im neuen E-Tool der Modellierung gibt es allerdings die Möglichkeit, damit umzugehen, indem man nur Teilstrukturen visualisiert und den Rest „ausgraut“.

- Die Vollständigkeit der Relationen, was bedeutet, dass alle verwendeten Variablen in Rekursionsschleifen eingebunden sein sollten, d.h., es sollte mindestens eine Wirkung (ein Pfeil) auf jede Variable hinführen und mindestens eine Wirkung (ein Pfeil) davon weg. Isolierte Variablen oder Sackgassen-Variablen sollten vermieden werden, außer in inhaltlich begründeten Ausnahmefällen.
- Die Abwägung von Kosten und Nutzen einer Weiterführung der Modellierung, auch angesichts der verfügbaren Zeit.
- Die Frage, ob das bisher konstruierte Systemmodell die Dynamik, die es verständlich machen sollte, zu reproduzieren in der Lage ist. Es geht hier um ein eher qualitatives Nachvollziehen, denn eine formalisierte Computersimulation kann man in der Praxis kaum durchführen. Ein Kriterium für eine zumindest qualitative Nachvollziehbarkeit von mehr oder weniger komplexen Dynamiken (z.B. emotionale Schwankungen, regelmäßige Panikattacken oder Partnerschaftskonflikte) ist die Frage, ob Rückregulationsprozesse hinreichend berücksichtigt wurden, also aktivierendes (positives) und inhibierendes (negatives) Feedback. Prozesse ohne gemischtes Feedback würden sich exponentiell aufschaukeln, was extrem unrealistisch ist. Sogenannte „Teufelskreis-Modelle" sind von dieser Art und daher schon aus formal-strukturellen Gründen wohl unzutreffend. Ein anderes Kriterium besteht in der Frage, ob Zeitverzögerungen oder unterschiedliche Zeitskalen hinreichend berücksichtigt wurden und wie diese zustande kommen.
- Die Frage, ob weitere Systemkomponenten (z.B. auf einer sozialen Makroebene) einer Veränderung zugänglich wären oder nicht. Manchmal ist es durchaus von Interesse, stabile Rahmen- und Randbedingungen zu kennen, die eine Veränderung erschweren könnten, ohne diese unmittelbar in ein Modell einzuzeichnen und auch ohne diese beeinflussen zu können.

1.8 Weitere Schritte

Nach der Modellierung – manchmal noch am selben Tag – entwickeln Klient und Therapeut gemeinsam einen persönlichen Prozessfragebogen im Fragebogen-Editor des SNS, der ab diesem Tag genutzt werden kann. In der Regel wird jede Variable des Modells in eine Frage bzw. in ein Item gegossen. Hierbei erweist es sich unmittelbar als sinnvoll, Variablen als Modellelemente verfügbar zu haben, die direkt skalierbar und eindimensional quantifizierbar sind. Manchmal kann allerdings auch eine Differenzierung sinnvoll sein, z.B. beim Thema „Selbstverletzung" eine Unterscheidung zwischen dem Drang dazu und der tatsächlich durchgeführten Selbstverletzung. Der Klient formuliert seine Items selbst, verwendet also auch hier seine eigene Sprache. Wie in vielen Fällen deutlich wurde, sind Klienten in besonderer Weise motiviert, ihren selbst entwickelten Fragebogen zur Prozesserfassung zu nutzen, was sich in entsprechend hohen Compliance-Raten niederschlägt (Michaelis et al., 2022). Der Prozessfragebogen kann ab dem Moment, in dem er auf der Smartphone-App freigeschaltet wurde, beantwortet werden, meist in einer Taktfrequenz von einmal täglich. Die SNS-gestützten Therapiegespräche nehmen dann sowohl auf das Modell als auch auf die Zeitreihen und Analysen des persönlichen Prozessfragebogens Bezug (Synergetisches Prozessmanagement; vgl. das Fallbeispiel in Kapitel 1.9).

Was in den Sitzungen nach der Modellierung erfolgt, ist eine detaillierte Betrachtung des Modells. Es wird für jede einzelne Variable geprüft, welche Ansatzpunkte und Interventionen hierfür möglich wären, wobei sicher nicht alle, aber einige infrage kommen (sie bilden den „Eingangsrand“ des Systems). Klienten werden oft sehr kreativ und initiativ, sich entsprechende Erfahrungen oder Aktivitäten zu überlegen, um auf einzelne Variablen Einfluss zu nehmen (z. B. „Selbstwert“, „Selbstsicherheit“, „Achtsamkeit“, „Grenzen setzen“ usw.). Einige der entsprechenden Erfahrungen oder Aktivitäten sind im Alltag möglich, im Kontakt mit bestimmten Personen, in Workshops oder Volkshochschulkursen, andere dagegen in den diversen Angeboten einer Klinik oder in den Therapiesitzungen. Interventionen lassen sich also auch „outsourcen“ und sind in der Alltagswelt oft besser platziert als in Therapiesitzungen, während Modellierung und die Arbeit am Verständnis für Zusammenhänge kaum outgesourct oder delegiert werden können. Das ist systemisches Kerngeschäft.

In Kliniken helfen Systemmodelle dabei, im Team mit verschiedenen Fachtherapeuten (z. B. in den Bereichen Kunst- und Kreativtherapie, Musik- und Bewegungstherapie, Achtsamkeit, soziale Kompetenz und Selbstsicherheit, Klettern, Walking, Entspannung, Meditation, Psychodrama oder Einzeltherapie) zu reflektieren, welches Angebot wo ansetzen könnte. Dazu ist es von Vorteil, wenn der Klient selbst sein Modell mit Unterstützung des Therapeuten, der mit ihm die Modellierung durchgeführt hat, vorstellt und erklärt. Diese Art der Koordination und integrierten Therapieplanung optimiert die Abstimmung und motiviert alle Beteiligten. Nach einer bestimmten Zeit könnte eine solche Koordinationsrunde wiederholt werden, um den Stand der Entwicklung bei der Planung des weiteren Vorgehens zu berücksichtigen.

Eine Nachbesprechung der Modellierung nimmt üblicherweise einzelne Variablen in den Fokus: Welche Variablen intensivieren oder reduzieren die Hauptprobleme bzw. „Symptome“ des Klienten, welche Variablen sind am dichtesten mit anderen Variablen vernetzt? Welche Teilstrukturen sind besonders relevant, weil sie wichtige „Problemvariablen“ oder „Zielgrößen“ enthalten? Die Herausarbeitung von Teilstrukturen des Modells wird durch das elektronische Graphik-Tool der Systemmodellierung unterstützt (vgl. Kapitel 12). Man kann bestimmte Variablen und die zwischen ihnen bestehenden Relationen auswählen, während alles andere ausgegraut wird und damit in den Hintergrund tritt. Dies führt zu einer Fokussierung und zur Reduktion von Komplexität. Man kann damit das Modell leichter „durchgehen“, Wechselwirkungen und Rekursionsschleifen illustrieren sowie indirekte Effekte und Fernwirkungen verdeutlichen. Damit werden manchmal paradoxe und kontraintuitive Effekte verstehbar, weil sie erwartete direkte Wirkungen über indirekte Schleifen oder ein Zusammenspiel mehrerer Wirkungen aufheben. Über die Fern- und Nebenwirkungen wird auch erkennbar, dass ein „Mehr desselben", d.h. eine Intensivierung einer vermeintlichen Direktwirkung, genau das Gegenteil des Gewünschten bewirken kann. Auch können Emergenzen auftreten, also qualitativ neue Phänomene oder Dynamiken, die auf der Ebene von Einzelvariablen oder kleineren Teilstrukturen noch nicht existieren.

Systemmodelle eröffnen den Blick auf eine große Zahl von Ansatzpunkten, die sowohl in den Variablen als auch in den Relationen bestehen können (Multiperspektivität). Die Fokussierung auf Teilstrukturen ist dabei eine Komplexitätsreduktion, die die Auswahl der Ansatzpunkte erleichtert, jedoch das Modell als Ganzes voraussetzt. Der Prozess der Modellierung geschieht zwar nicht in Veränderungsabsicht (diese sollte man zunächst hintanstellen), und wird auch sehr kleinschrittig – immer „hinter dem Klienten gehend" – vollzogen. Dennoch erfolgt mit dem Prozess der Modellierung selbst eine *kognitive Umstrukturierung* in Richtung eines systemischen Selbst- und Weltverständnisses. Modellierung ist ebenso wie Messung zugleich Intervention.

In der Prozesserfassung sieht man, wie sich die Variablen des Modells in den entsprechenden Items des persönlichen Prozessfragebogens im Verlauf ändern. Auch das Modell selbst kann seine Struktur ändern, indem z.B. Variablen wegfallen (irrelevant werden) und neue hinzukommen. Gleiches kann auch für Wirkungen und Relationen gelten. Eine Wiederholung der Systemmodellierung im Therapie- oder Beratungsprozess kann somit eine qualitative Veränderung deutlich machen, über eine Veränderung der Systemdynamik hinaus (siehe auch Kapitel 3 und 4). Damit können wiederholt durchgeführte Systemmodellierungen ebenso wie Ressourceninterviews zur Therapieevaluation genutzt werden.

1.9 Fallbeispiel

Die 37-jährige Frau A. hatte lange in einer Arztpraxis gearbeitet (für eine umfassende Darstellung dieses Falls siehe Schiepek et al., 2016). Nach mehreren Partnerschaften mit Männern, in denen sie oft sadistische Gewalt erlitten hatte, lebte sie in einer lesbischen Beziehung mit einer gleichaltrigen Frau. Trotz langjähriger Traumatisierungen seit der Kindheit war sie in den 15 Jahren ihrer engagierten Berufstätigkeit in der Lage gewesen, ein geordnetes Leben zu führen, was sich mit Ende der Anstellung, bedingt durch eine Fremdübernahme „ihrer" Praxis, drastisch änderte. Dominant wurden nun Selbstverletzungen, wechselnde dissoziative Persönlichkeitszustände, die füreinander amnestisch waren, Unkonzentriertheit und Gefühle von Derealisation (Diagnosen: „Komplexe Dissoziative Störung" und „Borderline-Persönlichkeitsstörung"). Neben den klinischen Auffälligkeiten war sie von der Sorge erfüllt, niemals wieder ein gesundes Leben führen und eine eigene, klare Identität entwickeln zu können.

Am Beginn ihrer tagesklinischen Behandlung nannte Frau A. im Ressourceninterview folgende Herausforderungen: „Abgrenzung von Geräuschen und Störstimmen“ (gemeint sind nicht psychotische Stimmen, sondern übermäßig störend und als in sie eindringend empfundene Stimmen von realen Personen), „Stabilität im Leben“ und „Arbeit finden“. Von dieser letztgenannten Herausforderung, die sie seit ihrem Berufsausstieg intensiv beschäftigte, sollte sie sich im Laufe der Therapie allerdings verabschieden.

Die Klientin erarbeitete zusammen mit ihrer Therapeutin ein idiographisches Systemmodell, welches die für sie relevanten psychologischen Aspekte und deren Wechselwirkungen beinhaltete (vgl. Abbildung 1.4 und 1.5). Die Variablen des Modells bildeten die Grundlage für ihren persönlichen Prozessfragebogen, den sie zusammen mit ihrer Therapeutin am Fragebogen-Editor des SNS entwickelte und im Laufe der Therapie mithilfe der SNS-App täglich ausfüllte (vgl. Tabelle 1.1). Daraus ergab sich eine visuelle Darstellung des Veränderungsprozesses.

Tabelle 1.1: Die Items des personalisierten Fragebogens der Patientin, eingeteilt in die Kategorien „Stress und Stressverarbeitung“ (entspricht dem „Kind-Stato“, „Faktor 1“) und „Positive Ziele und Identitätsentwicklung“ (entspricht dem „Erwachsenen-State“, „Faktor 2“) (vgl. auch Abbildung 1.5)

Stress und Stressverarbeitung (entspricht dem Ego-State „Kind“)	• Heute habe ich Stress erlebt. • Heute war es notwendig, mein Kopfkino zu aktivieren. • Heute bin ich „weggesaust“/dissoziiert. • Heute war es für mich wichtig, allein zu sein. • Heute wurde ich von der Depression mitgerissen. • Der Impuls zur Selbstverletzung war für mich heute ... • Das Gedankenkreisen war für mich heute ... • Die Störstimmen waren für mich heute ... • Mein Aggressionspegel war heute ... • Mein Wutpegel war heute ... • Heute fühlte ich mich überfordert ... • Mein Bedürfnis nach Abgrenzung war heute ...
Positive Ziele und Identitätsentwicklung (entspricht dem Ego-State „Erwachsene“)	• Meine Belastbarkeit war heute ... • Mein Gefühl der inneren Sicherheit war heute ... • Mein Empfinden von Selbstständigkeit war heute ... • Das Gefühl für meine innere Identität war heute ... • Mein Gefühl der Erleichterung war heute ... • Meine Teilnahme am sozialen Leben war heute ...

Anmerkungen: Die Items werden in der App, welche das SNS bereitstellt, mithilfe eines Schiebereglers (Visuelle Analogskala) beantwortet. Jede Analogskala hat eine spezifische Extrema-Beschriftung, z. B. „sehr gering“ und „sehr hoch“ bei „Meine Belastbarkeit war heute ...“. Die Ausprägung der horizontalen Analogskalen wird in den Zeitreihendiagrammen des SNS auf der y-Achse (Ordinate) dargestellt, nach rechts (x-Achse) läuft die Zeit in Tagen.

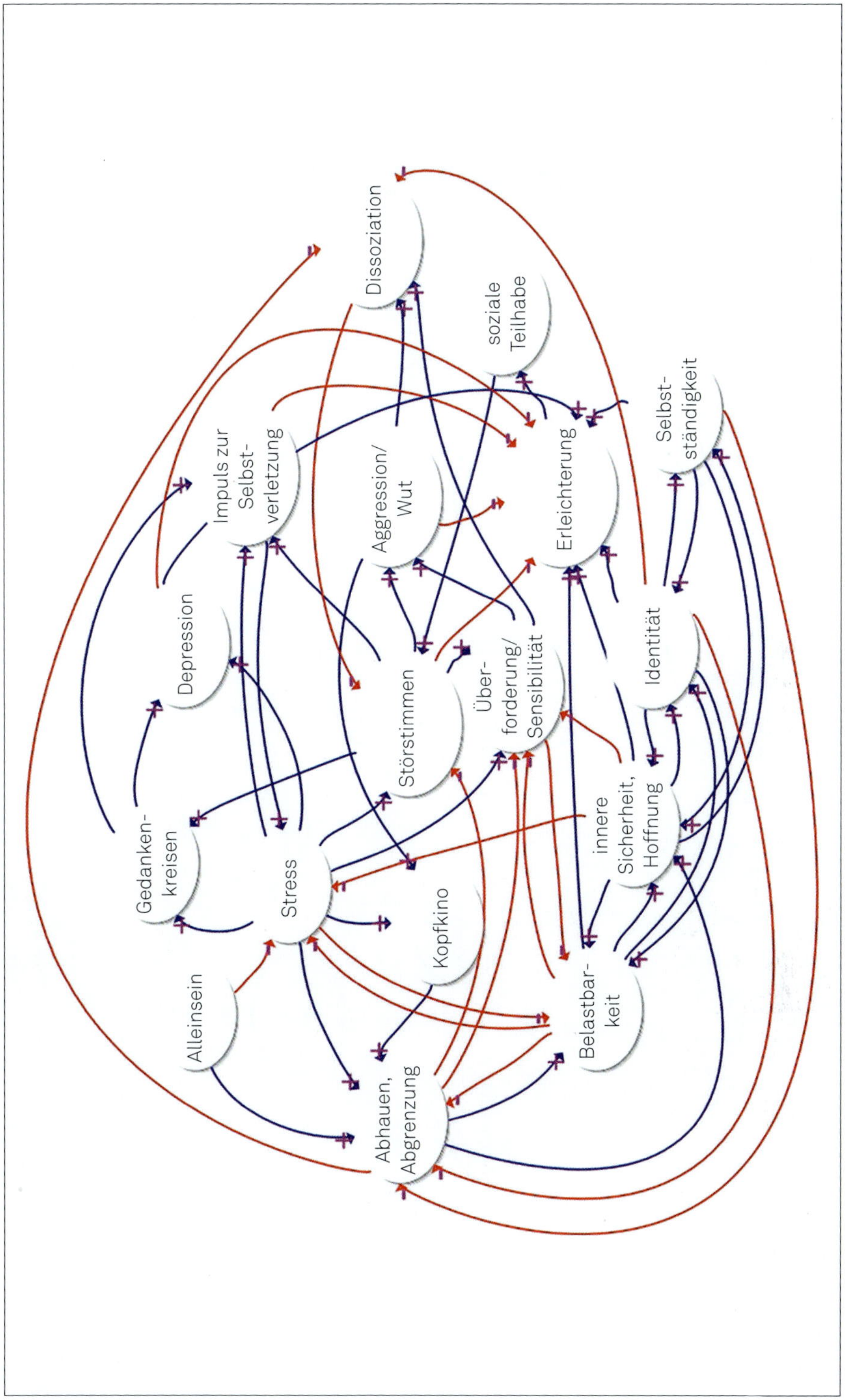

Abbildung 1.4: Idiographisches Systemmodell von Frau A.

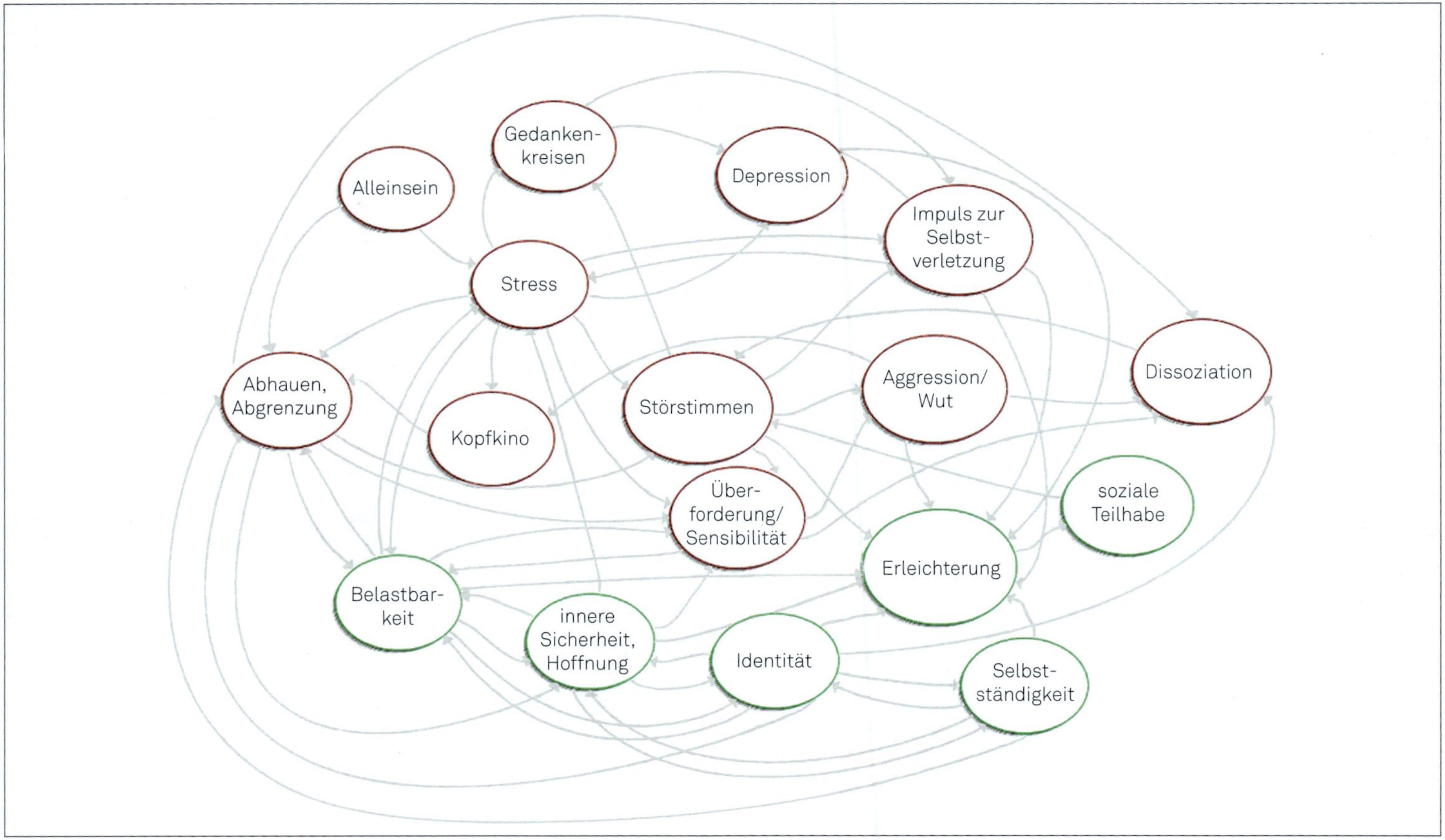

Abbildung 1.5: Darstellung des idiographischen Systemmodells von Frau A. (vgl. Abbildung 1.4) mit Hervorhebung der zwei Ego-States: „Kind-Ich" (Variablen mit rotem Rand) und „Erwachsenen-Ich" (Variablen mit grünem Rand)

Frau A. brachte das Blatt, auf dem „ihr" Modell dargestellt war, in den darauffolgenden Therapiesitzungen immer wieder mit – es sei die „Landkarte ihrer Seele". Es machte ihr verständlich, wie die Aktivierungsmuster ihres Erlebens „funktionierten" und welche Kognitionen, Emotionen und Verhaltensweisen wie getriggert wurden. Im Laufe dieser Arbeit wurde ihr klar, dass bestimmte Variablen bzw. Erlebnisaspekte bestimmten Ego-States oder Ich-Zuständen entsprachen. Im Unterschied zum Alltagserleben, in dem diese States wie zufällig wechselten und oft füreinander amnestisch waren, lagen sie hier nun synoptisch vor Augen. Damit war auch eine vertiefte traumafokussierte Therapie und States-Arbeit möglich, von der sie gut profitierte.

Die von der Klientin vorgenommene Einteilung der Fragen (Items) in zwei Kategorien („Faktoren"; vgl. Tabelle 1.1) wurde in der weiteren therapeutischen Arbeit

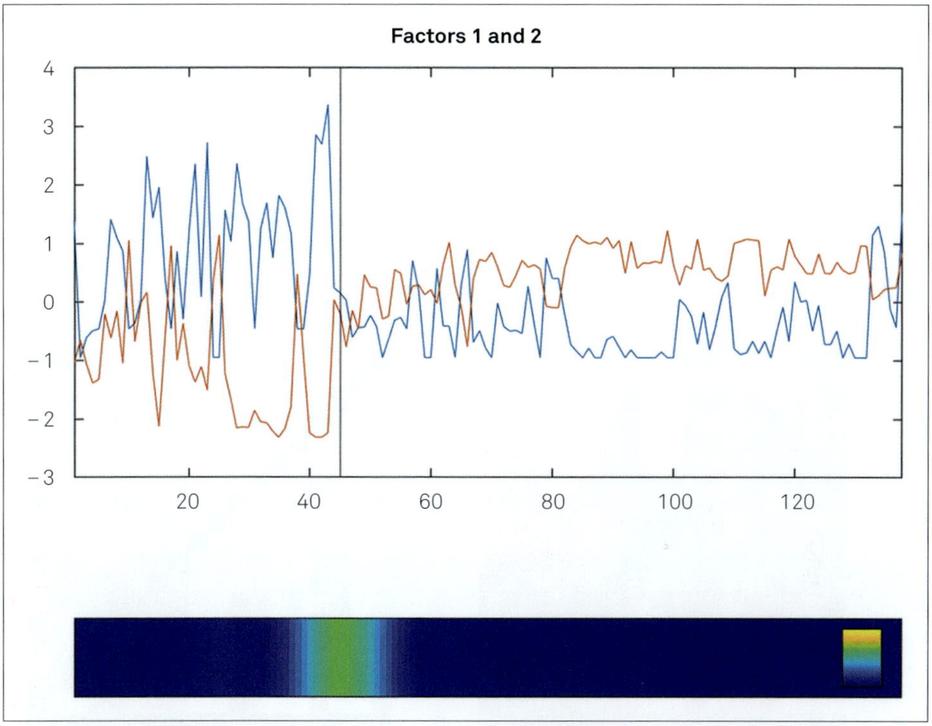

Abbildung 1.6: Zeitreihen der beiden „Faktoren" des personalisierten Fragebogens der Patientin, resultierend aus der Mittelung und z-Transformation der zu den jeweiligen Faktoren gehörigen Item-Zeitreihen (erfolgt im SNS automatisch). Blau: Stress und Stressverarbeitung („Kind-State", Faktor 1). Rot: Positive Ziele und Identitätsentwicklung („Erwachsenen-State", Faktor 2). Erkennbar sind die alternierenden Spitzen bzw. Intensitätsausprägungen der beiden State-Faktoren im ersten Drittel des Therapieverlaufs. Der Phasenübergang ist durch die senkrechte Linie und den grünen Bereich im blauen Farbband unter dem Diagramm erkennbar, identifiziert mit dem Phasenübergangs-Detektions-Algorithmus (Viol et al., 2022).

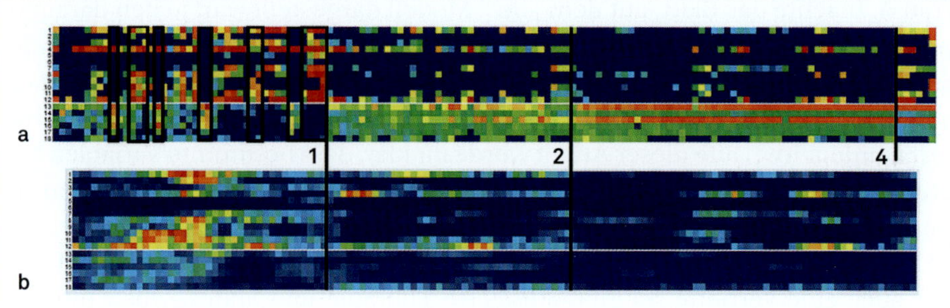

Abbildung 1.7: Resonanz-Diagramme. (a) Rohdaten-Resonanz-Diagramm. Die Werteausprägungen der Zeitreihen werden von null bis zum Maximum in Regenbogenfarben dargestellt. Die Items liegen in Zeilen übereinander (oben die von Faktor 1, unten die von Faktor 2; vgl. Tabelle 1.1). Die eingefügten Rahmungen zeigen die gegensätzliche Aktivierung von Faktor 1 und 2. (b) Komplexitäts-Resonanz-Diagramm. Die Items liegen ebenfalls in Zeilen übereinander und zeigen die in überlappenden Gleitfenstern (Breite: sieben Messpunkte) berechnete dynamische Komplexität (von null [dunkelblau] bis zum Maximum [rot]). Die Phase vor dem ersten Musterwechsel (Markierung 1) ist durch hohe Komplexität geprägt, insbesondere in der Dynamik der Items des „Kind-States". Markierung 1: Phasenübergang (vgl. Text), Markierung 2: nebengeordneter Phasenübergang, Markierung 4: Krise nach Entlassung. Markierung 3 (Klinikentlassung) ist nicht gezeigt.

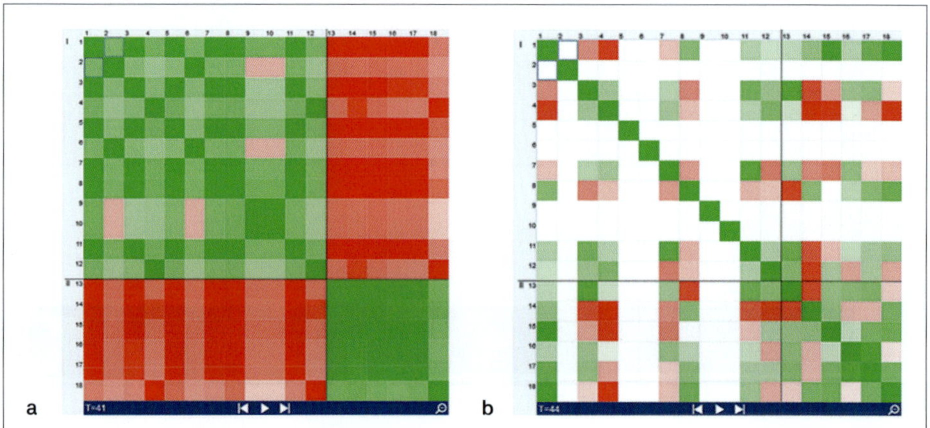

Abbildung 1.8: Inter-Item-Korrelationsmuster. (a) Inter-Item-Korrelationsmuster aus dem ersten Drittel des Therapieverlaufs, dargestellt in einer Farbmatrix (Fensterbreite: sieben Messpunkte). Grünsättigung: Positive Korrelationen, Rotsättigung: negative Korrelationen. Die Items innerhalb eines Faktors sind deutlich positiv korreliert (in der Matrix oben links die des Faktors 1, unten rechts die des Faktors 2), während die Items zwischen den Faktoren negativ korreliert sind. (b) Inter-Item-Korrelationsmuster nach dem Phasenübergang. Die in (a) erkennbare pathologische Übersynchronisation löst sich auf.

relevant. Es zeigte sich, dass die beiden Kategorien genau den beiden für sie dominanten „Ego-States" entsprachen – einem „Kind-State" und einem „Erwachsenen-State". Im ersten Drittel der Therapie realisierten diese beiden States eine alternierende Dynamik, d.h., sie schlossen sich gegenseitig weitgehend aus. Das gegenläufige Muster ist sowohl in den Zeitreihen (vgl. Abbildung 1.6) als auch im Rohdaten-Resonanz-Diagramm erkennbar (vgl. Abbildung 1.7a).

In dieser Phase waren vor allem die Items des Faktors 1 („Kind-State") von starken Fluktuationen geprägt, was sich im Komplexitäts-Resonanz-Diagramm (vgl. Abbildung 1.7b) deutlich zeigt.

Die alternierende Rhythmik manifestierte sich auch in den Korrelationsmustern der Items. Im ersten Drittel der Therapie waren die Items innerhalb der beiden Faktoren (States) deutlich synchronisiert (positiv korreliert) und die Verläufe der Items des jeweils anderen Faktors antisynchronisiert (negativ korreliert; vgl. Abbildung 1.8a).

Die alternierende Dynamik der beiden dominanten Ego-States drückte sich auch in einer hohen durchschnittlichen Inter-Item-Korrelation aus (gemittelt über die Absolutwerte der Korrelationen, also ohne Berücksichtigung des Vorzeichens; vgl. Abbildung 1.9b), mit einem Maximum kurz vor dem Ordnungsübergang (Markierung 1). Dies entspricht der in ganz unterschiedlichen Systemen auftretenden gesteigerten Synchronisation von Systemkomponenten oder Subsystemen während kritischer Instabilitäten kurz vor Phasenübergängen (Dakos et al., 2012; Haken &

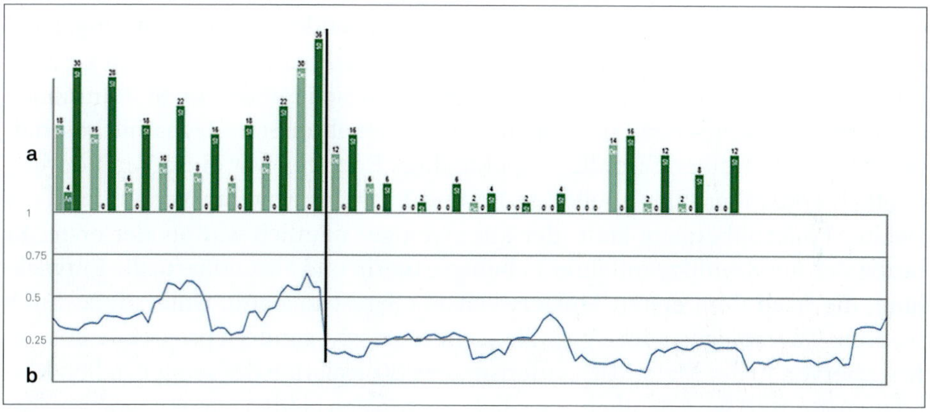

Abbildung 1.9: Verlaufsdiagramme. (a) Depressions- (D), Angst- (A) und Stresswerte (S), resultierend aus den wöchentlichen Einschätzungen im DASS (Nilges & Essau, 2021). Depression und Stress sind im ersten Drittel der Therapie stark ausgeprägt und nehmen vor dem Phasenübergang (senkrechte Markierung) noch zu. (b) Durchschnittliche Inter-Item-Korrelation über die Absolutwerte der Korrelationen. Das psychische Geschehen der Klientin wird vor dem Phasenübergang (vertikale Markierung) durch die beiden States gewissermaßen „versklavt" (pathologische Übersynchronisation). Das Diagramm mit den DASS-Eintragungen (a) ist kürzer, da die Patientin diese Eintragungen mit Klinikentlassung beendet hat.

Schiepek, 2010, S. 411 ff.; Scheffer et al., 2009). Die beiden Faktoren „versklavten“ in dieser Zeit als die dominanten Ordner das Erleben. Danach löst sich die pathologische Übersynchronisation auf (vgl. Abbildung 1.8b).

Im Verlauf der Therapie ereigneten sich zwei bedeutsame Musterwechsel („Phasenübergänge“). Im ersten Drittel des Erfassungszeitraums war jeder Tag mehr oder weniger deutlich von einem der States geprägt – ein Muster, das sich zu einem bestimmten Zeitpunkt (vgl. Markierung 1 in Abbildung 1.7 und 1.9) fast schlagartig änderte. Direkt davor trat eine maximale Fluktuation in Richtung Stresserleben (vgl. Abbildung 1.6) auf, welche sie subjektiv als Identitätskrise wahrnahm. Auch in der wöchentlich ausgefüllten Depressions-Angst-Stress-Skala (DASS 21; Nilges & Essau, 2021) ist eine deutliche Zunahme ihres Depressions- und Stresserlebens vor dem Musterwechsel erkennbar (vgl. Markierung 1 in Abbildung 1.9a).

Zu diesem Zeitpunkt hatte die Patientin beschlossen, sich von dem Druck, am ersten Arbeitsmarkt tätig sein zu wollen, zu verabschieden. Dies war bisher eines ihrer zentralen Themen gewesen und auch im Ressourceninterview noch als wichtige Herausforderung benannt. Der Entscheidungsprozess wurde eingeleitet von einem attraktiven beruflichen Angebot, das sie bekommen hatte. Nach mehreren Tagen der Ambivalenz (vgl. Abbildung 1.6 und 1.7) und innerer Konflikte entschied sie sich dagegen und erlebte dies als Befreiungsschlag. Es war ihr gelungen, auf ihre innere Stimme und auf ihre Bedürfnisse zu hören, anstatt sich immer wieder in verschiedene Ansprüche „hineinzupeitschen“. Zugleich hatte sie bis dahin schon intensiv an den hinter den States liegenden Traumatisierungen gearbeitet (z. B. am Zusammenhang zwischen den Störstimmen und den Gewalterfahrungen in ihren früheren Beziehungen) und sich mit den im Systemmodell erarbeiteten psychischen Funktionsmechanismen ihrer State-Dynamik beschäftigt. In den Zeitreihen fast aller Aspekte ihres Erlebens war diese Veränderung deutlich erkennbar (vgl. Abbildung 1.6 und 1.7a). Im weiteren Verlauf fand ein zweiter Phasenübergang statt, der aber weniger deutlich war als der erste. Er bezog sich auf Konflikte mit ihrer Lebenspartnerin und akzentuierte die Entwicklung, die nach dem ersten Musterwechsel eingesetzt hatte. Unterstützt durch mehrere Therapiegespräche ging sie nicht regressiv, sondern progressiv aus der Krise hervor. In der Meta-Korrelationsmatrix (Korrelation der sequenziellen Korrelationsmuster) wird deutlich, dass sich das von den beiden States geprägte Muster danach völlig auflöste (vgl. Abbildung 1.10).

Frau A. setzte die Arbeit mit ihrem Prozessfragebogen noch einige Wochen nach der Entlassung aus der Tagesklinik fort, die sich in den Verläufen übrigens kaum bemerkbar machte. Insgesamt nahm sie 138 Tage am Therapiemonitoring teil. Aus ihrer Sicht waren die Arbeit mit ihrem persönlichen Fragebogen und die regelmäßigen Therapiegespräche, die konsequent auf die Verlaufsmuster und auf ihr Systemmodell Bezug nahmen, sehr hilfreich und motivierend.

Die Kodierung von Ich-Anteilen („Ego-States") ist in den Fällen, in denen dies relevant ist, in Systemmodellen möglich. Im hier beschriebenen Fall erfolgte eine Zuordnung der Variablen zu zwei Gruppen („Faktoren"), die die Klientin nach der Modellierung mit den beiden Ich-Anteilen („Kind" und „Erwachsene") identifizieren konnte. Eine andere Möglichkeit besteht darin, die Variablen nicht zu clustern, sondern zu kennzeichnen, wie sich ein bestimmter Ich-Zustand auf die Ausprägung der jeweiligen Variable auswirkt. Man kann für jeden Ich-Anteil bzw. Ich-Zustand eine Farbe wählen und neben jede Variable einen Pfeil nach oben oder unten in der entsprechenden Farbe einzeichnen. Mit der Aktivierung eines Ich-Anteils ist also eine bestimmte Aktivierungskonfiguration der Variablen (zumindest einer bestimmten Teilmenge) verbunden.

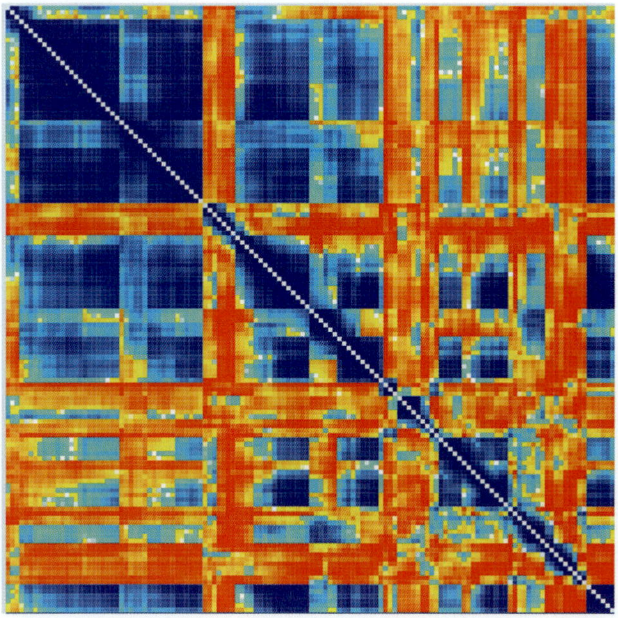

Abbildung 1.10: Im SNS werden die Items eines Fragebogens, geordnet nach Faktoren, in einem gleitenden Zeitfenster korreliert (Fensterbreite: sieben Messpunkte). Korreliert man die daraus resultierende Folge von Korrelationsmatrizen (Meta-Korrelationsmatrix), erkennt man Phasen mit stabilen, persistierenden Korrelationsmustern an der Blaufärbung, während sich verändernde, transiente Korrelationsmuster durch die Rotfärbung auszeichnen. Die stabile Periode vor dem ersten Musterwechsel ist durch die blaue Fläche links oben repräsentiert, das darauffolgende rote Band zeigt den ersten Musterwechsel (Phasenübergang), nach dem sich das vorherige Korrelationsmuster wieder abgeschwächt re-etabliert und nach dem zweiten Musterwechsel ganz verschwindet.

1.10 Nutzung in nichtklinischen Kontexten (z. B. Ausbildung, Team- und Organisationsentwicklung)

Die idiographische Systemmodellierung und das Gesamtkonzept des Synergetischen Prozessmanagements lässt sich gut in Aus- und Weiterbildungen zur Psychotherapie und Beratung (systemische und andere) integrieren. Hierfür liegen Lehrvideos vor und man kann das Vorgehen auch in Rollenspielen demonstrieren. Ein wesentlicher Teil sind Übungen, die die Teilnehmer miteinander in Dyaden durchführen, denn man braucht eine gewisse Sicherheit, um eine Modellierung mit Klienten durchzuführen. Manche sprechen davon, dass es sich hierbei um ein „high end" der klinischen Gesprächsführung handle. In der Aus- und Weiterbildung sollten die Teilnehmer, die für sich selbst eine Modellierung durchführen, allerdings keine anderen Personen im Rollenspiel darstellen, sondern sich selbst, also zu dem Thema, um das es geht, eigene Erfahrungen aus erster Hand haben.

Die *Selbsterfahrung* in der Aus- oder Weiterbildung bezieht sich auf ein *persönliches Entwicklungsprojekt,* das jeder für sich definiert. Es kann einen privaten oder beruflichen Schwerpunkt haben, z. B. im Bereich Bewegung und Sport, Ernährung, Umgang mit Kollegen, Gelassenheit im Umgang mit sich selbst oder Ähnliches. In Bezug auf dieses Entwicklungsprojekt werden ein Ressourceninterview, eine Systemmodellierung, ein personalisierter Prozessfragebogen und regelmäßige SNS-basierte Feedbackgespräche durchgeführt bzw. entwickelt, wobei sich jede Person eine Unterstützungsperson sucht, mit der sie das Entwicklungsprojekt gemeinsam durchführt.

Obwohl die idiographische Systemmodellierung im Rahmen von Einzeltherapie oder -beratung entwickelt wurde, lässt sie sich auch mit Mehrpersonensystemen durchführen, also z. B. mit Paaren, Familien, Elternteilen und Kindern/Jugendlichen, Teams oder ganzen Organisationen. Ein Beispiel ist ein Teamentwicklungsprojekt des Schweizer Bundesamts für Migration, über das Eberling, Wiesmann und Schiepek in Kapitel 9 berichten, ein anderes Beispiel ist die Modellierung der Erfolgsfaktoren und ihrer Wirkzusammenhänge in zwei verschiedenen Organisationen (eine psychotherapeutische Klinik und ein Perinatalzentrum). Christoph Wegener, Dunja Wittig und Gerrig Harnischmacher, damals Diplomanden der Universität Münster, haben Ende der 1990er Jahre mit den Mitarbeitern dieser Organisationen auf allen Hierarchiestufen ausführliche Interviews geführt und die daraus resultierenden Systemmodelle dann in Form eines Fensterbilderbuchs dargestellt (angeregt von den Fensterbilderbüchern von Frederic Vester, z. B. 1983, 1985, 1987; Schiepek et al., 1998). Der Interviewleitfaden thematisierte die Bereiche Leitung/Führung, Ressourcen, Einfluss der Historie, Veränderung/Entwicklung/Lernen, formale Strukturen, Ziele der Organisation, Effektivität/Qualität nach unterschiedlichen Kriterien, Arbeitszufriedenheit, Kooperation, Problemlösen und Kontexte/Umwelten.

1.11 Idiographische Modelle im Unterschied zu Störungsmodellen und zu datengenerierten Netzwerkmodellen

Ein zentrales Anliegen der idiographischen Systemmodellierung ist es, gemeinsam mit dem Klienten ein umfassendes und detailliertes Systemverständnis seines psychischen Funktionierens, der sozialen Bezüge und der Lebenssituation zu entwickeln. In diesem Sinne könnte man das Vorgehen als eine Konkretisierung der personzentrierten Systemtheorie (Kriz, 2017) verstehen. Das kann, muss aber nichts mit einer bestimmten psychischen Störung zu tun haben. Das ist der Grund, warum wir nicht mit vorgefertigten Modellen oder mit Blaupausen und auch nicht mit bestehenden Listen von Variablen einsteigen, sondern tatsächlich bei null anfangen, mit einem leeren Blatt. Alles, was entwickelt wird, soll so weit wie möglich auf den Klienten zutreffen. Damit unterscheidet sich dieses konsequent idiographische Vorgehen z.B. vom Problemmodell, das Burger et al. (2020) für Panikstörungen vorgeschlagen haben, wobei dieses Modell bestimmte Mechanismen von Konditionierung (z.B. Vermeidungslernen) und Stressregulation enthält und angelehnt ist an ein erweitertes SORC-Modell verhaltenstherapeutischer Funktionsanalyse. Aufgrund der vorgefertigten Struktur lässt sich dieses Modell mathematisch formalisieren, doch handelt es sich um ein Störungsmodell und nicht im eigentlichen Sinn um eine idiographische Fallkonzeption. Die resultierende Dynamik entspricht sehr allgemeinen Annahmen über eine Panikstörung, also bestimmten Peaks des Katastrophisierens und einer zunehmenden Panikbereitschaft. Empirische Verläufe von Psychopathologie und Veränderungsdynamik weisen allerdings in der Regel komplexere Muster auf, die chaotischen Attraktoren und sprunghaften Veränderungen solcher Attraktoren gleichen (Schiepek et al., 2017; Schöller et al., 2018; Michaelis et al., 2022).

Der Anspruch auf Verständnis, Selbstwirksamkeit und Empowerment wird auch nicht unterstützt, wenn statistische Verfahren z.B. mithilfe von Partialkorrelationen Netzwerkmodelle aus vorliegenden Zeitreihendaten generieren (Borsboom, 2016; Borsboom & Cramer, 2013). Zum Synergetischen Prozessmanagement gibt es hier einen fundamentalen Unterschied, denn bei diesem werden die Items, auf deren Grundlage die Selbsteinschätzungen erfolgen, die dann zu multiplen Zeitreihen führen, aus der Modellierung generiert, d.h., zuerst entsteht das Modell, dann folgen die Selbsteinschätzungen und dann die Zeitreihen, während dies bei der statistischen Netzwerkanalyse genau andersherum funktioniert: Zuerst legt ein Experte fest, welche Variablen erfasst werden sollen (z. B. Symptome), dann entstehen die Daten und dann werden daraus die Netzwerke generiert. Der Klient ist an diesem Prozess kaum beteiligt, außer dass ihm am Ende erklärt wird, dass es sich hier um ein zutreffendes Modell seiner Psychopathologie handle.

Obwohl als solcher gefeiert, dürfte die Feststellung, dass ein Netzwerk von Symptomen ein Netzwerk von Symptomen (re-)produziert, kaum einen substanziellen Fortschritt darstellen, verglichen mit der Feststellung, dass eine Krankheit die Symptome (re-)produziert. In beiden Fällen stellt sich die Frage, wie genau das funktioniert, denn auch Partialkorrelationen liefern noch keine kausalen Erklärungen und in beiden Fällen haben wir eine einseitige Fokussierung auf Psychopathologie. Welche Variablen, Konstrukte und Teilsysteme in einem Einzelfall berücksichtigt werden müssen, um ein Verständnis zu entwickeln und um einen Veränderungsprozess zu erfassen, ist damit noch nicht geklärt. Wenn man eine gut begründete Auswahl relevanter Variablen in einem Einzelfall zur Verfügung hätte, wäre es jenseits von korrelativen Netzwerkmodellen sinnvoll und notwendig, Kausalzusammenhänge zwischen den erfassten Zeitreihen zu identifizieren. Dies setzt anspruchsvolle Methoden voraus, welche auch hohe Ansprüche an die Länge und Auflösung (Granularisation) von Zeitreihen stellen (z. B. Sugihara et al., 2012). Damit wäre es auch möglich, erste Schritte in Richtung einer Validierung von Kausalmodellen zu gehen.

Die Identifikation von Korrelationen und Partialkorrelationen liefert – darüber sollte man sich keinen Illusionen hingeben – allenfalls erste grobe Hinweise auf eine Modellvalidierung durch die Daten. Ein illustratives Beispiel wäre die in Abbildung 1.8 (vgl. Seite 36) gezeigte hohe Synchronisation (Korrelation) der zu jeweils einem Ego-State gehörigen Items und Zeitreihen, was den Erwartungen einer Ego-State-Störung entspricht, ebenso wie die Auflösung einer pathologischen Übersynchronisation nach einem bzw. zwei Phasenübergängen. Trotzdem müssen sich komplexe, nichtlineare Wechselwirkungen nicht immer in linearen Korrelationen niederschlagen, weil sich mehrere Wirkungen aufheben oder parameterabhängig qualitativ ändern können.

Auf Partialkorrelationen beruhende Netzwerkmodelle scheitern oft daran, nichtlineare Zusammenhänge zu erkennen. Das konnten wir an einem vergleichsweise einfachen, diskreten Modell, der sogenannten Hénon-Map illustrieren. Das Modell ist eine Erweiterung der Verhulst-Map mit zwei diskreten Variablen und einer Nichtlinearität. Der auf die davon produzierten Zeitreihen angewandte gimmeSEM-Algorithmus konnte die einfache Systemstruktur nicht reproduzieren. Die Gleichungen $x_t = y_{t-1} + 1 - a x_{t-1}^2$ und $y_t = b x_{t-1}$ implizieren eine Wechselwirkung von x auf y und umgekehrt, und eine nichtlineare negative Rückkopplung von x auf sich selbst. Der Algorithmus identifiziert jedoch keine Wechselwirkungen, nur jeweils eine Rekursion von x und y auf sich selbst (Schöller & Schiepek, 2024).

Korrelationen und Partialkorrelationen zwischen Zeitreihen hängen sehr vom jeweiligen Abschnitt ab, der für eine Netzwerkanalyse genutzt wird. Dies ist exemplarisch in Abbildung 1.11 gezeigt. Die beiden Verläufe derselben Variablen (in diesem Fall der „Motivation" eines theoretischen, mathematisch formalisierten Modells der Psychotherapie; Schiepek et al., 2017) entstammen dem gleichen deterministischen Modell (fünf gekoppelten nichtlinearen Differenzengleichungen) und wurden mit identischen konstanten Werten der vier Kontrollparameter erzeugt. Trotzdem gibt es Abschnitte, in denen die Verläufe sehr synchron sind (hohe positive Korrelation, von Iteration 1 bis 30 und von 55 bis 75), und einen Abschnitt, in dem die Verläufe deutlich anti-synchron sind (hohe negative Korrelation, von Iteration 30 bis 55). Je nachdem, welchen Abschnitt man auswählt, wird man entsprechend auch unterschiedliche (Partial-)Korrelationen feststellen. Der Unterschied kommt hier nur durch einen minimalen Unterschied in den Ausgangsbedingungen der Variable zustande („Schmetterlingseffekt"), die Zusammenhangsstruktur des Systems ist jedoch identisch (hier sogar deterministisch; vgl. auch Sugihara et al., 2012).

Im SNS gibt es eine Funktion, welche die zeitvariaten (nichtstationären) Korrelationen zwischen den Prozessvariablen eines Klienten sichtbar macht, indem sie diese in einer Farbmatrix (von Rot, entspricht negativen Korrelationen, über Weiß, entspricht Nullkorrelationen, zu Grün, entspricht positiven Korrelationen) wie in einem Film darstellt (variable Fensterbreite, z. B. sieben Messzeitpunkte). Dabei wird an den wechselnden Farbmustern der Matrix deutlich, wie sehr sich die Korrelationsmuster verändern, wie stabil oder instabil sie sind, und wie sich auch Phasenübergänge darin widerspiegeln (vgl. Abbildung 1.8 auf Seite 36 und Abbildung 1.10 auf Seite 39).

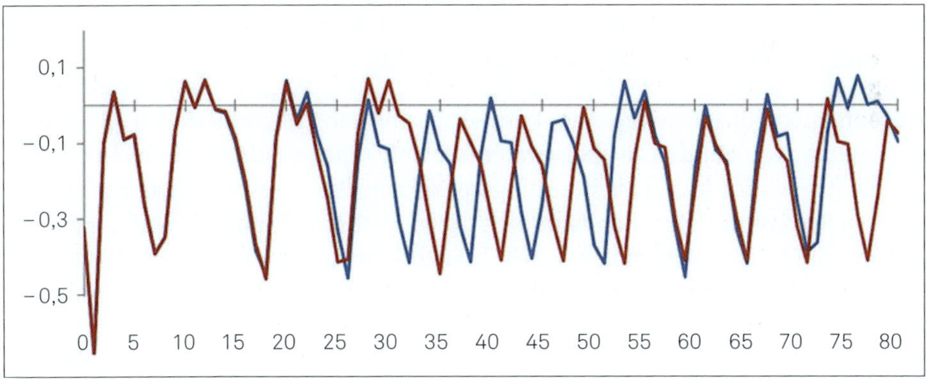

Abbildung 1.11: Sensitive Abhängigkeit des Faktors (Ordnungsparameters) „Motivation" von den Startbedingungen. Diese sind für die beiden Verläufe (rot und blau) minimal unterschiedlich, trotzdem sind die Verläufe nach einer bestimmten Anzahl von Iterationen erkennbar unterschiedlich („Schmetterlingseffekt"). Die Graphik beruht auf einem mathematischen Modell der Psychotherapie (Schiepek et al., 2017).

1.12 Gibt es eine Chance auf mathematische Formalisierungen idiographischer Systemmodelle?

Gibt es also in einer derart komplexen und dynamischen Welt eine Chance, ein wirklich idiographisches Systemmodell zu formalisieren und es z. B. in mathematische Gleichungen zu fassen? Mein Kollege Guido Strunk und ich waren von dieser Idee schon vor 20 Jahren fasziniert und haben das anhand eines idiographischen Systemmodells – in diesem Fall eines Klienten mit Spielsucht – versucht. Die Zusammenhänge der sieben Variablen des Modells wurden in ein Differenzialgleichungssystem übertragen, in dem auch mehrere Kontrollparameter eine Rolle spielten. In der Tat konnten in Abhängigkeit von Startwerten, Kontrollparametern und externen Fluktuationen bestimmte qualitativ plausible Entwicklungen nachvollzogen werden, so der Weg in die Pathologie (Spielsucht) oder aus dieser heraus (Gesundung) und schließlich sogar chaotische Prozesse bestimmter Variablen während der Spielsucht (Strunk & Schiepek, 2006, S. 178–190).

Trotz entsprechender Versuche und qualitativ plausibler Simulationsresultate (vgl. auch das Modell der Panikstörung nach Burger et al., 2020) sind praxistaugliche Formalisierungen von Fallkonzeptionen mit vielen Fragezeichen und Unsicherheiten versehen. Vor allem muss man sich die Frage stellen, ob man damit nicht „Versprechungen" von Eindeutigkeit, Präzision oder Vorhersehbarkeit schafft, die angesichts von Mehrdeutigkeiten, Selektivität und Perspektivenabhängigkeit der Modellierung sowie prinzipieller Grenzen mittel- und langfristiger Vorhersehbarkeit nichtlinearer Systeme kaum einzulösen sind. Vorrangiges Ziel von Fallkonzeptionen ist es, ein vertieftes Verständnis der persönlichen Situation des Klienten mit und für diesen zu generieren, Grundlagen zu schaffen für gemeinsame Entscheidungsprozesse *(shared decision making)*, Kommunikation und Austausch zu ermöglichen sowie Prozessfeedback zu etablieren.

Auf dem methodischen Weg einer Formalisierung von Systemmodellen gibt es eine ganze Reihe von Hürden zu überwinden. Obwohl oder gerade weil es nicht um Objektivität gehen kann und auch störungsspezifische Blaupausen nicht der Weg sind, können Systemmodelle „handwerklich", d. h. systemisch, unterschiedlich gut gemacht sein. In einem nächsten Schritt bräuchte man einen Handwerkskasten mit nichtlinearen Funktionen, um darüber die nichtlinearen Wirkungen zwischen den Variablen zu formalisieren (vgl. Abbildung 1.12 auf Seite 47). Man muss diese also begründet spezifizieren und inhaltlich wie formal (d. h. als mathematische Terme) verstehen, um sie auswählen zu können.

Weiterhin müsste man Daten zu den Startwerten bzw. Anfangsbedingungen der Variablen des Modells haben, wobei die Variablen gerade zu Therapiebeginn oft durch transiente Instabilitäten gekennzeichnet sind. Gleichzeitig sind die Trajektorien von diesen Startwerten sensibel abhängig. Darüber hinaus ist es oft schwierig zu bestimmen, welche Kontrollparameter in einem idiographischen Modell eine Rolle spielen. Diese müsste man entweder direkt messen können (wie im Fall des nomothetischen Modells der Psychotherapie, vgl. das folgende Kapitel) oder aber aus den Zeitreihen eines Systems schätzen. Das ist allerdings mit gravierenden Unsicherheiten verbunden, setzt längere Zeitreihen voraus (d.h., man hätte Parameterschätzungen dann, wenn man sie nicht mehr braucht, weil die Therapie zu Ende ist oder Phasenübergänge ein Modell qualitativ verändert haben) oder würde in nichtlinearen Systemen überhaupt an Grenzen stoßen (Viol et al., 2022).

Somit scheint die Formalisierung von Fallkonzeptionen zumindest schwierig zu sein, was aber nicht heißt, dass sie unmöglich ist. Im Graphik-Tool für idiographische Systemmodellierung (vgl. Kapitel 12) ist die Option für die Definition von Pfeilen über mathematische Funktionen anstelle von „+“ und „–“ bereits vorgesehen. Für den Praktiker würde es auch die Anforderung bedeuten, hohe systemische, psychologische und mathematische Kompetenzen mitzubringen.

1.13 Idiographische Nomothetik – ein hölzernes Eisen? Oder: Lassen sich generelle Modelle für Einzelfälle spezifizieren?

Ein anderer Weg in Richtung Fallverständnis und Simulation von Therapieprozessen mag realistischer sein, ist aber eher nomothetisch (d.h. auf einem allgemeinen Modell psychotherapeutischer Veränderung beruhend) und nur semi-idiographisch. Es ist zunächst nicht auf den einzelnen Klienten zugeschnitten, aber spezifizierbar, ohne auf ein bestimmtes Störungsbild eingeschränkt zu sein. Das Modell berücksichtigt fünf Variablen bzw. Wirkfaktoren: Problem- und Symptomausprägung (P, problem severity), therapeutische Fortschritte (S, success), Veränderungsmotivation (M, motivation for change), Emotionsintensität (E, emotions), sowie Einsicht bzw. Entwicklung neuer Perspektiven (I, insight). Die Auswahl dieser Variablen ist dadurch motiviert, dass Klientenvariablen eine zentrale Rolle im Konzert der therapeutischen Wirkfaktoren spielen (Bohart & Tallman, 2010) und dass genau diese fünf Variablen (States) im Therapie-Prozessbogen als Faktoren vorliegen (eine etwas andere Einteilung liegt seit der letzten Faktorenanalyse vor [Schiepek et al., 2019; Schiepek, de Felice et al., 2022], doch ist diese Faktorisierung mit Bezug auf dieses Modell weiterhin im SNS verfügbar). Im Sinne der Psychologie könnte man die Variablen als „States“ interpretieren, im Sinne der Synergetik als „Ordnungsparameter“.

Das Modell (vgl. Abbildung 1.12a) formuliert Annahmen über die Wirkungen der einzelnen Variablen aufeinander, die in nichtlinearen Funktionen dargestellt sind (vgl. Abbildung 1.12b). Die vier Kontrollparameter des Modells sind als Dispositionsgrößen oder „Traits" zu verstehen, welche die Form der Funktionen und damit die Wechselwirkung zwischen den Variablen modifizieren (Schiepek et al., 2017; Schöller et al., 2018). Inhaltlich sind die Kontrollparameter wie folgt zu interpretieren: Fähigkeit zu einer vertrauensvollen Therapiebeziehung und Qualität der Arbeitsbeziehung (a), kognitive Kompetenzen, z. B. Mentalisierungsfähigkeit und Emotionsregulation (c), Verhaltensressourcen und Skills (r), sowie Selbstwirksamkeit und Belohnungserwartung (m). Ihre Ausprägung ist mit klassischen Fragebögen zu messen (Schöller et al., 2019).

Das Modell enthält fünf gekoppelte nichtlineare Differenzengleichungen, wobei jede die Veränderung einer Variablen über die Zeit in Abhängigkeit von anderen Variablen und gegebenenfalls von sich selbst beschreibt. Weitere vier Differenzengleichungen beschreiben die Dynamik der Kontrollparameter, d. h. die Dynamik der Traits, die man als Persönlichkeitsentwicklung verstehen kann.

Die Modellierung reproduziert in Computersimulationen wesentliche Merkmale psychotherapeutischer Verläufe, z. B. chaotische Dynamik, parameterabhängige Phasenübergänge, plausible Relationen zwischen den Variablen, Multistabilität, geringe oder keine Wirkung von Interventionen in stabilen Phasen und bei konstanten Parameterwerten, dagegen deutliche Wirkung in kritischen Phasen und eine verlaufsabhängige Modulation der Kontrollparameter. Die Dynamik des Systems hängt nicht nur von den Startwerten und vom Input in das System ab, sondern wesentlich auch von den Kontrollparametern. Diese definieren in der inhaltlichen Interpretation des Modells die Kompetenzen und Vorbelastungen eines Klienten (Traits). Umgekehrt können aber konkrete Erfahrungen in einer Therapie und im Leben (Dynamik der Variablen, States) eine Veränderung der Traits bewirken. Es liegt also eine Kreiskausalität zwischen Traits und States, zwischen Kontroll- und Ordnungsparametern vor (Schöller et al., 2018). Ohne Änderung der Kontrollparameter keine nachhaltigen Therapieeffekte.

Unter Berücksichtigung der Startwerte von Variablen und Kontrollparametern sowie der externen Stimulation (Interventionen aus Sicht des Klienten) verlaufen empirische (reale) und simulierte Therapieprozesse sehr ähnlich, was anhand eines Einzelfalls in einer Validierungsstudie gezeigt wurde (Schöller et al., 2019). Eine Validierung anhand von mehreren Fällen ist in Arbeit.

Es gibt in diesem Theoriemodell also Differenzierungen und Spezifizierungen, die es in idiographischen Systemmodellen üblicherweise nicht gibt: nichtlineare Funktionen, Ordnungs- vs. Kontrollparameter, Variablen-(Ordnungsparameter-)Dynamik und Kontrollparameter-Dynamik. Dass nichtlineare Systeme zumindest im chaotischen Bereich des Prozessierens sensitiv auf Startbedingungen, auf Input (minimale Interventionen) und auf kleine Unterschiede in den Werten der Kontrollparameter reagieren, ist in diesem Zusammenhang eventuell sogar ein Vorteil: Damit lassen sich Dynamiken auf die inneren und äußeren Veränderungsbedingungen eines Klienten hin kalibrieren.

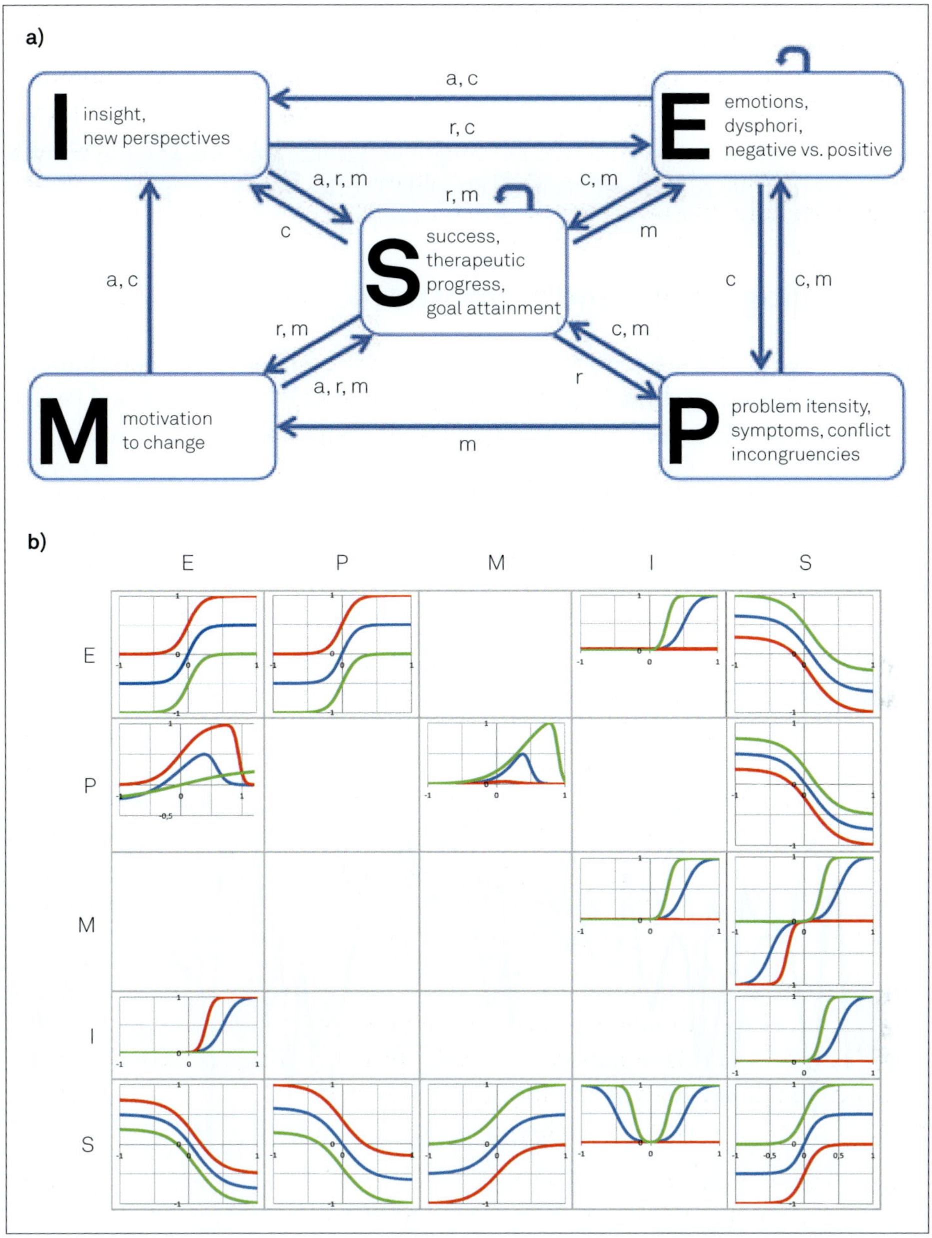

Abbildung 1.12: Wirkfaktorenmodell. (a) Die Struktur des Wirkfaktorenmodells. P, S M, E, I sind die Variablen (States, Ordnungsparameter), a, c, r, m die Kontrollparameter (Traits) des Modells. (b) Graphische Veranschaulichung der Funktionen, welche die Wirkung der Variablen aufeinander vermitteln. Die genaue Form der Funktionen wird durch die Ausprägung der Kontrollparameter bestimmt. Rote Kurven: minimale Ausprägung der Parameter, d.h. extrem gering ausgeprägte Kompetenzen des Patienten. Blaue Kurven: mittlere Ausprägung. Grüne Kurven: sehr hohe Ausprägung der Kontrollparameter.

Nomothetische Modelle, also Theorien mit einem gewissen Generalisierungsanspruch, ließen sich also auf diesem Weg adjustieren und personalisieren. Idiographik liefe hierbei über Spezifizierung. Hätte man ein Modell mit verfügbaren Daten hinreichend spezifiziert, wären auch kurzfristige Simulationen möglich, eventuell um angedachte Interventionen auf mögliche Effekte und Risiken hin zu prüfen, bevor man sie realisiert (Decision Support Tool).

1.14 Idiographik und Nomothetik

Die dargestellte Möglichkeit, generelle Modelle, also Theorien für Einzelfälle zu spezifizieren, macht deutlich, dass sich Idiographik, die Beschreibung und Fokussierung auf den Einzelfall, und Nomothetik, die Entwicklung und Prüfung von Theorien mit generellem Anspruch, nicht ausschließen müssen. Vor allem die Chaostheorie verweist darauf, denn sie benennt die Bedingungen (Kontrollparameter, Startbedingungen, Input in ein nichtlineares System), unter denen Prozesse sehr individuell, komplex und nicht vorhersehbar verlaufen (vgl. Abbildung 1.11 auf Seite 43 und Abbildung 1.13). Sie ermahnt und ermutigt uns, sich die Tra-

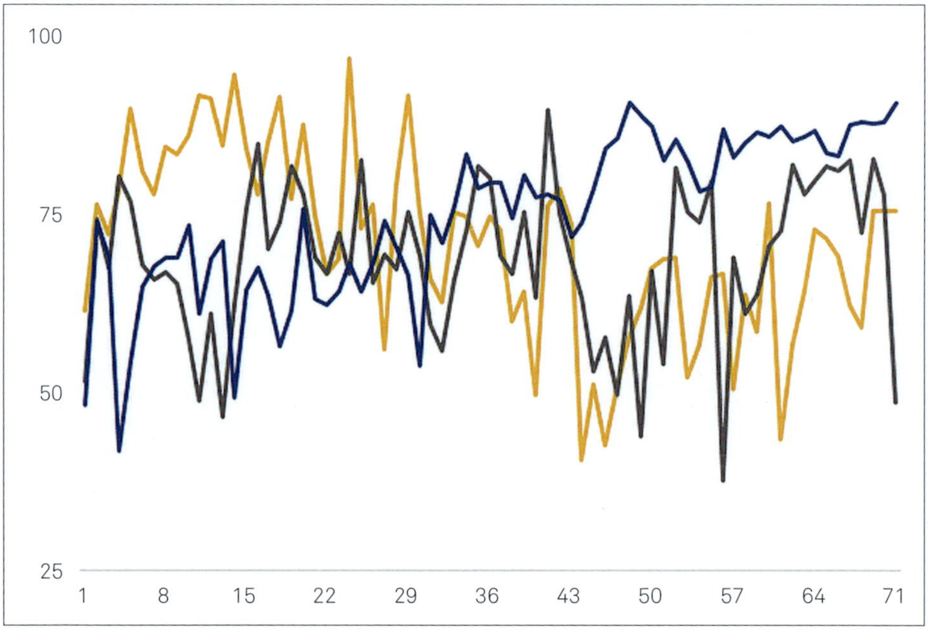

Abbildung 1.13: Zeitreihen der Symptom- und Problembelastung von drei Einzelfällen (gelb, blau, grau), die mit sehr ähnlichen Messwerten starten, sich dann aber schnell auseinanderentwickeln („Schmetterlingseffekt"); x-Achse: Intensität der Symptom- und Problembelastung; y-Achse: Therapiedauer in Tagen. Die Graphik illustriert die Komplexität, die Individualität und die sehr begrenzte Vorhersehbarkeit psychologischer Prozesse.

jektorien der Veränderung im Einzelfall anzuschauen. Im Allgemeinen Linearen Modell dagegen stört die Varianz des Einzelfalls, d.h., die Spezifität und Varianz des Einzelfalls wird durch die Versuchsanordnung (z.B. durch randomisierte kontrollierte Studien), durch die Standardisierung des Vorgehens (z.B. durch Manuale) und durch statistische Prozeduren (z.B. durch Herausrechnen von Kovariaten) gering gehalten. Die Konsequenz ist eine auf Gruppenstatistik und Mittelwerte orientierte Methodik, während in der Welt nichtlinearer komplexer Systeme der Einzelfall zählt und Kasuistiken relevant sind.

Trotzdem kann man Einzelfälle aggregieren, wobei allerdings die Muster, für die man sich interessiert, zuerst, also vor der Aggregation, in den Prozessen identifiziert werden müssen. Anhand der Zeitreihen von Einzelfällen lassen sich Hypothesen prüfen, die aus allgemeinen Theorien abgeleitet wurden, z.B. zum Auftreten von chaotischen Dynamiken oder von Phasenübergängen in therapeutischen Prozessen oder von spezifischen Vorläufern von Phasenübergängen (precursors), wie z.B. kritischen Instabilitäten oder gesteigerter Synchronisation der Dynamik von Systemkomponenten (z.B. Haken & Schiepek, 2010). Nach der Identifikation solcher systemischer Muster kann man die Fälle dann aggregieren und z.B. auf die Wahrscheinlichkeit oder Prägnanz des Auftretens hin prüfen. Würde man das vor der Analyse des Einzelfalls machen, also durch Zusammenfassung und Mittelung auf der Ebene der Rohdaten, würde man die systemischen Qualitäten (z.B. Muster und Musterwechsel) bis zur Unkenntlichkeit nivellieren.

Ein weiterer Aspekt, wie und warum detaillierte Idiographik nomothetische Forschung unterstützen kann, bezieht sich direkt auf die idiographische Systemmodellierung. Wenn Klienten daraus, wie oben geschildert, für sie selbst gut verständliche, passgenaue und zutreffende Prozessfragebögen entwickeln, dann sind diese zwar nicht in einem statistischen Sinne validiert und normiert, aber die Klienten wissen genau, was gemeint ist, warum sie die Einschätzungen durchführen und dass es Sinn macht, dies zu tun, was sich wiederum in hohen Compliance-Raten und in hoher Datenqualität niederschlägt. Wir können also mit validen Daten rechnen. Idiographik und Nomothetik erzeugen also Synergieeffekte, indem sie das Beste aus diesen beiden Welten kombinieren („the best of two worlds"; Olthof et al., 2023).

Es gibt zahlreiche weitere Argumente, warum sich Einzelfallforschung und das Interesse an allgemeingültigen Mechanismen und Theorien nicht widersprechen müssen (Salvatore & Valsiner, 2010). Unter anderem tragen Erkenntnisse, die man aus Einzelfällen gewinnt, nicht nur zur Prüfung von Theorien, sondern auch zur Entwicklung von Theorien bei. Ein anderer Aspekt geht in Richtung einer Argumentationshilfe für Methodenkritik und Methodenentwicklung. In der Psychotherapieforschung beispielsweise wurde deutlich, dass wesentliche Informationen über Therapieeffekte allein durch normierte Vorgehensweisen (z.B. Standardfragebögen) ohne Detailkenntnisse des Einzelfalls nicht zu gewinnen sind (Desmet et al., 2021), was zu einer Revision von Evaluationsstrategien führen müsste. Diese neuen Strategien umfassen ein Prozessmonitoring und -feedback mithilfe des SNS, die Nutzung von Tagebüchern im SNS und auch die Veränderung von Systemmodellen selbst, die nach einer bestimmten Zeit der Psychotherapie oder Beratung mit dem Klienten überarbeitet oder neu erstellt werden können.

Grundsätzlich waren die Traditionen von Idiographik und Nomothetik in der Psychologie noch nie als sich ausschließend oder widersprüchlich gedacht, wie Salvatore und Valsiner (2010) mit historischem Bezug auf Windelband argumentieren, sondern als in einem Ergänzungsverhältnis stehend. Besonders deutlich wird das in einer systemischen Perspektive, in der Theorien für komplexe, nichtlineare Systeme und ihre Selbstorganisationsprozesse Erklärungswert haben sollen, und zwar auch im Einzelfall.

Systemische Fallkonzeptionen sind wesentlicher Teil eines integrativen, schulenübergreifenden Modells der Psychotherapie (Schiepek & Pincus, 2023). Vor allem die Multiperspektivität von idiographischen Systemmodellen spielt hier eine wesentliche Rolle, ebenso wie die Dynamik, die auf dieser Grundlage erfasst und rückgemeldet werden kann. Damit wird deutlich, dass ein umfassendes Paradigma, das sich aus der Metatheorie nichtlinearer, selbstorganisierender Systeme heraus konstituiert, und eine konsequente Einzelfallorientierung sich nicht widersprechen, sondern vielmehr ermöglichen. Systemische Fallkonzeption und personalisierte Psychotherapie sind wesentliche Teile eines systemischen Paradigmas.

Literatur

Allsopp, K., Read, J., Corcoran, R. & Kinderman, P. (2019). Heterogeneity in psychiatric diagnostic classification. *Psychiatry Research, 279,* 15–22. https://doi.org/10.1016/j.psychres.2019.07.005

Bartling, G., Echelmeyer, L., Engberding, M. & Krause, R. (1998). *Problemanalyse im therapeutischen Prozess* (4. Aufl.). Stuttgart: Kohlhammer.

Bohart, A. C. & Tallman, K. (2010). Clients: The neglected common factor in psychotherapy. In B. Duncan, S. Miller, B. Wampold & M. Hubble (Eds.), *The heart and soul of change* (2nd ed., pp. 83–111). Washington, DC: American Psychological Association.

Borsboom, D. (2016). A network theory of mental disorders. *World Psychiatry, 16*(1), 5–13. https://doi.org/10.1002/wps.20375

Borsboom, D. & Cramer, A. O. J. (2013). Network analysis: An integrative approach to the structure of psychopathology. *Annual Review of Clinical Psychology, 9,* 91–121. https://doi.org/10.1146/annurev-clinpsy-050212-185608

Böse, R. & Schiepek, G. (2000). *Systemische Theorie und Therapie. Ein Handwörterbuch* (3. Aufl.). Heidelberg: Asanger.

Burger, J., van der Veen, D. C., Robinaugh, D. J., Quax, R., Riese, H., Schoevers, R. A. et al. (2020). Bridging the gap between complexity science and clinical practice by formalizing idiographic theories: A computational model of functional analysis. *BMC Medicine, 18,* 99. https://doi.org/10.31234/osf.io/gw2uc

Caspar, F. (1996). *Beziehungen und Probleme verstehen. Eine Einführung in die psychotherapeutische Plananalyse* (2. Aufl.). Bern: Huber.

Caspi, A., Houts, R.M., Ambler, A., Danese, A., Elliott, M.L., Hariri, A. et al. (2020). Longitudinal assessment of mental health disorders and comorbidities across 4 decades among participants in the Dunedin birth cohort study. *JAMA Network Open, 3*(4), e203221. https://doi.org/10.1001/jamanetworkopen.2020.3221

Dakos, V., Carpenter, S.R., Brock, W.A., Ellison, A.M., Guttal, V., Ives, A.R. et al. (2012). Methods for detecting early warnings of critical transitions in time series illustrated using simulated ecological data. *PLoS ONE, 7*(7), e41010. https://doi.org/10.1371/journal.pone.0041010

de Shazer, S. (1985). *Keys to solution in brief therapy*. New York: Norton.

de Shazer, S. (1989). *Der Dreh*. Heidelberg: Carl Auer.

Desmet, M., van Nieuwenhove, K., Meganck, R., Deeren, B., van Huele, I., Decock, E. et al. (2021). What too strict a method obscures about the validity of outcome measures. *Psychotherapy Research, 31*(7), 882–894. https://doi.org/10.1080/10503307.2020.1865584

Dörner, D. (1976). *Problemlösen als Informationsverarbeitung*. Stuttgart: Kohlhammer.

Dörner, D., Kreuzig, H.W., Reither, F. & Stäudel, T. (Hrsg.). (1984). *Lohhausen: Vom Umgang mit Unbestimmtheit und Komplexität*. Bern: Huber.

Engel, G.L. (1977). The need for a new medical model: A challenge for biomedicine. *Science, 196,* 129–136. https://doi.org/10.1126/science.847460

Forrester, J.W. (1971a). *World dynamics*. Cambridge, MA: Wright Allen Press.

Forrester, J.W. (1971b). *Principles of systems*. Cambridge, MA: Wright Allen Press.

Fried, E.I. & Nesse, R.M. (2015). Depression is not a consistent syndrome: An investigation of unique symptom patterns in the STAR*D study. *Journal of Affective Disorders, 172,* 96–102. https://doi.org/10.1016/j.jad.2014.10.010

Grawe, K. (1995). Grundriss einer Allgemeinen Psychotherapie. *Psychotherapeut, 40,* 130–145.

Grawe, K. (1998). *Psychologische Therapie*. Göttingen: Hogrefe.

Haken, H. (1990). *Synergetics. An introduction. Nonequilibrium phase transitions in physics, chemistry, and biology*. Berlin: Springer.

Haken, H. (2004). *Synergetics. Introduction and advanced topics*. Berlin: Springer. https://doi.org/10.1007/978-3-662-10184-1

Haken, H. & Schiepek, G. (2010). *Synergetik in der Psychologie. Selbstorganisation verstehen und gestalten*. Göttingen: Hogrefe.

Hall, A.D. & Fagen, R.E. (1968). Definition of system. In W. Buckley (Ed.), *Modern systems research for the behavioral scientist* (pp. 81–92). Chicago: Aldine Publ. Company.

Hempel, C.G. (1966). *Philosophy of natural sciences*. Englewood Cliffs, NJ: Prentice Hall.

Kanfer, F.H., Reinecker, H. & Schmelzer, D. (1990). *Selbstmanagement-Therapie*. Berlin: Springer.

Kanfer, F.H. & Saslow, G.H. (1965). Behavioral analysis. An alternative to diagnostic classification. *Archives of General Psychiatry, 12,* 529–538. https://doi.org/10.1001/archpsyc.1965.01720360001001

Kessler, R.C., Chiu, W.T., Demler, O. & Walters, E.E. (2005). Prevalence, severity, and comorbidity of 12-month DSM-IV disorders in the national comorbidity survey replication. *Archives of General Psychiatry, 62*(6), 617–627. https://doi.org/10.1001/archpsyc.62.6.617

Kowalik, Z.J., Schiepek, G., Kumpf, K., Roberts, L.E. & Elbert, T. (1997). Psychotherapy as a chaotic process II: The application of nonlinear analysis methods on quasi time series of the client-therapist interaction: A nonstationary approach. *Psychotherapy Research, 7*(3), 197–218. https://doi.org/10.1080/10503309712331331973

Kriz, J. (2017). *Subjekt und Lebenswelt. Personzentrierte Systemtheorie für Psychotherapie, Beratung und Coaching*. Göttingen: Vandenhoeck & Ruprecht. https://doi.org/10.13109/9783666491634

Kruse, P. & Stadler, M. (Eds.). (1995). *Ambiguity in mind and nature. Multistable cognitive phenomena*. Berlin: Springer. https://doi.org/10.1007/978-3-642-78411-8

Martin, G. & Cierpka, M. (1987). Die Strukturdiagnose. In M. Cierpka (Hrsg.), *Familiendiagnostik* (S. 48–67). Berlin: Springer.

May, R.M. (1975). *Stability and complexity in model ecosystems*. Princeton, NJ: Princeton University Press.

Mc Goldrick, M., Gerson, R. & Petry, S. (2016). *Genogramme in der Familienberatung* (4. Aufl.). Göttingen: Hogrefe.

Meadows, D., Meadows, D., Randers, J. & Behrens, W.W. (1973). *Die Grenzen des Wachstums. Bericht des Club of Rome zur Lage der Menschheit*. Reinbek: Rowohlt.

Michaelis, R., Edelhäuser, F., Hülsner, Y., Trinka, E. & Schiepek, G. (2022). Personalized high frequency monitoring of a process-oriented psychotherapeutic approach to seizure disorders: Treatment utilization and participants' feedback. *Psychotherapy, 59*(4), 629–640. https://doi.org/10.1037/pst0000430

Müller, H. (2013). *Mind Mapping*. Freiburg: Haufe.

Nilges, P. & Essau, C. (2021). DASS. Depressions-Angst-Stress-Skalen – deutschsprachige Kurzfassung [Verfahrensdokumentation und Fragebogen mit Auswertung]. In Leibniz-Institut für Psychologie (ZPID) (Hrsg.), *Open Test Archive*. Trier: ZPID.

Ochs, M. & Pfautsch, B. (2022). Kommen Systemiker:innen (auch) aus Lake Wobegon? Teil 1: Risiken und Nebenwirkungen systemischer Therapie und Beratung. *Familiendynamik, 47*(4), 284–293. https://doi.org/10.21706/fd-47-4-284

Olthof, M., Hasselman, F., Aas, B., Lamoth, D., Scholz, S., Daniels-Wredenhagen, N. et al. (2023). The best of both worlds? General principles of psychopathology in personalized assessment. *Journal of Psychopathology and Clinical Science, 132*(7), 808–819. https://doi.org/10.1037/abn0000858

Owen, J. & Hilsenroth, M.J. (2014). Treatment adherence: The importance of therapist flexibility in relation to therapy outcomes. *Journal of Counseling Psychology, 61*, 280–288. https://doi.org/10.1037/a0035753

Reiter, L. (1988). Auf der Suche nach einer systemischen Sicht depressiver Störungen. In L. Reiter, E.J. Brunner & S. Reiter-Theil (Hrsg.), *Von der Familientherapie zur systemischen Perspektive* (S. 77–96). Berlin: Springer.

Reiter, L. (1997). Die Rolle der Angehörigen in der Therapie depressiver Patienten. In L. Reiter, E.J. Brunner & S. Reiter-Theil (Hrsg.), *Von der Familientherapie zur systemischen Perspektive* (2. Aufl., S. 105–120). Berlin: Springer.

Rufer, M. (2012). *Erfasse komplex, handle einfach: Systemische Psychotherapie als Praxis der Selbstorganisation*. Göttingen: Vandenhoeck & Ruprecht.

Sachse, R. (2002). *Klärungsorientierte Psychotherapie*. Göttingen: Hogrefe.

Salvatore, S. & Valsiner, J. (2010). Between the general and the unique: Overcoming the nomothetic versus idiographic opposition. *Theory & Psychology, 20*(6), 817–833. https://doi.org/10.1177/0959354310381156

Scheele, B. & Groeben, N. (1988). *Dialog-Konsens-Methoden. Zur Rekonstruktion subjektiver Theorien*. Tübingen: Francke.

Scheffer, M., Bascompte, J., Brock, W.A., Brovkin, V., Carpenter, S.R., Dakos, V. et al. (2009). Early-warning signals for critical transitions. *Nature, 461*, 53–59. https://doi.org/10.1038/nature08227

Schiepek, G. (1986). *Systemische Diagnostik in der Klinischen Psychologie*. Weinheim: Beltz/PVU.

Schiepek, G. (1991). *Systemtheorie der Klinischen Psychologie*. Braunschweig: Vieweg. https://doi.org/10.1007/978-3-322-90554-3

Schiepek, G. (2003). A dynamic systems approach to clinical case formulation. *European Journal of Psychological Assessment, 19,* 175–184. https://doi.org/10.1027//1015-5759.19.3.175

Schiepek, G. & Cremers, S. (2003). Ressourcenorientierung und Ressourcendiagnostik in der Psychotherapie. In H. Schemmel & J. Schaller (Hrsg.), *Ressourcen. Ein Hand- und Lesebuch zur therapeutischen Arbeit* (S. 147–193). Tübingen: DGVT.

Schiepek, G., de Felice, G., Desmet, M., Aichhorn, W. & Sammet, I. (2022). How to measure outcome – a perspective from the complex dynamic systems approach. *Counselling & Psychotherapy Research.* https://doi.org/10.1002/capr.12521

Schiepek, G., Eckert, H., Honermann, H. & Weihrauch, S. (2001). Ordnungswandel in komplexen dynamischen Systemen: Das systemische Paradigma jenseits der Therapieschulen. *Hypnose & Kognition, 18*(1/2), 89–117.

Schiepek, G., Eckert, H. & Kravanja, B. (2013). *Grundlagen systemischer Therapie und Beratung. Psychotherapie als Förderung von Selbstorganisationsprozessen.* Göttingen: Hogrefe.

Schiepek, G., Kowalik, Z.J., Schütz, A., Köhler, M., Richter, K., Strunk, G. et al. (1997). Psychotherapy as a chaotic process I. Coding the client-therapist interaction by means of Sequential Plan Analysis and the search for chaos: A stationary approach. *Psychotherapy Research, 7*(2), 173–194.

Schiepek, G. & Matschi, B. (2013). Ressourcenerfassung im therapeutischen Prozess. *Psychotherapie im Dialog, 14,* 56–61. https://doi.org/10.1055/s-0033-1337098

Schiepek, G. & Pincus, D. (2023). Complexity science: A framework for psychotherapy integration. *Counselling & Psychotherapy Research.* https://doi.org/10.1002/capr.12641

Schiepek, G., Schöller, H., Aichhorn, W., Kratzer, L., Goditsch, H. & Viol, K. (2022). Prozessmonitoring in der Psychotherapie: Der Therapie-Prozessbogen und seine psychometrischen Eigenschaften. *Familiendynamik, 47*(3), 210–224. https://doi.org/10.21706/fd-47-3-210

Schiepek, G., Stöger-Schmidinger, B., Aichhorn, W., Schöller, H. & Aas, B. (2016). Systemic case formulation, individualized process monitoring, and state dynamics in a case of dissociative identity disorder. *Frontiers in Psychology for Clinical Settings, 7,* 1545. https://doi.org/10.3389/fpsyg.2016.01545

Schiepek, G., Stöger-Schmidinger, B., Kronberger, H., Aichhorn, W., Kratzer, L., Heinz, P. et al. (2019). The Therapy Process Questionnaire. Factor analysis and psychometric properties of a multidimensional self-rating scale for high-frequency monitoring of psychotherapeutic processes. *Clinical Psychology & Psychotherapy, 26,* 586–602. https://doi.org/10.1002/cpp.2384

Schiepek, G., Viol, K., Aichhorn, W., Hütt, M.T., Sungler, K., Pincus, D. et al. (2017). Psychotherapy is chaotic – (not only) in a computational world. *Frontiers in Psychology for Clinical Settings, 8,* 379. https://doi.org/10.3389/fpsyg.2017.00379

Schiepek, G., Wegener, C., Wittig, D. & Harnischmacher, G. (1998). *Synergie und Qualität in Organisationen. Ein Fensterbilderbuch.* Tübingen: DGVT.

Schiersmann, C., Friesenhahn, J. & Wahl, A. (2015). *Synergetisch beraten im beruflichen Kontext: Selbstorganisation sichtbar machen.* Göttingen: Hogrefe. https://doi.org/10.1026/02608-000

Schiersmann, C. & Thiel, H.U. (Hrsg.). (2012). *Beratung als Förderung von Selbstorganisationsprozessen.* Göttingen: Vandenhoeck & Ruprecht. https://doi.org/10.13109/9783666403538

Schöller, H., Viol, K., Aichhorn, W., Hütt, M.T. & Schiepek, G. (2018). Personality development in psychotherapy: A synergetic model of state-trait dynamics. *Cognitive Neurodynamics, 12*(5), 441–459. https://doi.org/10.1007/s11571-018-9488-y

Schöller, H., Viol, K., Goditsch, H., Aichhorn, W., Hütt, M.T. & Schiepek, G. (2019). A nonlinear dynamic systems model of psychotherapy: First steps toward validation and the role of external input. *Nonlinear Dynamics in Psychology and the Life Sciences, 23*(1), 79–112.

Schöller, H. & Schiepek, G. (2024). Limitations of time series based network models in psychotherapy. To be submitted in *Psychological Methods.* Manuscript in preparation.

Schulte, D. (Hrsg.). (1974). *Diagnostik in der Verhaltenstherapie*. München: Urban & Schwarzenberg.

Simon, F. B. & Rech-Simon, C. (2021) Zirkuläres Fragen. *Systemische Therapie in Fallbeispielen* (14. Aufl.). Heidelberg: Carl Auer.

Spitzer, M. (1996). *Geist im Netz*. Heidelberg: Spektrum der Wissenschaft.

Stachowiak, H. (1973). *Allgemeine Modelltheorie*. Wien: Springer. https://doi.org/10.1007/978-3-7091-8327-4

Stierlin, H. (2002). Familientherapie und/oder Einzeltherapie. Eine Bestandsaufnahme. *Familiendynamik, 27*(4), 445–467.

Strunk, G. & Schiepek, G. (2006). *Systemische Psychologie. Einführung in die komplexen Grundlagen menschlichen Verhaltens*. Heidelberg: Spektrum Akademischer Verlag.

Strunk, G. & Schiepek, G. (2014). *Therapeutisches Chaos: Eine Einführung in die Welt der Chaostheorie und der Komplexitätswissenschaften*. Göttingen: Hogrefe.

Sugihara, G., May, R., Ye, H., Hsieh, C.-H., Deyle, E., Fogarty, M. et al. (2012). Detecting causality in complex ecosystems. *Science, 338,* 496–500. https://doi.org/10.1126/science.1227079

Tretter, F. (2005). *Systemtheorie im klinischen Kontext*. Lengerich: Pabst.

Tretter, F. (2008). *Ökologie der Person*. Lengerich: Pabst.

Vester, F. (1983). *Der Wert eines Vogels*. München: Kösel.

Vester, F. (1984). *Neuland des Denkens*. München: DTV.

Vester, F. (1985). *Ein Baum ist mehr als ein Baum*. München: Kösel.

Vester, F. (1987). *Wasser=Leben*. Ravensburg: Ravensburger Verlag.

Viol, K., Schöller, H., Kaiser, A., Fartacek, C., Aichhorn, W. & Schiepek, G. (2022). Detecting pattern transitions in psychological time series – A validation study on the Pattern Transition Detection Algorithm (PTDA). *PlosONE, 17*(3), e0265335. https://doi.org/10.1371/journal.pone.0265335

von Bertalanffy, L. (1968). *General System Theory*. New York: Braziller.

von Uexküll, T. & Wesiack, W. (1996). Wissenschaftstheorie: Ein bio-psycho-soziales Modell. In R. H. Adler, J. M. Herrmann, K. Köhle, O. W. Schonecke, T. von Uexküll & W. Wesiack (Hrsg.), *Thure von Uexküll. Psychosomatische Medizin* (S. 13–52). München: Urban & Schwarzenberg.

Wampold, B. E. (2015). How important are the common factors in psychotherapy? An update. *World Psychiatry, 14,* 270–277. https://doi.org/10.1002/wps.20238

Webb, C. A., DeRubeis, R. J. & Barber, J. P. (2010). Therapist adherence/competence and treatment outcome: A meta-analytic review. *Journal of Consulting and Clinical Psychology, 78,* 200–211. https://doi.org/10.1037/a0018912

Westmeyer, H. (1984). Diagnostik und therapeutische Entscheidung: Begründungsprobleme. In G. Jüttemann (Hrsg.), *Neue Aspekte klinisch-psychologischer Diagnostik* (S. 77–101). Göttingen: Hogrefe.

Publikationen zur idiographischen Systemmodellierung – Literaturübersicht

Matschi, B. & Schiepek, G. (2015). Komplementäre Beschreibungen – Die Kombination von OPD, Ressourcenerfassung, Systemmodellierung und Prozessmonitoring in der Psychotherapie. In I. Sammet, G. Dammann & G. Schiepek (Hrsg.), *Der psychotherapeutische Prozess* (S. 95–108). Stuttgart: Kohlhammer.

Schiepek, G. (1985). Möglichkeiten systemischer Diagnostik: Ein Entwurf. *Zeitschrift für systemische Therapie, 3*(4), 254–269.

Schiepek, G. (1985). Ökologische Konzepte als Heuristiken in der klinisch-psychologischen Systemdiagnostik. *Partnerberatung, 22*(1), 25–38.

Schiepek, G. (1986). *Systemische Diagnostik in der Klinischen Psychologie*. Weinheim: Beltz/PVU.

Schiepek, G. (1987). Das Konzept der systemischen Diagnostik. In G. Schiepek (Hrsg.), *Systeme erkennen Systeme* (S. 13–46). Weinheim: Beltz/PVU.

Schiepek, G. (Hrsg.). (1987). *Systeme erkennen Systeme*. Weinheim: Beltz/PVU.

Schiepek, G. (Hrsg.). (1988). Diskurs systemischer Methodologie [Themenheft]. *Zeitschrift für systemische Therapie, 6*(2).

Schiepek, G. (1991). *Systemtheorie der Klinischen Psychologie*. Braunschweig: Vieweg.

Schiepek, G. (1993). Systemorientierte Psychotherapie. *Psychotherapie Forum, 1*(1), 8–16.

Schiepek, G. (2003). A dynamic systems approach to clinical case formulation. *European Journal of Psychological Assessment, 19*, 175–184.

Schiepek, G. (2004). Synergetisches Prozessmanagement – Ein Beitrag zu Theorie und Praxis der Psychotherapie. In A. von Schlippe & W. C. Kriz (Hrsg.), *Personenzentrierung und Systemtheorie. Perspektiven für psychotherapeutisches Handeln* (S. 252–268). Göttingen: Vandenhoeck & Ruprecht.

Schiepek, G. (2019). Kein Klient ist „der Fall" von irgendwas – Das Spannungsfeld von individueller Fallkonzeption, Prozesssteuerung und Verallgemeinerung. In M. Rufer & C. Flückiger (Hrsg.), *Essentials der Psychotherapie* (S. 83–95). Bern: Hogrefe.

Schiepek, G. (2020). Idiographische Systemmodellierung als Fallkonzeption. Kommentar zum Beitrag von U. Borst. *Familiendynamik, 45*(4), 334–336.

Schiepek, G., Eckert, H., Aas, B., Wallot, S. & Wallot, A. (2015). *Integrative psychotherapy: A feedback-driven dynamic systems approach*. Boston, MA: Hogrefe International Publishing.

Schiepek, G., Eckert, H., Bauhofer, C. & Weihrauch, S. (2008). Diagnostik dynamischer Systeme. In B. Röhrle, F. Caspar & P. F. Schlottke (Hrsg.), *Lehrbuch der klinisch-psychologischen Diagnostik* (S. 201–223). Stuttgart: Kohlhammer.

Schiepek, G., Eckert, H. & Kravanja, B. (2013). *Grundlagen systemischer Therapie und Beratung. Psychotherapie als Förderung von Selbstorganisationsprozessen*. Göttingen: Hogrefe.

Schiepek, G. & Kaimer, P. (1987). Von der Verhaltensanalyse zur systemischen Diagnostik. In F. Caspar (Hrsg.), *Problemanalyse in der Psychotherapie* (S. 108–132). Tübingen: DGVT.

Schiepek, G. & Kaimer, P. (1988). Selbstreferentielle Systembeschreibung. *Familiendynamik, 13*(3), 240–269.

Schiepek, G. & Kaimer, P. (1996). Systemische Diagnostik im Fluss praktischer Erfahrung. In F. Caspar (Hrsg.), *Psychotherapeutische Problemanalyse* (2. Aufl., S. 269–301). Tübingen: DGVT.

Schiepek, G. & Matschi, B. (2013). Ressourcenerfassung im therapeutischen Prozess. *Psychotherapie im Dialog, 14*, 56–61.

Schiepek, G. & Schweitzer, J. (2020). Systemische Psychotherapie. In J. Hoyer & S. Knappe (Hrsg.), *Klinische Psychologie und Psychotherapie* (3. Aufl., S. 427–442). Heidelberg: Springer.

Schiepek, G., Stöger-Schmidinger, B., Aichhorn, W., Schöller, H. & Aas, B. (2016). Systemic case formulation, individualized process monitoring, and state dynamics in a case of dissociative identity disorder. *Frontiers in Psychology for Clinical Settings, 7*, 1545.

Schiepek, G., Wegener, C., Wittig, D. & Harnischmacher, G. (1998). *Synergie und Qualität in Organisationen. Ein Fensterbilderbuch*. Tübingen: DGVT.

Stöger-Schmidinger, B., Aichhorn, W., Schöller, H., Aas, B. & Schiepek, G. (2016). Systemische Fallkonzeption und State-Dynamik bei einer Patientin mit struktureller Dissoziation der Persönlichkeit. *Familiendynamik, 41*(4), 322–332.

Tominschek, I. & Schiepek, G. (2007). *Zwangsstörungen. Ein systemisch-integratives Behandlungskonzept*. Göttingen: Hogrefe.

2 Ambulante Langzeittherapie mit Unterstützung durch das Synergetische Prozessmanagement

Viola Hoffknecht

2.1 Setting

Im Folgenden wird die Entwicklung einer 60-jährigen Patientin im Rahmen einer ambulanten Psychotherapie (Langzeittherapie mit 80 Sitzungen) beschrieben. Die Behandlung umfasste verschiedene Elemente der Verhaltenstherapie, der Hypnosetherapie (Autosystemhypnose; Renartz, 2015), der Traumatherapie (v.a. EMDR; z.B. Valiente-Gómez et al., 2017) sowie Elemente des Synergetischen Prozessmanagements (SPM; Haken & Schiepek, 2006; Schiepek et al., 2013), darunter die Realisierung der generischen Prinzipien, die Erstellung einer idiographischen Systemmodellierung und die Entwicklung eines persönlichen Fragebogens für eine hochfrequente, alltagsnahe Verlaufserfassung. Feedbackgespräche wurden anhand graphischer Auswertungen mithilfe des Synergetischen Navigationssystems (SNS) zur Reflexion des Therapieverlaufs, zur adaptiven Indikation, zur Anpassung der therapeutischen Vorgehensweise an den Verlauf sowie zur Qualitätssicherung durchgeführt. Anhand des Fallbeispiels werden die Einsatzmöglichkeiten des SPM im ambulanten Setting beschrieben, dessen Nutzen und therapeutische Effekte dargestellt und Ausblicke auf weitere Entwicklungen des SNS gegeben.

2.2 Erster Therapieabschnitt: Schaffen guter Ausgangsbedingungen, idiographische Systemmodellierung, individualisierter Fragebogen

Die Patientin, Frau Z., eine 60-jährige Krankenpflegerin, altersentsprechend und sehr ordentlich gekleidet mit Kurzhaarschnitt, meldete sich auf Anraten ihrer Kinder in unserer Praxis zu einer ambulanten Psychotherapie an. Frau Z. ist in Polen geboren und mit Anfang 20 mit ihrem Ehemann nach Deutschland gezogen, wo sie seither gemeinsam mit den drei Kindern lebt. Etwa drei Jahre vor Beginn der Therapie erkrankte ihr Ehemann an Krebs. Sein Zustand verschlechterte sich zunehmend, bis er ca. sechs Monate vor Therapiebeginn im Beisein der Patientin verstarb. Da die Patientin in der Zeit der Erkrankung des Ehemanns sowie nach der Beerdigung zunehmend erschöpft, abgeschlagen und verschlossen auf ihre Kinder gewirkt habe, hatten diese ihr ans Herz gelegt, sich Unterstützung zu suchen. Die Patientin selbst schien sich zu Beginn der Therapie nicht sicher zu sein, ob sie Hilfe benötige. Sie beschrieb den Eindruck „gut zurecht zu kommen", „so sei es jetzt nun mal" und „sie müsse sich nun eben allein um alles Weitere kümmern". Im therapeutischen Kontakt war die Patientin freundlich, aber distanziert, nahm kaum Blickkontakt auf, antwortete eher floskelhaft und gab nur wenig von sich preis. Sie wirkte niedergeschlagen, gedrückt und wenig schwingungsfähig mit reduzierter Mimik und Gestik. Dennoch ließ sie sich zunächst auf „ein paar Sitzungen" ein, „um die Kinder zu beruhigen". In den ersten Sitzungen fiel es der Patientin sichtbar schwer, in Kontakt zu gehen und von sich zu erzählen. Sie kam jedoch sehr zuverlässig, immer pünktlich, und begann zunehmend, von alltäglichen Situationen oder den Kindern zu sprechen. Im Sinne des ersten generischen Prinzips der „Stabilitätsbedingungen" war das Herstellen eines verlässlichen Settings mit klaren Abläufen, hoher Transparenz und hoher Kontrollierbarkeit für die Patientin (z.B. über die Gesprächsinhalte) zentral für den Therapiebeginn, sodass sich das Vertrauen in die Therapie und in die therapeutische Beziehung sukzessive aufbauen konnte.

Ein zentrales Element war hier die Nutzung eines täglich auszufüllenden Fragebogens mithilfe des SNS. Die Patientin fühlte sich von der Idee, einen eigenen Fragebogen zu entwickeln und diesen täglich für die Reflexion zu nutzen, direkt angesprochen, da sie hier die Möglichkeit sah, selbst aktiv zu werden, eine Abendroutine zu etablieren und die Entwicklungen später „schwarz auf weiß" zu sehen, was ihr Sicherheit und Struktur vermittelte. Als Basis für den täglichen Fragebogen wurde der TPB-KA (Therapie-Prozessbogen – Kurzfassung des validierten TPB für ambulante Psychotherapie; Schiepek et al., 2019; Schiepek et al., 2022) genutzt. Zudem wurde gemeinsam ein idiographisches Systemmodell entwickelt (vgl. Abbildung 2.1), in dem wichtige Faktoren und Elemente ihrer Lebenssituation dargestellt und in einen Zusammenhang gebracht wurden. Das idiographische Systemmodell von Frau Z. war recht überschaubar, enthielt jedoch neben offensichtlichen Faktoren (v.a. Verlust des Ehemannes) bereits Aspekte, die der Patientin bis dahin nicht zugänglich waren, sich später aber als sehr relevant erweisen sollten (z.B. die Tendenz, Gefühle zu unterdrücken).

Wichtige Elemente des Systemmodells waren: Verlust des Mannes, was ein Gefühl der Leere, des Alleinseins und der Schuld bewirkte; mangelnde soziale Kontakte, wodurch die Gefühle von Leere, Alleinsein und Schuld verstärkt wurden; das Erleben einer „inneren Mauer", womit die Patientin ihr Erleben von emotio-

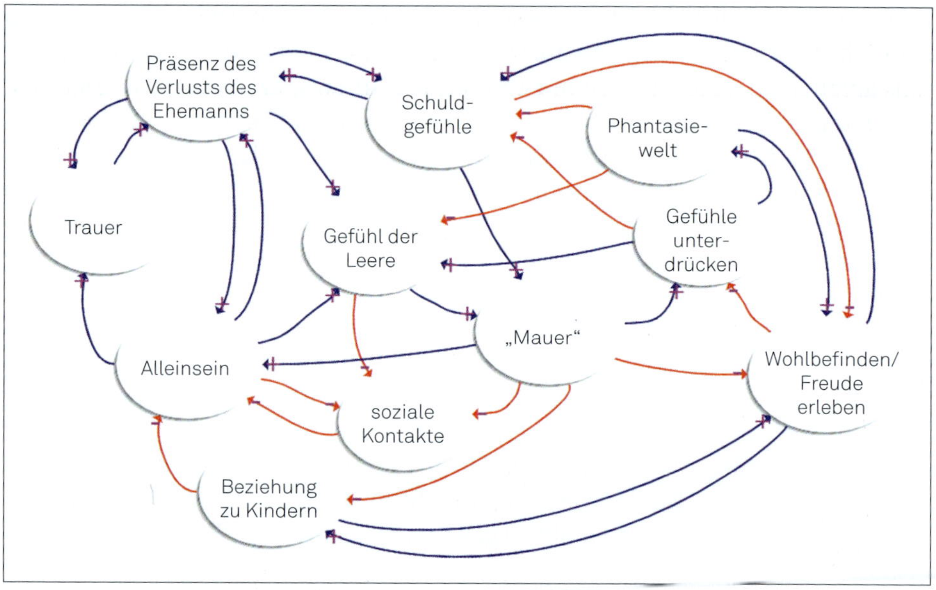

Abbildung 2.1: Idiographisches Systemmodell der Patientin mit den relevanten Systemkomponenten und Wirkzusammenhängen

naler Distanz, innerer Abschottung und „einfach funktionieren“ beschrieb. Diese innere Mauer führte zu weiterem sozialem Rückzug, minderte das Wohlbefinden und führte dazu, dass verschiedene Gefühle unterdrückt wurden. Die Mauer und die Tendenz, Gefühle zu unterdrücken, erlebte die Patientin einerseits als entlastend („Dann ist es nicht so schwer“), denn so waren belastende Gefühle (Schuld, Leere, Einsamkeit) weniger spürbar, andererseits war auch das Empfinden angenehmer Gefühle wie Freude gehemmt. Die Verknüpfung von Schuld, Freude und Vermeidung wurde im späteren Verlauf noch bedeutsamer. Dass es hier einen wichtigen Zusammenhang gab, wurde aber bereits bei der Erstellung des idiographischen Systemmodells deutlich.

Die graphische Veranschaulichung diente somit der gemeinsamen Reflexion, der inhaltlichen Vertiefung sowie der Sichtbarmachung von Zusammenhängen, die bis dato noch nicht ersichtlich waren. Im Sinne des zweiten generischen Prinzips (vgl. Kapitel 1.6) konnten hier relevante „Kognitions-Emotions-Verhaltens-Muster“ (KEV-Muster) des Systems identifiziert und die mit den KEV-Mustern verbundenen Prozesse betrachtet werden. Dies stellte zugleich die Grundlage der Fallkonzeption dar und lieferte im Sinne einer therapiebezogenen Problemanalyse ein Bezugssystem für das therapeutische Vorgehen. Beispielsweise zeigte sich, dass die Patientin immer wieder Situationen erlebte, in denen es für sie möglich gewesen wäre, Freude zu erleben, die Freude für einen Moment sogar „aufsteigen wollte“, dann aber eine „innere Schranke auftauchte“, die ihr das Freudig-Sein „verbot“. So wurde der Zusammenhang zwischen dem Gedanken „Ich darf keine

Freude erleben", dem Gefühl von Angst und Schuld und dem Rückzugsverhalten deutlich. Als Therapieziel und Item für den persönlichen Fragebogen ließ sich hieraus ableiten: „Heute habe ich mir erlaubt, Freude zu spüren". Die Hintergründe dieses „inneren Verbots" konnten im späteren Verlauf der Therapie erarbeitet werden. Die Identifikation, Benennung und dann tägliche Reflexion zu diesem Item waren für die Patientin jedoch von Beginn an wichtig und hilfreich, vor allem, da sie einen Sinnbezug zu ihrem aktuellen Erleben, den Therapiezielen und der therapeutischen Vorgehensweise herstellen konnte (generisches Prinzip des „Sinnbezugs").

Frau Z. beschrieb im Rahmen der Systemmodellierung zudem, dass sie immer wieder in Fantasiegeschichten abtauche. Dies habe sie schon als Kind geliebt, in diesen „inneren Welten" könne sie sich „sicher und wohl fühlen". Dieser Aspekt konnte unmittelbar als Ressource genutzt werden (z. B. imaginative Übungen im Sinne der Autosystemhypnose nach Renartz [2015]: „Sicherer Ort", „Innerer Beschützer", „Innere Weisheit"), was wiederum das Erleben von Stabilität, Sicherheit und Sinnhaftigkeit förderte. In diesem ersten Therapieabschnitt war es letztlich durch die Prozessgestaltung im Sinne des SPM möglich, stabilisierende Bedingungen herzustellen, Ressourcen zu aktivieren, einen emotionalen Zugang zu ermöglichen und Bedeutung und Sinnerleben zu generieren, sodass ausreichend intrinsische Veränderungsmotivation entstand, die wiederum ihre Entwicklung förderte (generisches Prinzip der „Kontrollparameter und Veränderungsmotivation").

2.3 Entwicklungsprozess und Feedbackgespräche

Nach der vierten Therapiesitzung war der persönliche Fragebogen fertiggestellt und wurde von Frau Z. dann (bis auf einige Ausnahmen) kontinuierlich, d. h. täglich, über die SNS-Handy-App ausgefüllt. Die Bewertung der Items sowie die Inhalte der Tagebuchfunktion (ein offenes Kommentarfeld am Ende des Fragebogens, welches als Tagebuch genutzt werden kann) ergaben dann eine alltagsnahe Prozesserfassung, die einerseits der täglichen Reflexion diente, andererseits als Verlaufsbeschreibung der Therapie genutzt werden konnte. Regelmäßig fanden Feedbackgespräche statt (ca. jede vierte bis sechste Sitzung), in denen die graphischen Auswertungen der Fragebogenerhebung gemeinsam betrachtet und der Entwicklungsprozess gemeinsam reflektiert wurde. Hierbei gibt es die Möglichkeit, den Verlauf einzelner Items oder auch den Verlauf mehrerer Items, gebündelt in einem Faktor, zu betrachten.

Bei Frau Z. spiegelte sich die anfängliche Unsicherheit bezüglich der Therapie und ihre unklare Motivation sowie die rasche positive Entwicklung in den Faktoren „Veränderungsmotivation" und „Verständnis/Zuversicht/therapeutische Fortschritte" wider (vgl. Abbildung 2.2 und 2.3). Die gemeinsame Betrachtung des

Items „Heute habe ich Trauer verspürt" (vgl. Abbildung 2.4) zum Zeitpunkt des ersten Feedbackgesprächs stieß bei der Patientin einen wichtigen Reflexionsprozess über das eigene emotionale Erleben an. Die Wahrnehmung, dass die eigenen Gefühle „hinter einer Mauer" versteckt lägen und es „einfach nur ums Funktionieren" gehe, beschrieb die Patientin zwar bereits bei der Systemmodellierung; zu sehen, wie „gering" die Trauer sich in den Verläufen zeigt, war für sie dennoch „erschreckend". So wurde ein bewusster Einstieg in das Thema Trauerbewältigung geebnet.

Im Rahmen imaginativer Übungen konnte die Patientin sich einerseits an einen „sicheren Ort" begeben, andererseits in einen inneren Dialog mit ihrem verstorbenen Mann gehen. Unausgesprochenes konnte ausgesprochen werden; Wut, Trauer und Angst wurden spürbar und ausdrückbar. Frau Z. beschreibt rückblickend, dass sie zu diesem Zeitpunkt erst begonnen habe, zu trauern, dass ihre „Schutzmauer" da allmählich bröckelte. Die Patientin fing an, sich auch außerhalb der Therapie mit dem Verlust ihres Mannes zu beschäftigen. Sie schaute sich Fotos an, sprach mit ihren Kindern über frühere Zeiten und entschied nach einiger Zeit, umzuziehen und „ein neues Kapitel" zu beginnen. Der Umzug brachte große Unsicherheit in ihr Leben, sie sah sich plötzlich mit der „Realität des Alleinseins" konfrontiert. Die kritische Instabilität zu diesem Zeitpunkt und der Ordnungsübergang sind in den Graphiken deutlich erkennbar (vgl. Abbildung 2.5).

Zu diesem Zeitpunkt war es der Patientin ein großes Anliegen, regelmäßig (meistens mehrmals täglich) auf den Friedhof zu gehen, um nach dem Grab ihres Mannes zu schauen und auch, um die neuen „frischen Gräber" anzuschauen. Sie beschrieb den Drang, sich genau vorzustellen, wie furchtbar es für die Angehörigen sein müsse, diesen Menschen verloren zu haben. In der Therapie konnte herausgearbeitet werden, dass es sich hier um einen selbstbestrafenden Prozess handelte. Die Patientin versuchte, sich selbst Schuld aufzuerlegen, „in Schuld zu baden", aus dem Gefühl der Ungerechtigkeit heraus, dass sie lebte und ihrem Mann diese Chance genommen worden war. Wir betrachteten den Verlauf der Items „Schuldgefühl" und „Freude" im Zusammenhang (vgl. Abbildung 2.6): Über weite Strecken hinweg verliefen diese beiden Items, entgegen der Erwartung, parallel. So ist an einigen Tagen sowohl Freude als auch Schuld stark ausgeprägt, an anderen Tagen dagegen beides gering. Durch die gemeinsame Reflexion zeigte sich hier ein relevantes Muster. Es wurde deutlich, dass die Patientin einerseits aufkommende Freude nicht zulassen konnte („Das steht mir nicht zu") und die Freude dann von Schuldgefühlen überlagert wurde. Andererseits erlebte sie in Momenten von Schwere und Schuld eine Art Erleichterung, was dazu führte, dass sie immer wieder versuchte, unangenehme Gefühle zu provozieren, wie an den Gräbern. Die Betrachtung der Graphiken ermöglichte so das Generieren von Hypothesen, die sich im Verlauf bestätigten (oder auch nicht), und machte unbewusste Prozesse bewusst und zugänglich. In Form von imaginativen Übungen wurde es der Patientin möglich, sich von der erlebten Schuld zu befreien und „den Segen

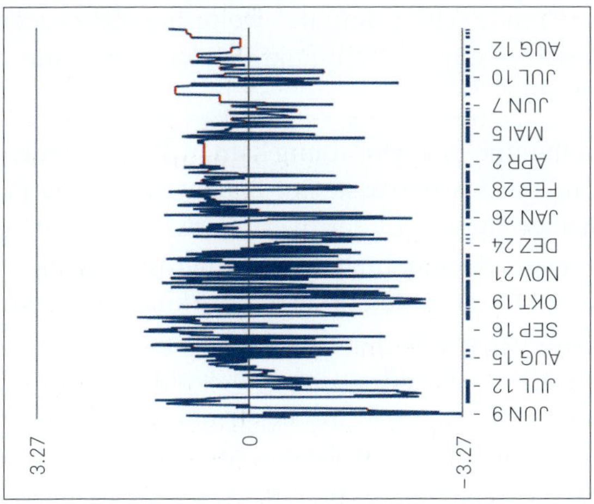

Abbildung 2.2:
Verlauf des Faktors „Veränderungsmotivation“

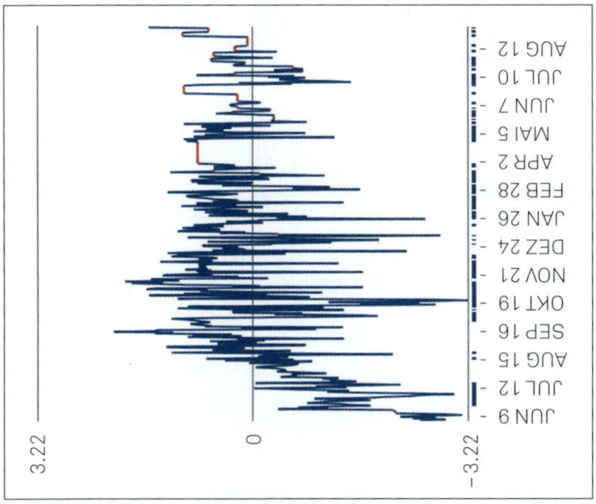

Abbildung 2.3:
Verlauf des Faktors „Verständnis/Zuversicht/therapeutische Fortschritte“

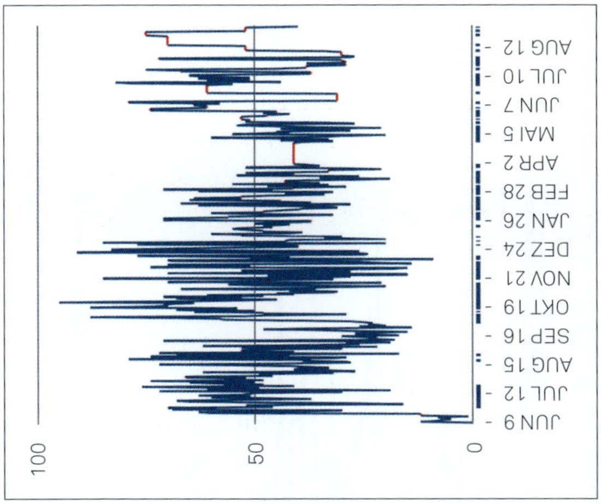

Abbildung 2.4:
Verlauf des Items „Heute habe ich Trauer verspürt“

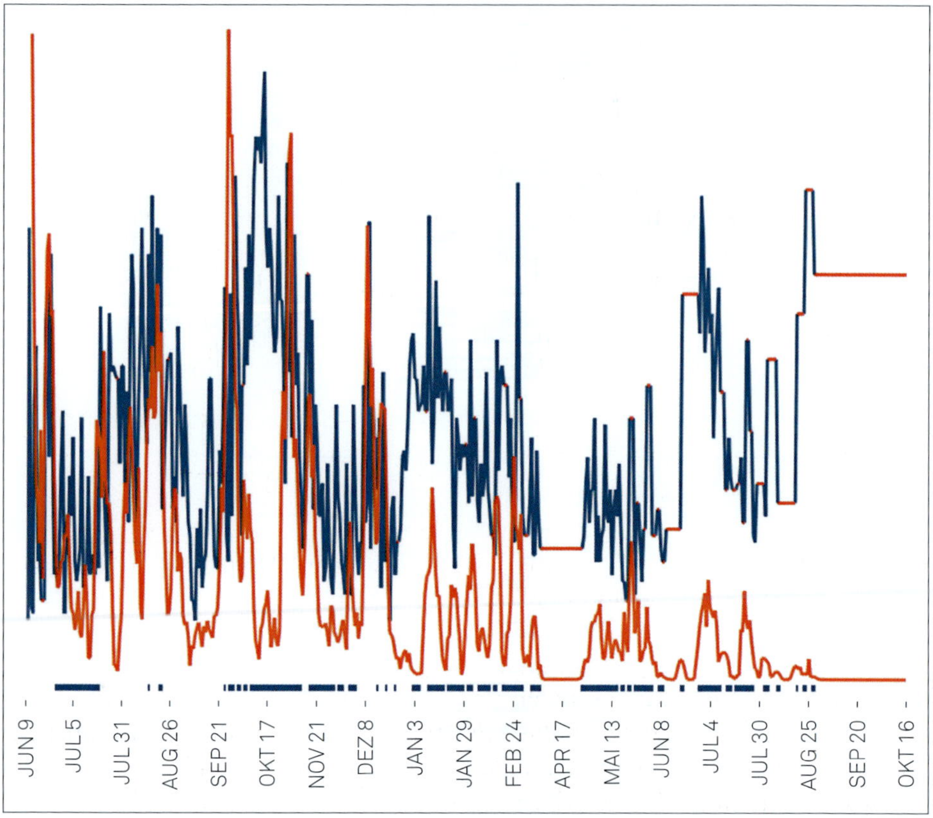

Abbildung 2.5: Der Verlauf des Items „Heute habe ich Schuldgefühle verspürt“ (blau) mit der dynamischen Komplexität dieses Items überlagert (rot)

des Mannes für ein glückliches Leben“ zu erhalten. Dies führte zu einer deutlichen Entlastung; die Schuldgefühle sowie der Drang, auf den Friedhof zu gehen, ließen stark nach. Die Freude schien dennoch weiterhin nicht zugänglich zu sein. Zudem entwickelten sich zu diesem Zeitpunkt Panikattacken, die immer wieder, vor allem nachts, auftraten.

Während einer hypnotherapeutischen Übung kamen der Patientin plötzlich Erinnerungen aus der Kindheit ins Bewusstsein. Bis dato hatte die Patientin große Schwierigkeiten, sich überhaupt an früher zu erinnern und erzählte nur sehr wenig über ihre eigene Lebensgeschichte. In diesen Erinnerungen ging es um verschiedene Episoden mit ihrer Mutter, in denen sie für ihre kindliche Freude ausgelacht, abgestraft oder ausgegrenzt wurde. Die Entstehungsgeschichte und die Hintergründe des „inneren Verbots“, Freude zu erleben, wurden damit immer klarer. In der Folge begann die Patientin, intensiv mit ihrem „inneren Kind“ zu arbeiten. Im Rahmen imaginativer Übungen (in der Praxis sowie zu Hause) konnte sie dem verletzten inneren Kind begegnen, die Bedürfnisse nach Sicherheit, Verlässlich-

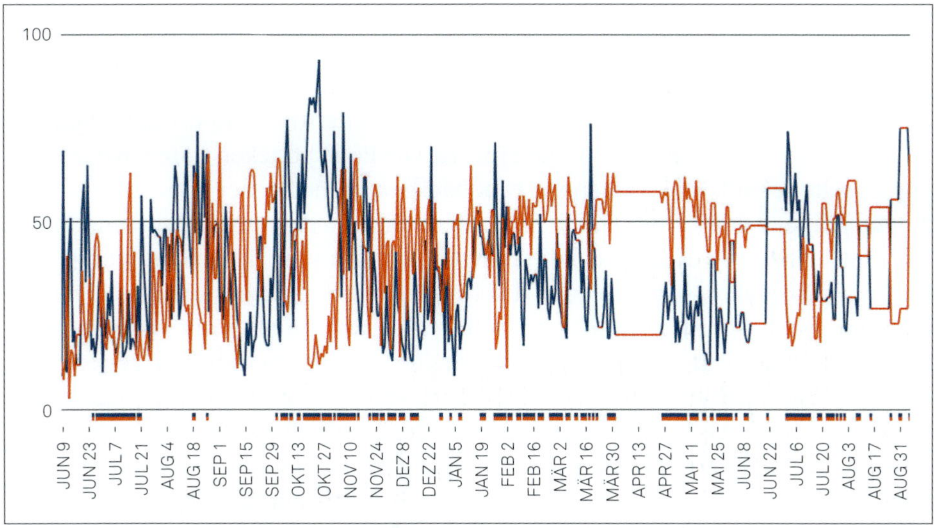

Abbildung 2.6: Die Verläufe der Items „Heute habe ich Schuldgefühle verspürt" (blau) und „Heute habe ich Freude verspürt" (rot)

keit und Bindung des Kindes stillen und mithilfe verschiedener innerer Anteile (z. B. Archetyp des Beschützers) das Kind nachbeeltern. Die Patientin konnte zunehmend mehr Sicherheit in sich finden, Unterstützung von anderen annehmen und wurde insgesamt aktiver in ihrer Lebensgestaltung. Gleichzeitig begann hier eine Phase, in der immer wieder verschiedene Erinnerungen aus der Kindheit aufkamen (bei Übungen, in Träumen oder auch in plötzlichen Flashbacks), bei denen es um emotionalen und auch körperlichen Missbrauch ging. Diese Erinnerungen waren der Patientin bis dahin nicht zugänglich und die Tragweite ihrer Bedeutung war rückblickend erst jetzt fassbar. In diesem Therapieabschnitt wurde mit imaginativen Übungen, therapeutischem Schreiben und EMDR zur Traumabearbeitung gearbeitet. Die Patientin hatte in diesem Zusammenhang immer wieder mit intensiven Schuld- und Schamgefühlen zu tun. Sie hatte den Eindruck, dass ihr „Leben plötzlich auf dem Kopf" stehe.

Das tägliche Ausfüllen des Fragebogens gab der Patientin in dieser Zeit viel Stabilität und Rückhalt. Häufig nutzte sie die Tagebuchfunktion, um etwas Belastendes „loszuwerden". Auch die regelmäßigen Feedbackgespräche und Betrachtungen der Verläufe gaben immer wieder Sicherheit, validierten die Erfahrungen und gaben Hoffnung für weitere positive Entwicklungen. Die Vorstellung, dass Entwicklungen nicht linear, sondern sprunghaft und chaotisch verlaufen, und auf kritische Instabilitäten immer wieder Veränderungen folgen können, und vor allem die Erfahrung, dies „schwarz auf weiß" in den Diagrammen zu sehen, trugen ebenfalls zur Stabilisierung bei. Besonders hilfreich war es für die Patientin, anhand der graphisch dargestellten Verläufe rückwirkend die Zeiträume zu betrachten, in denen

Panikattacken auftraten. So wurden verschiedene Belastungsfaktoren (z. B. wenige soziale Kontakte, wenige positive Aktivitäten) und bestimmte Trigger (Jahrestage, bestimme Orte mit bestimmten Gerüchen etc.) erkennbar. Diese Zusammenhänge konnten von der Patientin genutzt werden, was wiederum ihr Kontrollerleben förderte und zu mehr Selbstwirksamkeit führte. Die Panikattacken traten in der Folge immer seltener auf. Im Rahmen der Feedbackgespräche fiel der Patientin auf, dass die Ausprägung des Items „Heute habe ich mich getraut, Kontakte aufzunehmen" (hiermit sollte generell ihre soziale Aktivität gemeint sein, d. h. nicht nur der Aufbau neuer Kontakte, sondern auch das Im-Kontakt-Sein in bestehenden Freundschaften und Bekanntschaften) stets sehr gering war. Die hiermit verknüpfte Inkongruenz konnte in der Therapie bearbeitet und erlebt werden (generisches Prinzip der „Destabilisierung/Fluktuationsverstärkung"): der Wunsch nach sozialen Kontakten vs. das fortbestehende Vermeidungsverhalten. Die Angst, abgelehnt zu werden, etwas falsch zu machen oder belächelt zu werden, zeigte hier weiterhin ihre Wirkung. In der Folge nahm die Patientin erneut imaginativ Kontakt zu dem inneren Kind, welches von der Mutter zurückgewiesen wurde, auf, um dieses zu stärken. Zugleich wurden in der Therapie anhand von Rollenspielen und der Vorbereitung von Verhaltensexperimenten (generisches Prinzip der „Destabilisierung/Fluktuationsverstärkung") soziale Interaktionen geübt und vorbereitet sowie mithilfe von imaginativen Ankern unterstützt (generisches Prinzip der „gezielten Symmetriebrechung"). Die Patientin suchte anschließend aktiv verschiedene soziale Situationen auf (z. B. Yoga-Kurs, Chor, Treffen mit alten Bekannten, Geburtstagsfeiern), wodurch sie mehr und mehr Selbstvertrauen gewann (generisches Prinzip der „Re-Stabilisierung neuer Muster").

Nach etwa 14 Monaten Therapie meldete die Patientin zurück, dass der Fragebogen seit ein paar Wochen nicht mehr passend sei, dass sie die Routine am Abend nicht mehr benötige und ihr die Beantwortung der 29 Items allmählich zu viel werde. Die Inhalte und Themen der Therapie sowie auch die alltagsbezogenen Themen hatten sich im Verlauf stark gewandelt: Die Trauerbewältigung stand nicht mehr im Vordergrund, sondern die eigene Lebensgeschichte und vor allem die Auswirkungen der frühen Missbrauchserfahrungen auf das heutige Leben. Gemeinsam wurde entschieden, die Arbeit mit dem Fragebogen zu beenden. Zu einem späteren Zeitpunkt wurde dann ein neues idiographisches Systemmodell erstellt und ein neuer, (kurzer) persönlicher Fragebogen entwickelt, der den letzten Abschnitt der Therapie begleiten sollte. Wesentliche Elemente waren hier: Vertrauen in Beziehungen, Selbstwert, das Leben nach den eigenen Vorstellungen/Bedürfnissen gestalten, soziale Aktivität, Kontakt zum inneren Kind, sich ausprobieren (z. B. neue Hobbys, Reisen), Tagesroutinen und -rituale nutzen, Grenzen setzen. An diesen Themen wurde im weiteren Verlauf der Therapie gearbeitet.

Im letzten Abschnitt der Therapie stand die Vorbereitung des Therapieabschlusses im Fokus. Dies stellte sich für die Patientin als sehr herausfordernd dar, da die Therapie ein stabilisierender Faktor in ihrem Alltag geworden war. Gemeinsam konnte jedoch mit Blick auf ihre Ressourcen, dem positiven Entwicklungsverlauf sowie dem Kontakt zum inneren Kind (Thema Verlustangst) und der Imagination einer positiven Zukunftsvision (mithilfe der hypnotherapeutischen Übung „Silerlek“) ausreichend Selbstsicherheit für die Therapiebeendigung aufgebaut werden.

Die Therapie wurde dann nach der 80. Sitzung beendet. Zum Abschluss beschrieb die Patientin, dass sie sich im Laufe der Zeit selbst neu kennengelernt habe, sie fühle sich wie „neu geboren“. Zudem freue sie sich über den Zugang zu ihren Gefühlen, die neugewonnene soziale Aktivität, die Vertiefung der Beziehung zu ihren Kindern und den Mut, ihr „Leben jetzt selbst zu gestalten“. Die Vorstellung, eine neue Partnerschaft einzugehen, erlebte die Patientin weiterhin als schwierig, sie traute sich jedoch, gelegentlich mit Männern in Kontakt zu treten, und sah dies als „Übungsfeld“ und „Experimentiermöglichkeit“ an. Circa fünf Monate nach Ende der Therapie fand eine letzte Therapiesitzung zur Reflexion und Besprechung der weiteren Entwicklung statt. Hierbei bestätigte sich der positive Gesamteindruck. Die Patientin nahm sich weiterhin zu Hause Zeit, um mithilfe von imaginativen Übungen den Kontakt zum inneren Kind zu pflegen. Ab und zu blickte sie in die Ausdrucke der graphischen SNS-Verläufe und der Tagebucheinträge, die sie im Laufe der Therapie erhalten hatte, um wichtige Elemente der Therapie zu erinnern und sich selbst zu ermutigen. Die Tagesstruktur mit positiven Aktivitäten und Zeit für soziale Kontakte sowie die Beziehung zu ihren Kindern hatte sich gut etabliert. Eine schwierige Krisensituation (lautstarker Konflikt zwischen den Kindern), die eine typische Trigger-Situation darstellte, hatte sie mithilfe der erarbeiteten Ressourcen gut gemeistert. Die Vorstellung von einer neuen Partnerschaft war für die Patientin weiter herausfordernd, jedoch nicht mehr beängstigend. In den Treffen mit Bekannten machte sie positive Erfahrungen, sodass sie sich zunehmend gestärkt und sicher fühlte bezüglich sozialer Kontakte und einer möglichen Partnerschaft. Das gesteigerte Selbstwertgefühl, die Freude am Leben, der gute Zugang zu den eigenen Gefühlen und Bedürfnissen und die erhöhte Selbstwirksamkeit waren deutlich zu spüren. Auch aus therapeutischer Sicht waren somit wesentliche Therapieziele erreicht, die traumatischen Erfahrungen gut verarbeitet und ein posttraumatisches Wachstum spürbar, sodass die Therapie als erfolgreich einzuschätzen ist.

2.4 Die weitere Betrachtung des Entwicklungsprozesses anhand graphischer Darstellungen

Anhand der graphischen Darstellungen wurden die Verläufe der Einzelitems sowie der Faktoren gut ersichtlich. Der Faktor „Veränderungsmotivation“ sowie der Faktor „Verständnis/Zuversicht/therapeutische Fortschritte“ haben sich, wie in Kapitel 2.3 beschrieben, bereits in den ersten Wochen der Therapie sehr positiv entwickelt (vgl. Abbildung 2.2 und 2.3 auf Seite 61). Ein Einbruch im Bereich „Verständnis/Zuversicht/therapeutische Fortschritte" zeigt sich allerdings nach vier Monaten. Das ist der Zeitpunkt, zu dem die belastenden Erinnerungen aus der Kindheit aufgetaucht waren. Circa zwei Wochen später stieg die Zuversicht wieder (vgl. Abbildung 2.3) und die akute Belastung reduzierte sich auf ein mittleres Niveau (vgl. Abbildung 2.7). Wie in Abbildung 2.8 zu sehen, stuft Frau Z. das Item „Heute sind mir Zusammenhänge klar geworden, die ich bisher nicht gesehen habe" ca. zwei Wochen nach dem emotionalen Einbruch aufgrund der belastenden Erinnerungen als maximal positiv ein.

Auffällig ist der Verlauf des Faktors „Achtsamkeit/Körpererleben/Bedürfnisse" (vgl. Abbildung 2.9); entgegen der Erwartung nahmen hier die Werte im Verlauf der Therapie ab. Im Rahmen eines Feedbackgesprächs konnte dies insofern aufgeklärt werden, als die Patientin die Items des Faktors „Achtsamkeit" eher als überhöhte Selbstaufmerksamkeit verstand und beantwortete. An Tagen mit körperlichen Symptomen oder Panikattacken schätzte sie die Körperaufmerksamkeit als sehr hoch ein, da sie die Symptome intensiv beobachtete und zu kontrollieren versuchte. Die zunehmende Sicherheit im Umgang mit den Panikattacken und körperlichen Symptomen führte also zu einer reduzierten Selbstbeobachtung und zu mehr Wohlbefinden.

Der Verlauf des persönlichen Items „Heute habe ich den Eindruck, den Verlust gut bewältigt zu haben" spiegelt wider, wie die Trauerbewältigung sich bereits im ersten Therapieabschnitt sehr positiv entwickelte. Etwa ein Jahr nach Therapiebeginn zeichnet sich ein kleiner Einbruch ab (in verschiedenen Graphiken sichtbar). Zu diesem Zeitpunkt kam die Patientin aus einem Urlaub zurück, in dem ihr klar wurde, dass sie nicht länger allein sein möchte. Der Gedanke an eine mögliche neue Partnerschaft war bis dahin kaum möglich. Der Urlaub war diesbezüglich konfrontativ und belastend, aber zugleich ein wichtiger Schritt in einen neuen Entwicklungszyklus, in dem es weniger um die Verarbeitung belastender Erfahrungen, sondern eher um die Annahme und Gestaltung des jetzigen und zukünftigen Lebens ging. Dies war zugleich der Zeitpunkt, zu dem der persönliche Fragebogen nicht mehr stimmig erschien und eingestellt wurde.

In Abbildung 2.10 wird das Komplexitäts-Resonanz-Diagramm über den gesamten Verlauf gezeigt (x-Achse: Zeit, jedes Kästchen entspricht einem überlappenden Zeitfenster von sieben Tagen, innerhalb dessen die Komplexitätswerte dargestellt sind; y-Achse: Items nach Faktorzugehörigkeit sortiert). Das Diagramm gibt einen Gesamteindruck davon, wann welches Item kritische Komplexitätswerte erreicht (kritische Instabilität). Die Ausprägung der dynamischen Komplexität aller Items ist hier in eine Farbskala übertragen. Gelbe, orange und rote Farben stehen für hohe Komplexität (zeitlich begrenzte, signifikante Steigerung der dynamischen Komplexität bzw. der Fluktuationsausprägung der Itemverläufe).

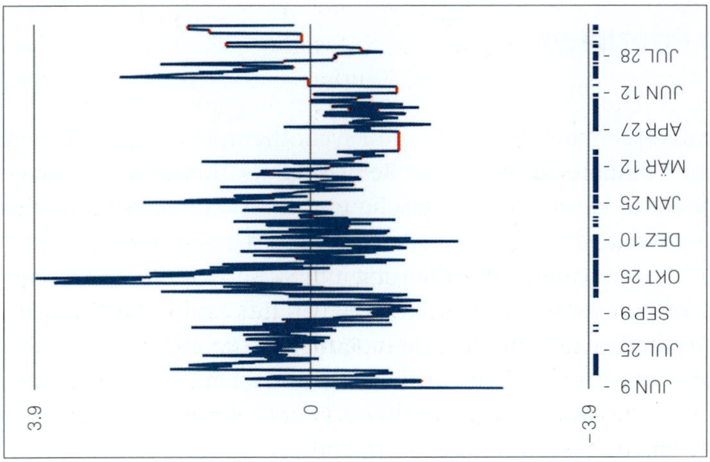

Abbildung 2.7:
Verlauf des Faktors „Emotionale und Problembelastung" (EPB)

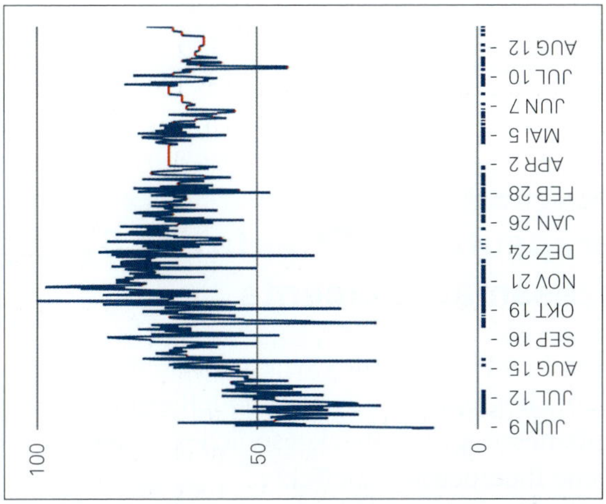

Abbildung 2.8:
Verlauf des Items „Heute sind mir Zusammenhänge klar geworden, die ich bisher nicht gesehen habe"

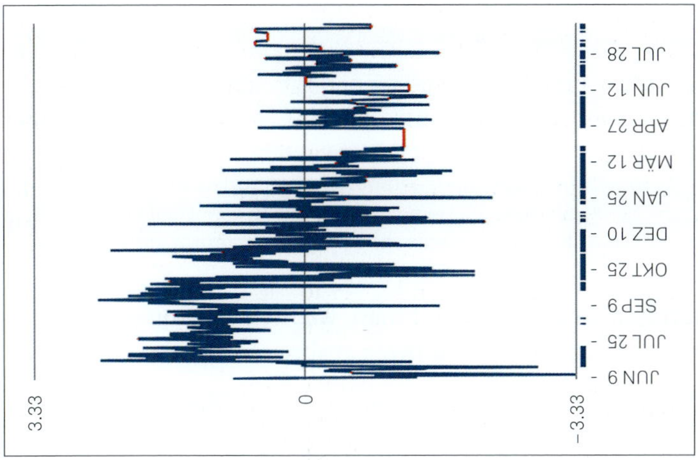

Abbildung 2.9:
Verlauf des Faktors „Achtsamkeit/Körpererleben/Bedürfnisse"

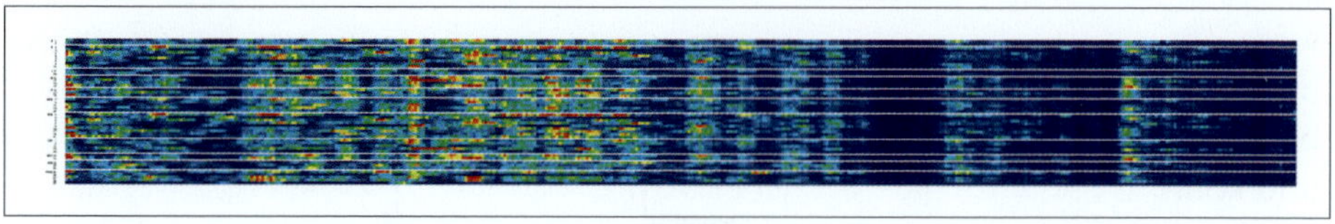

Abbildung 2.10: Komplexitäts-Resonanz-Diagramm der Itemverläufe des TPB-KA. Die Items liegen hier zeilenweise übereinander und die dynamische Komplexität ist in eine Farbskala übertragen; blau: sehr geringe Komplexität, rot: hohe Komplexität.

An der säulenartigen Struktur erkennt man, wie sich die Komplexität bzw. Fluktuationen über verschiedene Items hinweg ausbreiten.

In Abbildung 2.10 ist zu sehen, dass die Komplexität zu Beginn der Therapie recht hoch ist, dann abnimmt, bis etwa nach dreieinhalb Monaten nach Therapiebeginn erneut eine Phase hoher dynamischer Komplexität (kritischer Instabilität) auftritt. Dies ist der Zeitpunkt, zu dem die ersten belastenden Erinnerungen aus der Kindheit aufkamen. Besonders sichtbar ist der Phasenübergang und die Stabilisierung nach der traumatherapeutischen Behandlung (ca. sechs Monate nach Therapiebeginn).

2.5 Therapeutische Effekte des Synergetischen Prozessmanagements

Die hier angewandten Elemente des Synergetischen Prozessmanagements (generische Prinzipien, idiographische Systemmodellierung, persönlicher Fragebogen, tägliche Verlaufsmessung, Feedbackgespräche) hatten im therapeutischen Prozess verschiedene therapeutische Effekte.

Generische Prinzipien

Das Rahmenmodell des Synergetischen Prozessmanagements dient als Konzept für eine integrative, schulenübergreifende Psychotherapie und gibt Anregungen dazu, wie in der Therapie ein Raum für Selbstorganisationsprozesse geschaffen und gestaltet werden kann (psychologische und interaktionelle Kontextualisierung). Damit dient das SPM als „Kompass“ für die Prozessgestaltung der Therapie und schafft in diesem Sinne Orientierung und Sicherheit für die Therapeuten, gibt Ansatzpunkte zur Reflexion des Therapieverlaufs und lässt gleichermaßen Raum für die Art der Umsetzung (z. B. therapeutische Techniken, Interventionen) in der Therapie. Der Blick durch die Brille der generischen Prinzipien ermöglicht eine Reflexion der Therapie auf Prozessebene. Eventuell wird erkennbar, dass ein Prinzip außer Acht gelassen wurde, das der Therapie aber ggf. dienlich gewesen wäre. Gleichzeitig sind, wie im Fallbeispiel beschrieben, die generischen Prinzipien je nach Therapiephase unterschiedlich relevant (z. B. Schaffen von Stabilitätsbedingungen zu Beginn der Therapie und während Phasen kritischer Instabilität) und können je nach Bedarf gezielt eingesetzt werden (z. B. „gezielte Symmetriebrechung“: Hilfestellung in Form einer Intervention wie beispielsweise einer Zielimagination, um in einem bestimmten Moment ein gewohntes ungünstiges Kognitions-Emotions-Verhaltensmuster, beispielsweise eine „Problemtrance“, zu unterbrechen und in eine bestimmte Richtung zu lenken). Besonders in Momenten, in denen eine Therapie zu stagnieren scheint, kann der Blick auf die generischen Prinzipien wichtig und hilfreich sein, um den Prozess erneut zu reflektieren und gute Rahmenbedingungen für den Selbstorganisationsprozess zu schaffen, ohne die Patientin zu einem Entwicklungsschritt hin zu „drängen“. Der Reflexionsprozess anhand der generischen Prinzipien dient somit immer auch der dynamischen Anpassung der therapeutischen Vorgehensweise.

Idiographische Systemmodellierung

Die idiographische Systemmodellierung dient der Erfassung relevanter Elemente des zu betrachtenden Systems, d.h. intraindividueller oder interpersoneller Aspekte (z. B. Kognition, Emotion, Verhaltensweisen), die in Form von theoretischen Konstrukten der Psychologie oder in der Alltagssprache benannt werden. Frau Z. berichtete, wenn auch zaghaft, zu Beginn der Therapie über ihre aktuelle Situation und ihr Anliegen für die Therapie. Daraus ergaben sich erste Begriffe, Aspekte und Teilprozesse als Systemkomponenten. Die Begriffe (z. B. Gefühl der Leere, Beziehung zu den Kindern) wurden an der Flipchart notiert. Dann wurden deren jeweiligen Zusammenhänge betrachtet und mit Plus- oder Minus-Pfeilen versehen („+“ bedeutet eine gleichgerichtete Relation: je mehr x, desto mehr y; „–“ bedeutet eine gegengerichtete Relation: je mehr x, desto weniger y). Die Sammlung der relevanten Komponenten und das Verbinden dieser Komponenten ermöglicht eine fokussierte Betrachtung des Therapieanliegens und der eingebrachten Situation.

Im Falle von Frau Z. ermöglichte das idiographische Systemmodell die erste tiefere Auseinandersetzung mit ihrer Situation und Belastung, der sie im Alltag eher aus dem Weg zu gehen versuchte. Es eröffnete einen Raum für Austausch und Reflexion, machte ihr Erleben sichtbar und gab Einblicke in die Erklärungsversuche der Patientin und ihre Wahrnehmung der Zusammenhänge. Gleichzeitig erbrachte das Modell Erkenntnisse über Elemente und Zusammenhänge, die so vorher nicht ersichtlich waren.

Darüber hinaus stellt das Modell einen Ausgangspunkt für das Generieren von Hypothesen dar, liefert Ansatzpunkte für Veränderung und Hinweise darauf, welche Themen für die Therapie relevant sind (z. B. Klärung der Schuldgefühle, emotionsfokussierte Bearbeitung). Damit kommt das idiographische Modell im Rahmen der therapiebezogenen Diagnostik, Fallkonzeption und Therapieplanung zum Tragen und scheint in vielen Punkten durch den hohen Grad an Individualität und Komplexität deutlich aussagekräftiger zu sein als andere Modelle der Problemanalyse. Gleichzeitig ermöglicht der gemeinsame Blick auf das Modell in der Therapie immer wieder eine Reflexion der Entwicklung und damit eine Anpassung des Therapieprozesses.

Persönlicher Fragebogen

Bei der Erstellung eines persönlichen Fragebogens zur täglichen Verlaufserhebung, z.B. abgeleitet aus dem idiographischen Systemmodell, werden die relevanten Systemkomponenten, Veränderungswünsche und Ziele operationalisiert und in den eigenen Worten der Patientin ausgedrückt (z.B. „Heute habe ich Trauer verspürt“). Somit erfasst der Fragebogen ganz individuelle Aspekte, wodurch die Relevanz und die Motivation für eine regelmäßige Beantwortung der Fragen sehr hoch ist. Im Fall von Frau Z. zeigte sich erst während der Ausformulierung der Items, dass der mangelnden Freude eine Art inneres Verbot zugrunde lag, woraus das Item „Heute habe ich mir erlaubt, Freude zu spüren“ resultierte – ein Zusammenhang, der für die Therapieplanung sehr wichtig war.

Tägliche Verlaufsmessung

Die tägliche Beantwortung des persönlichen Fragebogens mithilfe des SNS (per App mit dem Smartphone, dem Tablet oder dem Computer) ist für viele Patienten eine stützende Säule im Alltag. Das regelmäßige Ausfüllen des Fragebogens am Abend inklusive der Tagebuchfunktion (Freitext) kann Struktur und Sicherheit geben und zu einem wichtigen Ritual werden. Die Themen der Therapie werden aktiv in den Alltag eingebunden und die Therapieziele damit täglich präsent gehalten.

Für Frau Z. entwickelte sich das tägliche Ausfüllen des Fragebogens zu einem wichtigen Element und Bezugspunkt in ihrem Alltag. Sie berichtete, dass sie häufig schon über den Tag hinweg überlegte, was sie wohl am Abend „berichten“ möchte, was im Sinne der Mentalisierung einen speziellen therapeutischen Effekt darstellte. Die Einladung zur Reflexion half ihr, mehr über sich selbst zu erfahren, den Zugang zum eigenen Erleben zu stärken und dieses wichtig zu nehmen. Das Gefühl, sich auf diese Weise mitteilen zu können, war zunächst ungewohnt und herausfordernd, da sie gelernt hatte, alles mit sich allein auszumachen, aber dann war es eine wertvolle Erfahrung. Nach dem Ausfüllen des Fragebogens nahm Frau Z. sich Zeit für die hypnotherapeutischen Übungen, eine Meditation oder eine Entspannungsübung, wodurch sie für sich eine hilfreiche Abendroutine entwickelte.

Feedbackgespräche

Die regelmäßigen Feedbackgespräche in der Therapie, in denen gemeinsam die graphische Darstellung der Entwicklungsverläufe, basierend auf den Daten des täglichen Fragebogens, betrachtet wird, dienen der Reflexion des Therapie- und Entwicklungsprozesses. Durch offene Fragen und gemeinsame Überlegungen entsteht ein Gespräch, das wichtige Hinweise auf das Erleben der Patienten liefert und darauf, welche Aspekte stagnieren, schwanken oder sich in die eine oder andere Richtung entwickelt haben. Zu sehen, dass ein bestimmtes Item immer sehr gering oder sehr hoch eingeschätzt wird, dass ein anderes Item extreme Schwankungen hat oder verschiedene Items parallel oder gegenläufig verlaufen, sind spannende Ausgangspunkte für Reflexion und Hypothesengenerierung. So werden erneut Zusammenhänge sichtbar, die vielleicht auch dem Patienten noch völlig unbewusst sind. Zum Teil zeigen sich wichtige Aspekte, die bislang noch nicht besprochen wurden und über das Erkennen nun aktiv eingebunden werden können.

Im Falle von Frau Z. haben sich verschiedene relevante Zusammenhänge gezeigt, wie in Kapitel 2.3 beschrieben (z.B. die Verknüpfung von Schuld und Freude). Diese Erkenntnisse sowie der Blick auf die Gesamtentwicklung waren maßgeblich für die weitere therapeutische Vorgehensweise und haben wichtige Themen hervorgebracht, die zuvor in der Therapie verborgen waren. Frau Z. berichtete zudem, dass es ihr guttat, die Dinge „schwarz auf weiß" zu sehen, sie habe sich dadurch selbst gesehen und motiviert gefühlt.

Die vielfältigen Auswertungsmöglichkeiten im SNS geben Therapeuten zudem die Möglichkeit, weitere Dynamiken zu betrachten (z.B. Ordnungsübergänge). Einige Graphiken sind für die gemeinsame Betrachtung mit den Patienten vielleicht zu komplex, ermöglichen den Therapeuten jedoch eine weitere Reflexion und Betrachtung des Therapieverlaufs.

2.6 Zusammenfassung und Ausblick

Die Falldarstellung beschreibt eine erfolgreiche ambulante Langzeittherapie einer Patientin, bei der es zunächst um die Themen Verlust des Ehemanns und Trauerbewältigung ging, die sich dann jedoch zu einer Traumabehandlung entwickelte, nachdem traumatische Erfahrungen aus der Kindheit bewusst geworden waren. Die Therapie war eingebettet in das Rahmenmodell des Synergetischen Prozessmanagements (SPM). Wichtige Elemente des SPM, die in der Therapie genutzt wurden, waren: die Realisierung der generischen Prinzipien, die Erstellung eines idiographischen Systemmodells, die Entwicklung eines individualisierten Fragebogens, die tägliche Erhebung des Fragebogens mithilfe des SNS sowie die regelmäßige Reflexion des Entwicklungsverlaufs anhand der graphischen Verlaufsauswertung im SNS in Form von Feedbackgesprächen. Es zeigte sich, dass durch das SPM Sicherheit und Stabilität in der Therapie entstanden, Selbstorganisationsprozesse gefördert werden konnten und wichtige Entwicklungsschritte ermöglicht und abgebildet wurden. Die Durchführung der idiographischen Systemmodellierung und die Entwicklung des Fragebogens dienten der therapiebezogenen Diagnostik, Problemanalyse und Zielfindung. Die regelmäßige Reflexion des Verlaufs ermöglichte die Eröffnung neuer Perspektiven und Erkenntnisse bezüglich bis dahin nicht gesehener Themen und Zusammenhänge. Die tägliche Selbsteinschätzung mithilfe des persönlichen Fragebogens schaffte Struktur und eine gute Verbindung zwischen Therapie und Alltag. Die graphischen Auswertungen im SNS unterstützten die adaptive Indikation und Anpassung der therapeutischen Vorgehensweise. Insgesamt erwies sich das SPM als wertvolles, schulenübergreifendes und integratives Konzept, welches die therapeutische Haltung und das Grundverständnis von Veränderung in der Therapie inspirieren kann und konkrete Mittel an die Hand gibt, um Selbstorganisation in der Therapie zu fördern.

Literatur

Haken, H. & Schiepek, G. (2006). *Synergetik in der Psychologie. Selbstorganisation verstehen und gestalten*. Göttingen: Hogrefe.

Renartz, G. (2015). *Autosystemhypnose – Wie sie wirkt und warum: Die selbstorganisatorische Hypnotherapiestrategie*. Berlin: Epubli.

Schiepek, G., Eckert, H. & Kravanja, B. (2013). *Grundlagen systemischer Therapie und Beratung. Psychotherapie als Förderung von Selbstorganisationsprozessen*. Göttingen: Hogrefe.

Schiepek, G., Schöller, H., Aichhorn, W., Kratzer, L., Goditsch, H. & Viol, K. (2022). Prozessmonitoring in der Psychotherapie: Der Therapie-Prozessbogen und seine psychometrischen Eigenschaften. *Familiendynamik, 47*(3), 210–224. https://doi.org/10.21706/fd-47-3-210

Schiepek, G., Stöger-Schmidinger, B., Kronberger, H., Aichhorn, W., Kratzer, L., Heinz, P. et al. (2019). The Therapy Process Questionnaire. Factor analysis and psychometric properties of a multidimensional self-rating scale for high-frequency monitoring of psychotherapeutic processes. *Clinical Psychology & Psychotherapy, 26,* 586–602. https://doi.org/10.1002/cpp.2384

Valiente-Gómez, A., Moreno-Alcázar, A., Treen, D., Cedrón, C., Colom, F., Pérez, V. et al. (2017). EMDR beyond PTSD: A systematic literature review. *Frontiers in Psychology, 8,* 1668. https://doi.org/10.3389/fpsyg.2017.01668

3 Veränderung im Spiegel von Systemmodellen – ein Fallbeispiel aus der ambulanten Psychotherapie nach C. G. Jung

Sylvia Kipp & Nicola Spehr

Beschrieben wird die analytische Psychotherapie einer 27-jährigen Patientin, die sich zum ersten Mal auf eine längerfristige, verbindliche Partnerschaft einlassen wollte und gleichzeitig von Gefühlen der Wut, der Aggression und des Hasses überschwemmt wurde. Panikattacken bekam sie vor allem im Beisein ihres Partners. An zwei Punkten in der Therapie (14. bis 15. Behandlungsstunde) und nach ungefähr eineinhalb Jahren (63. bis 64. Behandlungsstunde) wurde jeweils eine idiographische Systemmodellierung mit der Patientin durchgeführt und auf deren Grundlage jeweils ein personalisierter Prozessfragebogen erstellt, dessen Fragen sie dann mit dem Synergetischen Navigationssystem (SNS) über einen längeren Zeitraum hinweg ausfüllte. Anhand des Vergleichs der beiden idiographischen Systemmodelle wird die Entwicklung der Patientin visualisiert und beschrieben. Die Systemmodelle machen den Veränderungsprozess sichtbar und bieten die Möglichkeit zu sehen, wie sich die Patientin selbst erlebte und welche Themenfelder im Fokus ihrer Aufmerksamkeit waren und der Gestaltung bedurften.

3.1 Arbeitsfeld

Ich (Sylvia Kipp) bin niedergelassene ärztliche Psychotherapeutin für Kinder, Jugendliche und Erwachsene. Ich habe eine Ausbildung nach C. G. Jung. In meiner Praxis finden analytische Langzeittherapien, tiefenpsychologisch fundierte Therapien und Kurzzeittherapien statt. Die Arbeit mit Träumen, Sandspiel, katathymem Bilderleben und aktiver Imagination spielt eine zentrale Rolle. Die idiographische Systemmodellierung und das Synergetische Navigationssystem (SNS) ergänzen, visualisieren und bereichern die analytische Therapie.

3.2 Vorgehensweise

Die idiographische Systemmodellierung (Schiepek, 1986; vgl. Kapitel 1) setze ich häufig innerhalb der ersten 10 bis 15 Stunden einer Therapie ein, um einen Überblick zu gewinnen, Zusammenhänge zwischen therapeutisch relevanten Aspekten zu visualisieren, eine biopsychosoziale Momentaufnahme des Patienten zu erstellen und sein Erleben in seinem persönlichen Umfeld abzubilden und zu besprechen. Bei der Gestaltung lasse ich mich vom Patienten leiten oder überlasse es ihm selbst, ein Modell zu entwickeln. Ich verwende am liebsten Papier und Buntstifte. In der Praxis nehme ich mir eine Doppelstunde Zeit für die Erstellung des Modells und um eventuell erste Fragen für einen persönlichen Prozessfragebogen zu entwickeln. Die Patienten machen mit ihrem Handy ein Foto des Modells und können sich auf dieser Grundlage zu Hause weitere Gedanken dazu machen. Bei einem zweiten Termin werden dann Themen (Variablen) ergänzt und Fragen formuliert. Ich biete den Patienten immer an, auch Items in den persönlichen Fragebogen aufzunehmen, welche im Systemmodell nicht repräsentiert sind. Mit Bezug zum Therapie-Prozessbogen (TPB; Schiepek et al., 2019; Schiepek et al., 2022) schlage ich auch selbst noch einzelne Fragen vor. Zu jeder Frage wird deren Relevanz reflektiert und geklärt, inwieweit es Sinn macht, sie über einen längeren Zeitraum zu beantworten. Mittlerweile finde ich es bei längeren Therapien spannend und hilfreich, zu einem späteren Zeitpunkt ein neues Systemmodell zu entwickeln und gegebenenfalls neue Fragen zu formulieren, um diese dann mit dem SNS zu begleiten.

3.3 Die Patientin

Die 27-jährige Patientin lebt zum Zeitpunkt der Therapie in einer Beziehung. Es handelt sich um ihren ersten Freund, mit dem sie sich vorstellen könnte, eine längere Beziehung zu führen und eine gemeinsame Zukunft aufzubauen. Drei Jahre ist sie ohne Beziehung gewesen. Während dieser Zeit sei es ihr sehr gut gegangen und sie habe ein ruhiges, ausgeglichenes und interessantes Leben geführt. Seit sie in ihrer neuen Beziehung ist, sei ihr Leben allerdings eine Achterbahn. Depressive Phasen würden sich mit aggressiven Durchbrüchen, Wut und Verzweiflung abwechseln. Ein Drittel der Zeit sei sie depressiv, ein Drittel der Zeit aggressiv und wütend, nur ein Drittel der Zeit gelänge es ihr, sich in einen „normalen Modus" zu versetzen. Alle Beziehungen davor hätten maximal sechs Monate angehalten, dann sei sie gelangweilt gewesen und habe die Beziehungen beendet. Bisher habe sie sich noch nie wirklich auf eine Beziehung eingelassen. Sie beschreibt sich selbst als nicht beziehungsfähig und auch als nicht bindungswillig. Ihre Stimmungsschwankungen belasteten sie sehr. Sie habe Angst, dass ihr Freund sie verlasse, weil er sie nicht mehr aushält. Oft erleide sie im Beisein ihres Freundes Panikattacken, habe dann Angst, verrückt zu werden, die Kontrolle zu verlieren oder tot umzufallen. Wenn sie allein ist, bekomme sie in der Regel keine Panikattacken.

Die Patientin berichtet, dass sie unter krankhafter Eifersucht leide, häufig mit ihrem Partner streite und ihm viele Vorwürfe mache. Sie verspüre einen immensen inneren Druck und leide unter einem Perfektionswahn. Sie möchte alles kontrollieren und versuche, ihr Kontrollbedürfnis bzw. ihren Kontrollzwang auch an ihrem Partner auszuleben, was sie völlig kindisch und verrückt finde. Schon Kleinigkeiten reichten aus, damit sie „an die Decke" gehe und ausraste. Sie verliere dann vollkommen die Kontrolle über sich. Nach aggressiven Durchbrüchen und Angriffen gegenüber ihrem Freund werde sie stark depressiv, mache sich Vorwürfe, fühle sich schuldig und schäme sich nachträglich für ihr Verhalten. Sie verstehe nicht, warum ihr Freund immer noch mit ihr zusammen sei. Ihr Selbstwert sei am Boden und manchmal hasse sie sich selbst.

Zu Beginn der Therapie war die Patientin sehr instabil. Die depressive Symptomatik mit sozialem Rückzug, ständigem Grübeln und Selbstzweifeln hatten zu einer Stagnation ihres Lebens und ihrer sozialen wie beruflichen Entwicklung geführt. Sie habe Angst, dass ihr Freund sie verlassen würde, wenn sie ihre krankhafte Eifersucht und ihre explosiven, nicht vorhersehbaren Wutausbrüche nicht „in den Griff" bekommen würde. Zum ersten Mal im Leben war der Patienten eine Partnerschaft wichtig und sie realisierte, dass ihre Bindungsfähigkeit und ihre „Theory of Mind" (Förstl, 2012) wenig entwickelt waren: Positionen zu wechseln und die Welt aus der Sicht ihres Gegenübers wahrzunehmen, fielen ihr sehr schwer. Dank ihrer blühenden Fantasie malte sie sich die unterschiedlichsten Schreckensszenarien aus und konfrontierte ihren Partner mit unberechtigten Vorwürfen und Unterstellungen. Beruflich stagnierte ihr Leben ebenfalls und sie hielt sich mit einem Job in einem Hotel über Wasser, was ihr als gelernte Hotelfachfrau nicht schwerfiel. Ihr Traum war es, an einer Filmhochschule zu studieren und später Filme zu produzieren.

Die Patientin kam im März 2021 zum ersten Mal in die Praxis. Bis Ende 2023 habe ich die Patientin insgesamt 77-mal gesehen, was ungefähr 25 Sitzungen pro Jahr entspricht. Zusätzlich war die Patientin zweimal in einer psychiatrischen Tagesklinik. Die erste Systemmodellierung wurde im Juli 2021 durchgeführt. Die daraus entwickelten Fragen beantwortete die Patientin im August und September 2021. Danach entstand eine längere Pause. Von Januar 2022 bis Juni 2022 beantwortete sie dann nochmals denselben Fragebogen. Die zweite Systemmodellierung erfolgte im Januar 2023 und die daraus entwickelten Fragen beantwortete sie bis Juli 2023. Beide idiographischen Systemmodelle wurden an ganz unterschiedlichen Stellen im Therapieprozess erstellt. Der Prozessfragebogen wurde von der Patientin gerne angenommen und mithilfe des SNS ausgefüllt. Beide Systemmodelle verloren nach einer gewissen Zeit an Bedeutung, da andere Themen in den Mittelpunkt der Behandlung rückten. Die erste Systemmodellierung diente vor allem dem Erlernen neuer Verhaltensmuster und war für die Patientin sehr hilfreich, um sich aus der Opferrolle herauszubewegen und festzustellen, dass sie ihren Gefühlen und Stimmungen nicht hilflos ausgeliefert war. Die Intensität des auch durch die Systemmodellierung angeregten innerseelischen Umstrukturierungsprozesses darf nicht unterschätzt werden. Der erste Tagesklinikaufenthalt half der Patientin dann vor allem dabei, diese Veränderung zu stabilisieren, und ermöglichte es ihr, neue Beziehungserfahrungen im halbstationären Setting zu machen. Die Arbeit mit dem Prozessfragebogen bis Juni 2022 und ca. ein Jahr niederfrequenter, ambulanter tiefenpsychologischer Therapie mit einem weiteren vierwöchigen Aufenthalt in einer Tagesklinik hatten es der Patientin ermöglicht, tiefgreifende Veränderungen zu erreichen.

3.4 Erste Systemmodellierung

In der ersten Systemmodellierung wurden mit der Patientin die Behandlungsziele „mehr Selbstfürsorge“, „bessere Ernährung“, „mehr Sport“, „Reduktion der depressiven Symptomatik“, „Beendigung der Panikattacken“, „Beendigung der krankhaften Eifersucht“, „Bindungsfähigkeit“ und „Umgang mit Wut und Aggression“ erarbeitet. Entsprechend der vielfältigen Ziele finden sich in der ersten Systemmodellierung 20 relevante Variablen (vgl. Abbildung 3.1).

Von diesen 20 Variablen beschreiben 11 Zustände, unter denen die Patientin leidet: „Eifersucht“, „Kontrollbedürfnis“, „Panikattacken“, „innerer Druck“, „Perfektionswahn“, „innere Unruhe“, „deprimiert sein“, „nicht genug sein“, „in einen Wahn abdriften“, „Wut“ und „Weltschmerz“. Im Zentrum standen die „Eifersucht“, ihr „Kontrollbedürfnis“, „Perfektionswahn“, der Wunsch, „Vertrauen zu entwickeln“ und die Fähigkeit, in einen „entspannten Modus zu wechseln“ (vgl. Abbildung 3.2). Eifersucht und Kontrollbedürfnis erlebte die Patientin als besonders bedrohlich in Bezug auf ihren Wunsch, eine liebevolle und erfüllte Partnerschaft zu führen. Ihr sei bewusst, dass die Eifersucht ein Zeichen ihrer Selbstunsicherheit sei und die Wutausbrüche, die ihr Partner abbekomme, zum Teil aus ihrer nicht verarbeiteten Wut und Trauer ihrem Vater gegenüber gespeist werden.

Im Sinne der Jung'schen Komplextheorie könnten wir hier von zwei hoch aufgeladenen Komplexstrukturen sprechen, die sowohl den Vaterkomplex aktivieren als auch einen Komplex um das Thema Vernichtungsangst, wobei jedes stark affektgeladene Ereignis zu einem Komplex werden bzw. einen bestehenden verstärken kann: „Komplexe entstehen aus dem Zusammenstoß des Individuums mit einer nicht zu bewältigenden Anforderung der Umwelt“ (Jung, 1982). Komplexe und Affektivität bestimmen in der betreffenden Situation das Erleben, überrollen das Ich und schränken seine Handlungsfähigkeit ein (Rafalski, 2017). Komplexe

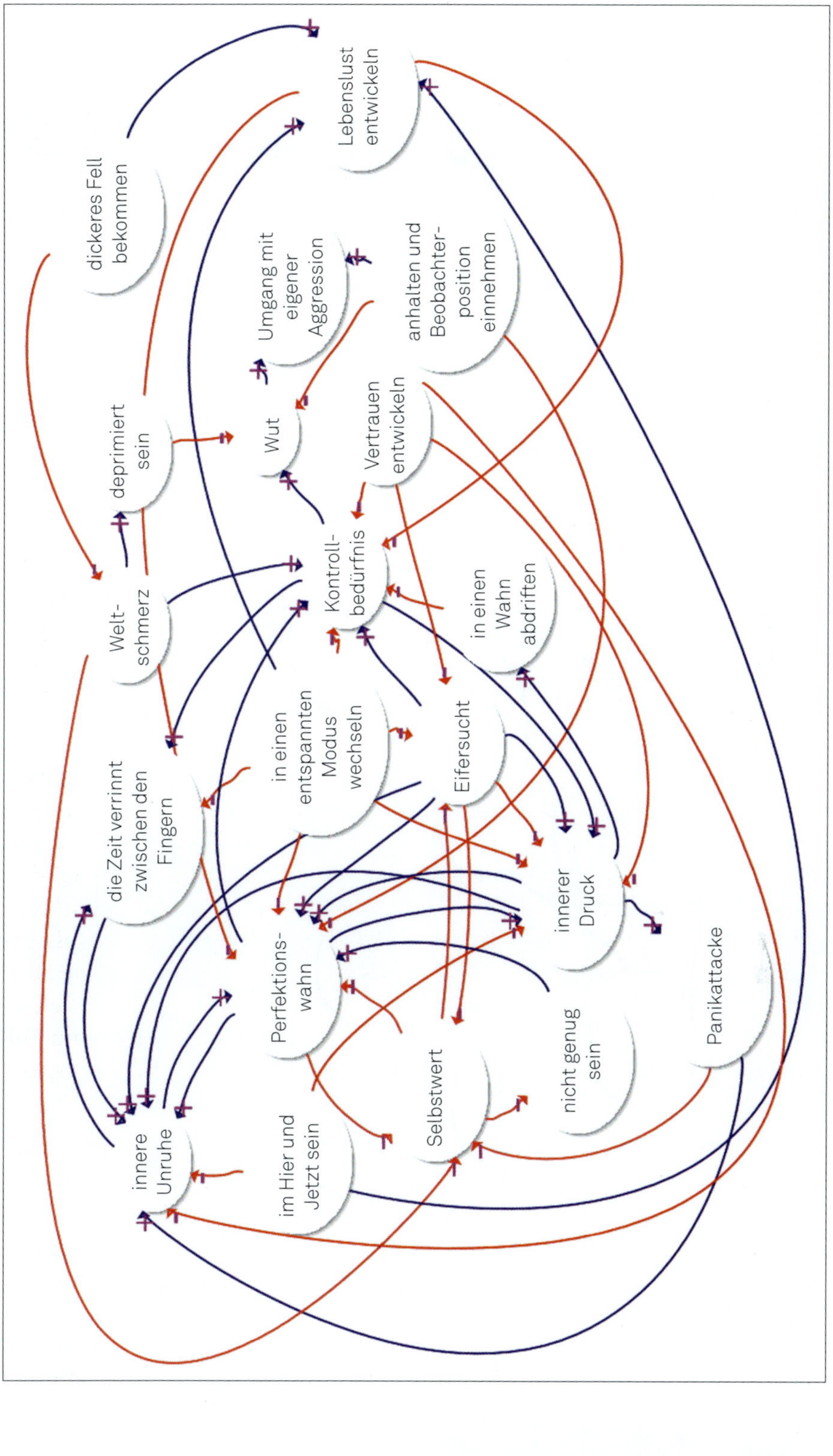

Abbildung 3.1: Erstes Systemmodell der Patientin

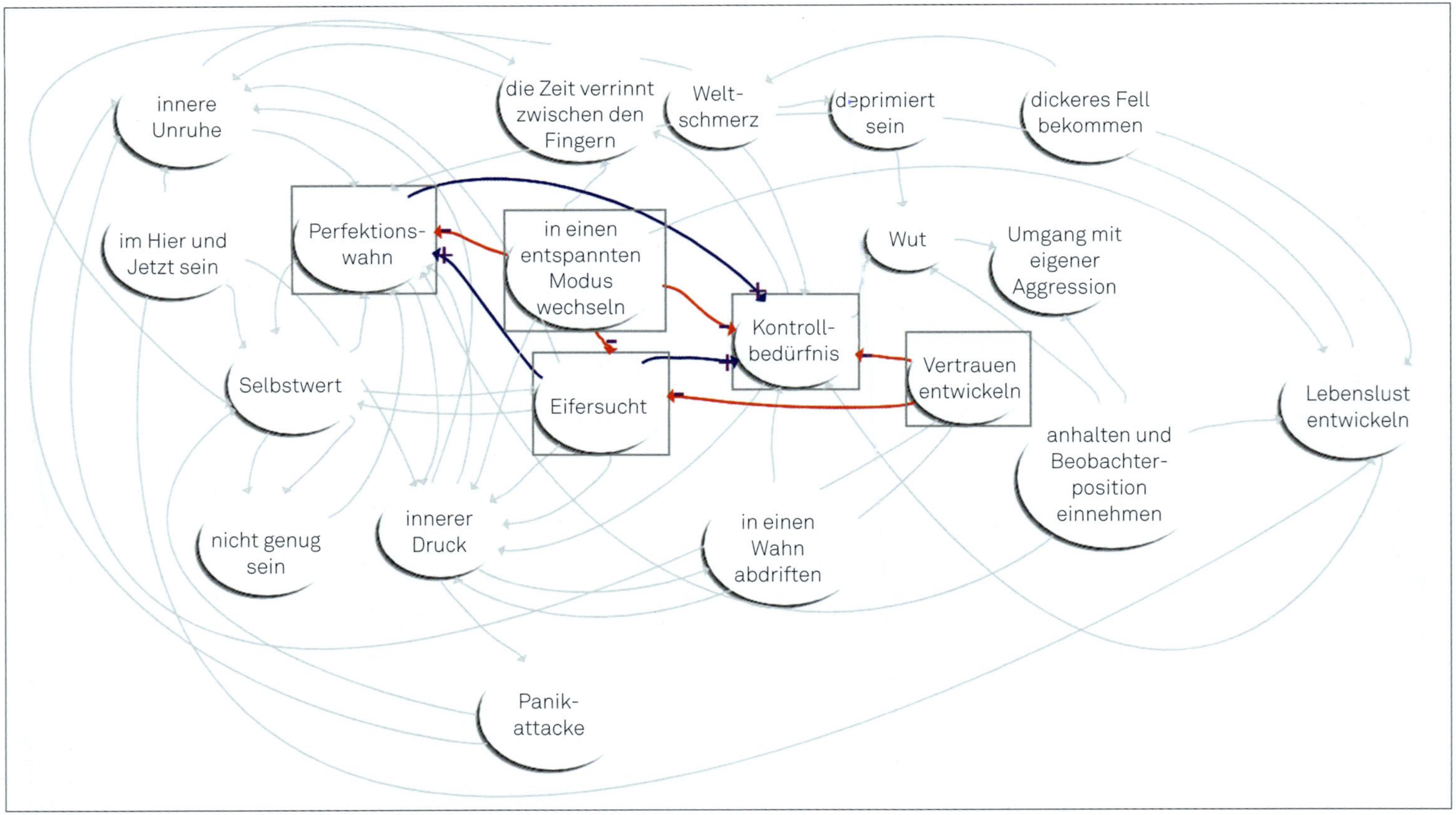

Abbildung 3.2: Teilstruktur des ersten Systemmodells, das die Vernetzung der Variablen „Eifersucht“, „Kontrollbedürfnis“, „Perfektionswahn“, „Wunsch, Vertrauen zu entwickeln“ und die Fähigkeit, in einen „entspannten Modus zu wechseln“ veranschaulicht; alle anderen Zusammenhänge sind ausgegraut im Hintergrund.

können mit dem Konzept der internalisierten Objektbeziehung gleichgesetzt werden (Rösler, 2010). Rösler vertritt die Auffassung, dass sich Jungs Komplextheorie ohne theoretische Probleme in neuere entwicklungspsychologische Konzepte der Psychoanalyse einfügen lässt, wie z.B. in das Konzept der internalisierten Objektbeziehungen. Saunders und Skar (2001) schlagen vor, die Bildung von Komplexen als neuronalen und psychischen Selbstorganisationsprozess zu verstehen, womit sich eine Verbindung zwischen der Theorie selbstorganisierender Prozesse und der Komplextheorie der analytischen Psychotherapie herstellen lässt.

In der ersten Modellierung finden sich bereits Lösungsansätze und ansatzweise auch schon neue Muster, zu denen sich die Patientin hin entwickeln möchte. Diese können mit den Variablen „Lebenslust“ und „Vertrauen entwickeln“ beschrieben werden. Gerne möchte sie auch ein „dickeres Fell“ bekommen und einen besseren Umgang mit ihren eigenen Aggressionen lernen. Lösungsansätze sieht sie im Entwickeln von mehr Achtsamkeit. Sie möchte lernen, mehr im Hier und Jetzt zu sein, immer wieder anzuhalten und eine Beobachterposition sich selbst gegenüber einzunehmen, um in einen entspannteren Modus wechseln zu können. Vertrauen zu entwickeln identifiziert sie als wichtigste Möglichkeit zur Reduktion von Eifersucht. Als übergeordnete Faktoren (Themenbereiche) über alle Variablen hat sie *emotionale Belastung, Selbstwirksamkeit* und *Achtsamkeit* festgelegt.

3.5 Entwicklung des ersten Prozessfragebogens

Der erste Fragebogen umfasste 16 Fragen (vgl. Kasten). Dieser Fragebogen unterstützte die Patientin in ihrer Selbstwahrnehmung und half ihr, anzuhalten und eine Beobachterposition sich selbst gegenüber einzunehmen. Jeden Abend reflektierte sie darüber, ob sie aktiv Vertrauen und mehr Lebenslust entwickelt hatte und ob es ihr gelungen war, in einen entspannten Modus zu wechseln.

Items des ersten Prozessfragebogens der Patientin

Der erste Prozessfragebogen wurde von Juli 2021 bis Dezember 2022 eingesetzt. Die Fragen wurden mithilfe Visueller Analogskalen beantwortet, wobei die Extrema pro Frage spezifisch definiert waren (z.B. „gar nicht“ bis „sehr stark“ oder „sehr leicht“ bis „sehr schwer“).

Items:

1. Heute habe ich innere Unruhe verspürt.
2. Mein Selbstwert war heute „nicht genug sein“/“sich gut fühlen“.
3. Heute habe ich inneren Druck gespürt.
4. Heute habe ich mich deprimiert gefühlt.
5. Heute war ich wütend.

6. Heute habe ich Ängste gespürt.
7. Heute habe ich mich durch meine Perfektion angetrieben gefühlt.
8. Mein Kontrollbedürfnis war heute „gering“/“hoch“.
9. Heute war ich im Hier und Jetzt.
10. Heute ist es mir gelungen, Lebenslust zu entwickeln.
11. Heute konnte ich in einen entspannten Modus wechseln.
12. Der Umgang mit meiner eigenen Aggression fiel mir „leicht“/“schwer“.
13. Heute habe ich aktiv Vertrauen entwickelt.
14. Heute ist es mir gelungen, anzuhalten und eine Beobachterposition mir selbst gegenüber einzunehmen.
15. Mein Fell ist heute „dünner geworden“/“dicker geworden“.
16. Heute habe ich Eifersucht verspürt.

Die Patientin nutzte die Tagebuchfunktion des SNS fast täglich und konnte dadurch noch differenzierter und belegt durch konkrete Erfahrungen ihre innere Gefühlswelt in Bezug auf die Außenwelt darstellen. Die Tagebucheinträge im ersten Abschnitt der Therapie waren von vielen Misserfolgen, Depressivität, Ängsten und Panikattacken geprägt. Anhand der Verläufe ist dennoch zu sehen, wie die Eifersucht abnimmt und an Relevanz verliert und die Patientin somit eines ihrer wichtigsten Ziele erreicht. Ebenso reduzierten sich die Panikattacken drastisch. Aktiv Vertrauen zu entwickeln, gelang ihr über die Zeit immer besser (vgl. Abbildung 3.3). Parallel dazu hat sich ihre Fähigkeit, anzuhalten und eine Beobachterposition sich selbst gegenüber einzunehmen, verbessert (vgl. Abbildung 3.4).

In einem Tagebucheintrag schrieb die Patientin: „Sehr angespannter, trauriger und unruhiger Tag. Ich war sehr unzuversichtlich über mein Leben. Musste oft weinen und war haltlos. Allerdings habe ich zum ersten Mal so richtig die Beobachterposition während dieser Phasen einnehmen und von außen betrachten können, woher das kommt und warum ich so reagiere.“ Besonders hervorzuheben ist, dass die Patientin hier beschreibt, dass sie jetzt in der Lage sei, in die Beobachterposition zu wechseln, *während* es ihr schlecht geht. Davor hatte sie das mithilfe des SNS abends in der Rückschau geübt. Wenn es gelingt, während der Zeiten intensiver negativer Gefühle – die Patientin beschreibt hier Traurigkeit, innere Unruhe und Haltlosigkeit – in die Beobachterposition zu wechseln, sei schon sehr viel gewonnen. Neue Ansatzmöglichkeiten und Veränderungsoptionen könnten ausprobiert werden. Die tägliche Beantwortung der Fragen im SNS unterstützte die Patientin dabei, ihre Selbstwahrnehmung und Selbstfürsorge langfristig zu verbessern (zur Prozessdarstellung von Mentalisierung siehe Schiepek et al., 2023). Mithilfe des SNS werden Achtsamkeitsprozesse verstärkt und die Patienten dabei unterstützt, ihre Aufmerksamkeit auf bestimmte Foki und Inhalte zu lenken (Kipp, 2019). Kurz nach diesem Durchbruch beschloss die Patientin, die Beantwortung des Fragebogens mit dem SNS zu beenden. Insgesamt hatte sie die Fragen ca. sechs Monate bearbeitet. Die Arbeit mit dem SNS half ihr auch dabei, die Erfolge,

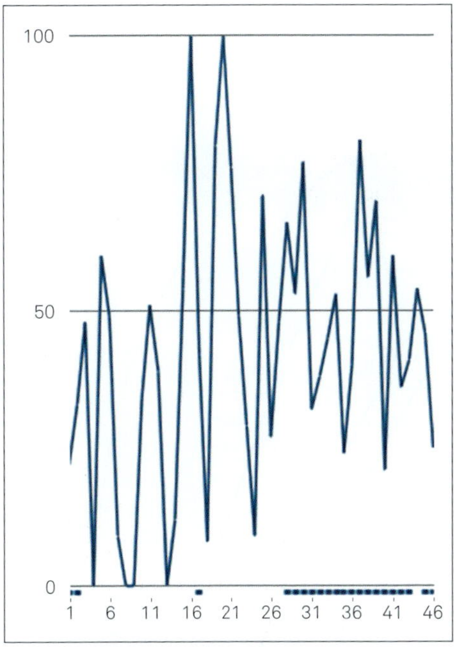

Abbildung 3.3:
Entwicklung der Variable „Vertrauen entwickeln" in einem Zeitraum von etwa sechs Wochen

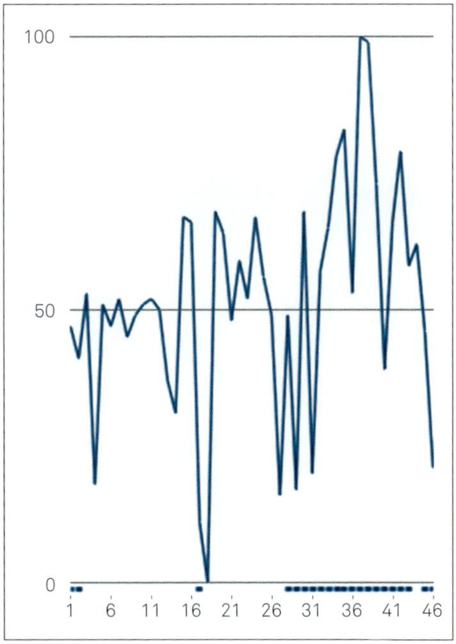

Abbildung 3.4:
Entwicklung des Items „Heute ist es mir gelungen, anzuhalten und eine Beobachterposition mir selbst gegenüber einzunehmen" in einem Zeitraum von etwa sechs Wochen

die sie bereits erzielt hatte, nicht aus dem Blick zu verlieren, auch wenn einige Bereiche sich noch nicht verbessert oder sogar verschlechtert hatten oder neue Hindernisse aufgetaucht waren. Im Abschlussgespräch zur ersten Phase der SNS-Anwendung stellte sie erstaunt fest, dass Eifersucht für sie kein Problem mehr sei und sie schon länger keine Panikattacken mehr gehabt habe. Auch ihre Wutausbrüche kämen wesentlich seltener vor und seien bei Weitem nicht mehr so intensiv und existenziell.

3.6 Der Abschnitt zwischen der ersten und der zweiten Systemmodellierung

Der oben zitierte Tagebucheintrag zeigt, dass die Patientin weit davon entfernt war, sich stabil und zuversichtlich zu fühlen. Sie entwickelte massive Ängste, ins Berufsleben überzutreten, traute sich das nicht zu, hatte Angst vor Ablehnung und die depressive Symptomatik verschlechterte sich korrespondierend zur Intensität ihres Rückzugs- und Vermeidungsverhaltens. Dennoch war es ihr gelungen, wäh-

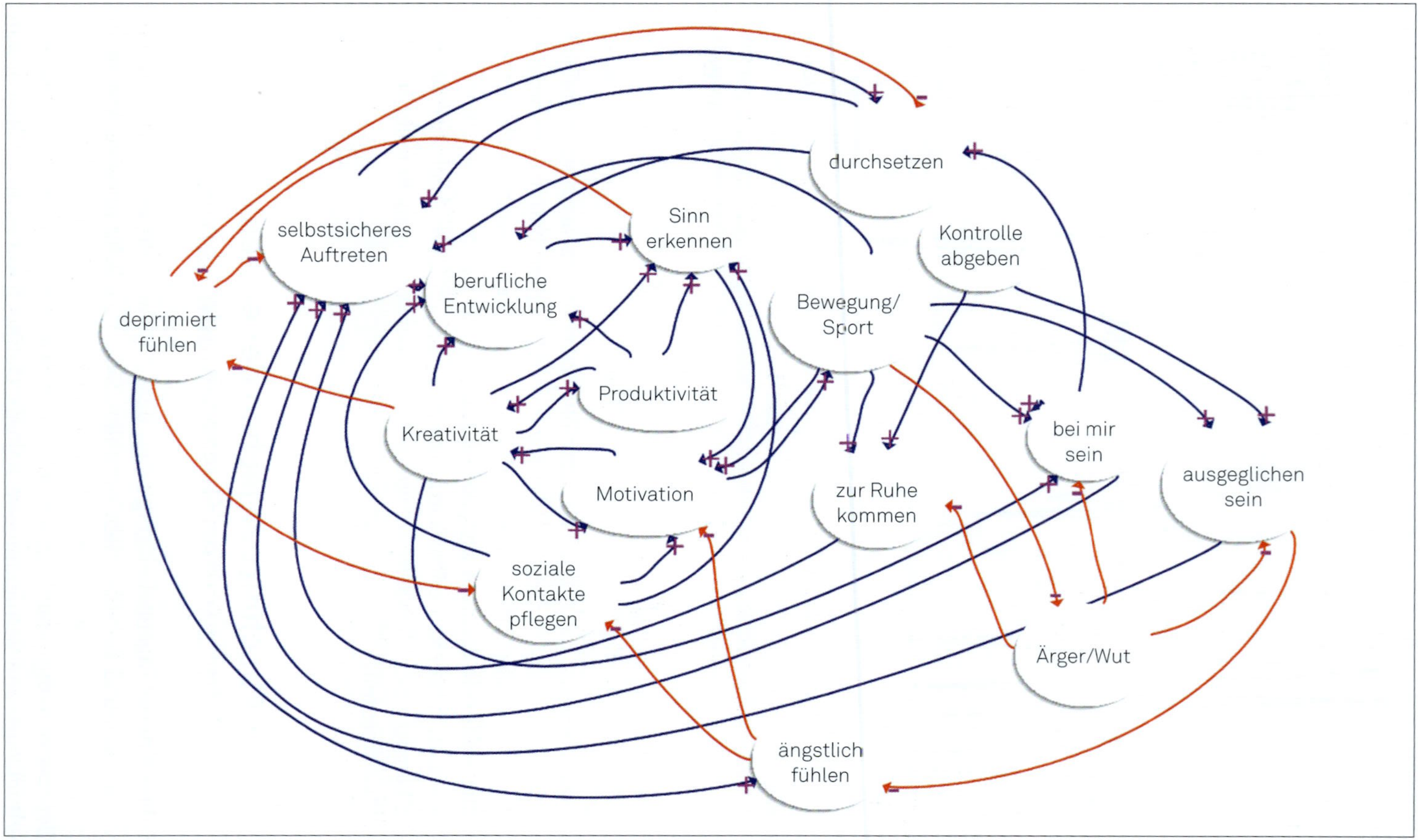

Abbildung 3.5: Das zweite idiographische Systemmodell der Patientin, erstellt am Beginn des zweiten Therapieabschnitts

rend des ersten Therapieabschnitts eine zehnmonatige Ausbildung als Cutterin an einer privaten Filmhochschule abzuschließen.

Sie beschäftigte sich in diesem Abschnitt der Therapie intensiv mit ihrer Familiengeschichte und den biographischen Hintergründen ihrer starken Verunsicherung, ihrer sozialen Phobien, die in diesem Ausmaß neu aufgetreten waren, und auch mit den Hintergründen ihrer Anspannung und inneren Unruhe, unter der sie weiterhin litt. Sie entschloss sich zu einer zweiten teilstationären Behandlung, die sie Anfang September 2022 begann und bis Ende November 2022 durchführte. Insgesamt dauerte dieser Aufenthalt in einer Tagesklinik elf Wochen, die sie intensiv nutzte, um die Themen, die in der ambulanten Therapie angeschnitten worden waren, zu vertiefen.

Ihre Biografie und ihre Herkunftsfamilie rückten nun in den Mittelpunkt. Diese biographische Einordnung verhalf der Patientin zu einem vertieften Problemverständnis. Die Patientin hat eine 14 Jahre ältere, gesunde Schwester, die beruflich sehr erfolgreich ist, und einen neun Jahre älteren autistischen Bruder, der in einer betreuten Wohngruppe lebt. Als die Patientin 17 Jahre alt war, trennten sich ihre Eltern und die Patientin erlebte eine erste depressive Phase. Der Vater hatte sich schon trennen wollen, als die Patientin zwei Jahre alt war, da er die Familiensituation durch den behinderten Bruder als sehr schwierig erlebte. Permanent hatte die Patientin während dieser Zeit durch erhöhte Wachsamkeit versucht, die Streitigkeiten zwischen den Eltern zu schlichten, ebenso fühlte sie sich zuständig, die Konflikte zwischen den älteren Geschwistern zu schlichten. Die damit entstandene Grundanspannung hat sie auch als erwachsene Frau beibehalten, sie scannt permanent die Umgebung auf mögliche Gefahren ab und grübelt darüber, was andere Menschen über sie denken könnten. Im teilstationären Setting erlernte und vertiefte sie dann die Fertigkeiten im Umgang mit dieser Grundanspannung (Atemübungen, Meditation, Entspannungsübungen) und ihren sozialen Ängsten (Reduktion von Vermeidungsverhalten). Aus der Tagesklinik kehrte die Patientin gestärkt und motiviert zurück. Ich schlug der Patientin mit Beginn ihrer wieder aufgenommenen ambulanten Psychotherapie vor, eine erneute idiographische Systemmodellierung durchzuführen, um neue Themen und Ziele in den Fokus zu nehmen (vgl. Abbildung 3.5).

3.7 Zweite Systemmodellierung

Als neue Ziele formulierte die Patientin das Überwinden der sozialen Ängste und die Reduktion des Grübelns, zudem wolle sie mehr Selbstbewusstsein und Stabilität entwickeln. In dieser Modellierung fanden sich 16 relevante Variablen (vgl. Abbildung 3.5), wobei kaum eine Variable aus dem ersten Modell wieder auftauchte (lediglich „Ärger/Wut“ und „mich deprimiert fühlen“). Im Mittelpunkt standen die Variablen „berufliche Entwicklung", „Produktivität", „selbstsicheres Auftreten", „Kreativität" und „Sinn erkennen" (vgl. das Teilmodell in Abbildung 3.6). „Bewegung und Sport" sollten ihr dabei helfen, ihre Grundanspannung zu reduzieren und besser mit ihren Gefühlen umzugehen, „soziale Kontakte" sollten dazu beitragen, motiviert zu bleiben und Sinnhaftigkeit zu erleben. Aus dem Achtsamkeitsbereich tauchten die Variablen „zur Ruhe kommen", „bei mir sein" und „ausgeglichen sein" auf. Als übergeordnete Faktoren wurden *persönliche Befindlichkeit, Selbstwirksamkeit* und *Achtsamkeit* festgelegt, der Faktor *emotionale Belastung* war nur noch durch „mich deprimiert fühlen", „Ängstlichkeit", und „Ärger/Wut" repräsentiert. Der Faktor *Achtsamkeit* („zur Ruhe kommen", „bei mir sein", „ausgeglichen sein") blieb weiterhin ein Lösungsansatz. Neu hinzu kamen weiterhin „Kreativität", „selbstsicheres Auftreten" und „soziale Kontakte".

In längeren Therapien, seien es tiefenpsychologische, analytische oder systemische, gelingt es den Patienten oft, einen neuen Zugang zu ihrem inneren, kreativen Potenzial zu gewinnen. Der Zugang zur inneren Kreativität wird z.B. durch die Arbeit mit Träumen, dem Sandspiel, katathymem Bilderleben oder aktiver Imagination gefördert. Auch in Texten (Narrativen) von Traumserien finden sich ähnlich wie in quantitativen Zeitreihen Phasenübergänge an entscheidenden Stellen im therapeutischen Prozess (Gennaro et al., 2020). Die Arbeit mit Träumen und dem Sandspiel unterstützte auch in diesem Fall die Patientin dabei, einen Zugang zu ihrer eigenen, gesunden Seite zu entwickeln, aus der heraus neue Gestaltungsprozesse angestoßen und kreative, unkonventionelle Lösungen gefunden werden konnten. Aufgetaucht sind neue Herausforderungen wie der Übertritt ins Berufsleben, der Übertritt in ein neues berufliches Feld, weg von der Ausbildung als Hotelfachfrau, rein ins Filmbusiness als Cutterin mit dem Ziel, letztendlich eigene Filme zu produzieren. Sie wollte vom Angestelltenverhältnis in die berufliche Selbstständigkeit und konnte sich dabei an wichtigen Vorbildern orientieren. Eine Tante hatte eine eigene Produktionsfirma, die Schwester ein eigenes Modelabel und der Schwager eine Marketingfirma aufgebaut. Damit ihre angestrebten, umfangreichen Veränderungen erfolgen konnten, war es notwendig, dass die Patientin innerseelische Traumatisierungen bearbeitete und auch verstehen konnte, um genügend Energie und Zuversicht zu entwickeln und an die Realisierung ihrer Träume gehen zu können.

Wesentliche Veränderungen im zweiten Therapieabschnitt: Die Beziehungsfähigkeit der Patientin hatte sich deutlich weiterentwickelt. Streit uferte nicht mehr aus, stattdessen konnten in den meisten Fällen Diskussionen konstruktiv geführt, unterschiedliche Ansichten ausgehalten und trotzdem bei wichtigen Entscheidungen ein Konsens gefunden werden. Gemeinsam mit ihrem Freund hat sie eine Wohnung gemietet. Die Patientin und ihr Freund leben nun seit ca. acht Monaten zusammen in einer „sehr schönen Wohnung" und es geht ihnen überwiegend gut miteinander. Einige Monate vorher hatten sie sich einen Dackelmischling aus dem Tierheim geholt, und dieser neue Mitbewohner sorgt für viel Freude. Beruflich hat

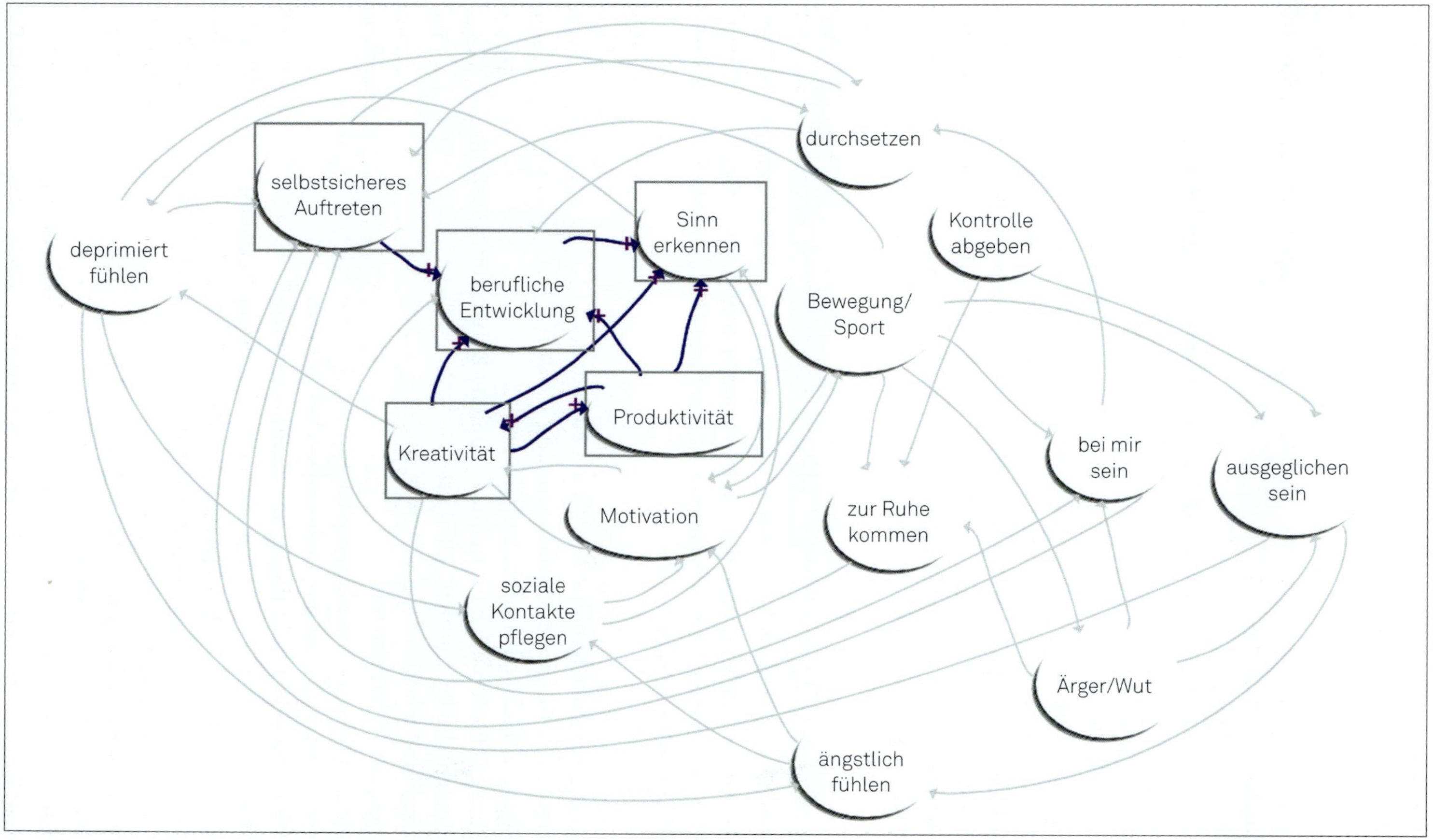

Abbildung 3.6: Teilstruktur des zweiten Systemmodells, das die Vernetzung der Variablen „selbstsicheres Auftreten", „berufliche Entwicklung", „Produktivität", „Kreativität" und „Sinn erkennen" hervorhebt; alle anderen Zusammenhänge sind ausgegraut im Hintergrund.

sie mehrere befristete Anstellungen in der Filmbranche durchlaufen und ein Praktikum in einer Produktionsfirma absolviert. Geplant ist jetzt der Schritt in die Selbstständigkeit, wobei sie anfangs noch eine Teilzeitanstellung sucht, um finanziell abgesichert zu sein.

3.8 Die Entwicklung des zweiten Fragebogens

Der zweite Prozessfragebogen umfasste 22 Fragen (vgl. Kasten). Alle 16 Variablen der zweiten Systemmodellierung wurden in Fragen umgewandelt, darüber hinaus wurden noch einige wenige Fragen aus dem Therapie-Prozessbogen hinzugenommen (z. B. „Heute habe ich Momente von Glück und Unbeschwertheit erlebt“ oder „Heute habe ich Energie verspürt“). Im zweiten Fragebogen finden sich sieben Fragen zur aktuellen Gefühlslage, drei Fragen zu negativen (Deprimiertheit, soziale Ängstlichkeit, Ärger/Wut) und vier zu positiven Gefühlszuständen (Selbstsicherheit, Gelassenheit, Ausgeglichenheit, Glück und Unbeschwertheit).

Items des zweiten Prozessfragebogens der Patientin

Der zweite Prozessfragebogen wurde von Februar bis Juli 2023 eingesetzt. Die Fragen wurden mithilfe Visueller Analogskalen beantwortet, wobei die Extrema pro Frage spezifisch definiert waren (z. B. „gar nicht“ bis „sehr stark“ oder „sehr leicht“ bis „sehr schwer“).

Items:

1. Heute konnte ich meine Kreativität ausleben.
2. Heute war meine Motivation „niedrig“/“hoch“.
3. Heute bin ich selbstsicher aufgetreten.
4. Heute fühle ich mich für meine berufliche Entwicklung gestärkt.
5. Heute habe ich Sinnhaftigkeit erlebt.
6. Heute habe ich mich produktiv gefühlt.
7. Heute war ich gelassen.
8. Heute fühlte ich mich ausgeglichen.
9. Heute gab es Momente, in denen ich bei mir war.
10. Heute habe ich mein Bewegungskontingent erfüllt.
11. Heute waren meine sozialen Kontakte „zu wenig“/„zu viel“.
12. Heute fühle ich mich sozial eingebunden.
13. Ich habe mich heute deprimiert gefühlt.
14. Ich habe heute Ärger/Wut verspürt.
15. Ich habe mich heute sozial ängstlich gefühlt.
16. Heute habe ich mich ebenbürtig gefühlt.
17. Ich habe heute Momente von Glück und Unbeschwertheit erlebt.
18. Heute habe ich mich mit anderen verglichen.

19. Heute habe ich Energie verspürt.
20. Heute bin ich achtsam mit mir umgegangen.
21. Heute konnte ich Kontrolle abgeben.
22. Heute konnte ich Sachverhalte so annehmen, wie sie sind.

Im ersten Fragebogen (vgl. Kapitel 3.5) beschrieben 16 Fragen neun negative Gefühlszustände, eine Frage beschrieb einen neutralen und zwei Fragen umfassten positive Gefühlszustände („Lebenslust" und „Vertrauen entwickeln"), sodass sich insgesamt 12 von 16 Fragen mit dem aktuellen Gefühlszustand der Patientin beschäftigten. Daran erkennt man, welch hohen Stellenwert es im ersten Therapieabschnitt hatte, Gefühle wahrzunehmen, zu beschreiben, zu verstehen und einzuordnen. Die Introspektionsfähigkeit der Patientin wurde durch das tägliche Beantworten der Fragen im SNS deutlich verbessert. Im zweiten Therapieabschnitt verschob sich die Gefühlswahrnehmung mehr in die positive Richtung, neue Themengebiete konnten auftauchen und an Raum gewinnen. Neu hinzugekommen sind im zweiten Fragebogen auch eine Frage zum Kohärenzgefühl („Sinnhaftigkeit erleben") und eine Frage zu „Sport/Bewegung". Ein weiteres neues Themenfeld war die berufliche Weiterentwicklung. Fünf Fragen beschäftigten sich mit diesem Themenkomplex („Kreativität", „Motivation", „selbstsicheres Auftreten", „Produktivität" und „berufliche Entwicklung"). Ebenfalls neu sind Fragen zum sozialen Umfeld (soziale Kontakte, soziale Eingebundenheit, soziale Ängstlichkeit). Die Patientin räumte dem Bereich der Achtsamkeit mehr Raum ein (fünf statt drei Fragen) und verschob die Schwerpunkte, da sie die Entwicklung von Achtsamkeit als wesentlichen Aspekt ihrer Weiterentwicklung ansah (Gelassenheit, Ausgeglichenheit, bei sich zu sein, achtsamer Umgang mit sich, Sachverhalte so anzunehmen, wie sie sind).

Auch im zweiten Fragebogen nutzte die Patientin die Tagebuchfunktion intensiv und füllte den Fragebogen ca. ein halbes Jahr lang aus. Beim Abschlussgespräch beschrieb sie die tägliche Beantwortung der Fragen als sehr hilfreich und unterstützend, um sich in die gewünschte Richtung weiterzuentwickeln und die eigenen Ziele nicht aus den Augen zu verlieren.

3.9 Fazit und Perspektiven

In dieser Therapie fanden tiefgreifende Veränderungen in der Persönlichkeitsstruktur der Patientin statt. Die Patientin, die sich zu Therapiebeginn als bindungsunfähig und bindungsunwillig beschrieb, hat Bindungsfähigkeit entwickelt und lebt mittlerweile entspannt mit ihrem Partner zusammen. Eine andere Veränderung, die in diesem Verlauf beobachtet werden konnte, ist die Reduktion der lang andauernden Grundanspannung, die die Patientin mit Begriffen wie „Überwachheit", „permanente erhöhte Ängstlichkeit" und „Übererregbarkeit" beschrieb. Diese Grundanspannung ist noch nicht verschwunden, hat sich aber deutlich gebessert. Die Therapie war nach dem zweiten Therapieabschnitt noch nicht beendet. Schwerpunkt des letzten Abschnitts der Therapie ist die Festigung des bereits Erreichten und ein gelingender Übergang ins Berufsleben im Bereich Filmproduktion. In dieser Phase plant die Patientin ihre Selbstständigkeit als Cutterin für Social-Media-Influencer.

Ist es sinnvoll, in länger dauernden Therapien mehrere idiographische Systemmodellierungen durchzuführen? Aus unserer Sicht durchaus, da sich in längeren Therapien Entwicklungsthemen und -projekte oft verschieben. Neue Herausforderungen tauchen auf und benötigen neue Fokussierungen und neue Antworten. Im hier dargestellten Fallbeispiel kann man das sehr schön sehen. Für die Patientin ging es um neu aufgetretene Ängste, die sich vor allem auf Veränderungen im Berufsleben konzentrierten, und um die Herausforderungen, die in ihrem neuen Entwicklungsprojekt gemeistert werden mussten. Sehr hilfreich war dabei, der Patientin immer wieder vor Augen zu führen, was sie bereits erreicht hatte und welche wesentlichen Entwicklungsschritte sie schon gegangen war. Hierfür erwiesen sich sowohl die Systemmodellierung als auch das SNS als hilfreiche Mittel.

Ein idiographisches Systemmodell kann auch als ein selbstgeschaffenes Symbol verstanden werden. Viele Patienten sind tief berührt, wenn sie Zusammenhänge verstehen, die sie davor nicht wahrgenommen hatten. Symbole enthalten immer auch eine prospektive Funktion, d.h., dass Zukünftiges bereits als Idee vorhanden und sogar visualisierbar ist. Ein Gespür für die eigene Entwicklungsfähigkeit und für eigene Veränderungsmöglichkeiten zu bekommen, ist ein wesentliches, übergeordnetes Ziel jeder längerfristigen Psychotherapie. Wiederholte idiographische Systemmodellierungen und dazu entwickelte Fragebögen unterstützen diese Prozesse substanziell und helfen den Patienten, eine bessere und realitätsnähere Selbstwahrnehmung zu entwickeln sowie ihren Selbstwert aufzubauen und zu stabilisieren. Das ist schulenübergreifend möglich und kompatibel mit (fast) jedem Verfahren, was nicht zuletzt die unterschiedlichen Beiträge dieses Bandes verdeutlichen (z.B. auch Kapitel 4 mit einem Schwerpunkt im Bereich Kognitiver Verhaltenstherapie oder Kapitel 2 mit einem Schwerpunkt im Bereich Autosystemhypnose).

Literatur

Förstl, H. (2012). *Theory of mind* (2. Aufl.). Berlin: Springer. https://doi.org/10.1007/978-3-642-24916-7

Gennaro, A., Kipp, S., Viol, K., de Felice, G., Andreassi, S., Aichhorn, W. et al. (2020). A phase transition of the unconscious: Automated text analysis of dreams in psychoanalytic psychotherapy. *Frontiers in Psychology for Clinical Settings, 11,* 1667. https://doi.org/10.3389/fpsyg.2020.01667

Jung, C. G. (1982). Allgemeines zur Komplextheorie. In M. Niehus-Jung (Hrsg.), *Die Dynamik des Unbewussten. Gesammelte Werke* (Bd. 8, 3. Aufl., S. 194–219). Olten: Walter.

Kipp, S. (2019). Achtsamkeit als Prozess. Oder: Ist Achtsamkeit messbar? In Y.-S. Chang-Gusko, J. Heße-Husain, M. Cassens & C. Meßtorff (Hrsg.), *Achtsamkeit in Arbeitswelten*. Wiesbaden: Springer Gabler.

Rafalski, M. (2017). *Empfinden, Intuieren, Fühlen und Denken. Die vier psychischen Grundfunktionen in Psychotherapie und Individuation*. Stuttgart: Kohlhammer.

Rösler, C. (2010). *Analytische Psychologie heute: Der aktuelle Stand der Forschung zur Psychologie C. G. Jungs*. Basel: Karger. https://doi.org/10.1159/isbn.978-3-8055-9409-7

Saunders, P. & Skar, P. (2001). Archetypes, complexes and self-organization. *Journal of Analytical Psychology, 46*(2), 305–323. https://doi.org/10.1111/1465-5922.00238

Schiepek, G. (1986). *Systemische Diagnostik in der Klinischen Psychologie*. Weinheim: Beltz/PVU.

Schiepek, G., Marinell, T., Aichhorn, W., Schöller, W. & Harrer, M. E. (2023). Features of self-organization during the process of Mindfulness-Based Stress Reduction. A single case study. *Entropy, 25,* 1403.

Schiepek, G., Schöller, H., Aichhorn, W., Kratzer, L., Goditsch, H. & Viol, K. (2022). Prozessmonitoring in der Psychotherapie: Der Therapie-Prozessbogen und seine psychometrischen Eigenschaften. *Familiendynamik, 47*(3), 210–224. https://doi.org/10.21706/fd-47-3-210

Schiepek, G., Stöger-Schmidinger, B., Kronberger, H., Aichhorn, W., Kratzer, L., Heinz, P. et al. (2019). The Therapy Process Questionnaire. Factor analysis and psychometric properties of a multidimensional self-rating scale for high-frequency monitoring of psychotherapeutic processes. *Clinical Psychology & Psychotherapy, 26,* 586–602. https://doi.org/10.1002/cpp.2384

4 Idiographische Systemmodellierung und Prozessmonitoring an einer Tagesklinik für Psychotraumatologie

Andreas Oberascher, Bettina Klinger, Barbara Stöger-Schmidinger, Wolfgang Aichhorn, Helmut Schöller & Günter Schiepek

4.1 Setting

Das Zentrum für Psychotraumatologie (ZPT) der Universitätsklinik für Psychiatrie, Psychotherapie und Psychosomatik (Paracelsus Medizinische Privatuniversität Salzburg) bietet ein interdisziplinäres und multimodales Behandlungsangebot für Menschen, die infolge belastender Lebenserfahrungen, chronischen Stresses, Bindungs- und Entwicklungstraumatisierungen oder traumatisierender Lebensereignisse spezifische psychische und/oder körperliche Störungen entwickelt haben. Es stehen 15 tagesklinische Plätze zur Verfügung und die Behandlungsdauer umfasst im Durchschnitt sechs bis zwölf Wochen.

Die traumafokussierte Psychotherapie orientiert sich an der Leitlinie der Deutschen Gesellschaft für Psychotraumatologie (DeGPT; Schäfer et al., 2019), wobei der Therapieprozess so individualisiert und personalisiert wie möglich gestaltet wird. Eine reguläre Traumatherapie mit speziellen psychotherapeutischen Methoden umfasst die Phase der Stabilisierung und die Phasen der Traumaexposition und -integration. Als Basis der Traumatherapie gilt es, einen Umgang mit Symptomen zu finden, sich wieder zu stabilisieren und den Alltag zu bewältigen. Im Rahmen der Traumabearbeitung werden unterschiedliche Techniken und Methoden zur Verarbeitung belastender Ereignisse und ihrer Folgen eingesetzt.

Das Programm der Tagesklinik bietet neben Einzelpsychotherapie eine psychologische Diagnostik, eine psychiatrisch-fachärztliche Behandlung, eine Betreuung durch die Bezugspflege und eine sozialarbeiterische Begleitung. Im Rahmen des Gruppenprogramms werden Infogruppen, Selbstregulations- und Emotionsregulationsgruppen, Resilienzgruppen, Ressourcengruppen und Achtsamkeitsgruppen angeboten. Dieses Angebot wird durch Musik- und Ergotherapie im Einzel- und Gruppensetting sowie Physiotherapie und diverse Bewegungstherapien ergänzt.

Im tagesklinischen Setting können die Angebote unterschiedlicher Berufsgruppen integriert und damit die Sichtweisen auf den Patienten erweitert werden.

Das Synergetische Navigationssystem (SNS; z. B. Schiepek et al., 2013; Schiepek, 2022) wird für das Prozess- und Therapiemonitoring eingesetzt. Als Standard-Prozessfragebogen wird der 2019 validierte Therapie-Prozessbogen (TPB; Schiepek et al., 2019; Schiepek et al., 2022) angewendet. Neben Feedbackgesprächen in der Einzeltherapie findet im Rahmen des Gruppenprogramms regelmäßig eine Reflexion über die Anwendung des SNS sowie eine Wissensvermittlung über die Prinzipien der Selbstorganisation (generische Prinzipien) und der nichtlinearen Dynamik von Veränderungsprozessen statt. Die Teamintervision verwendet für die Fallbesprechungen die Ergebnisse des SNS. Für die Fallkonzeption wird bei einem Teil der Patienten eine idiographische Systemmodellierung durchgeführt. Zur Digitalisierung dieses Prozesses (vgl. Kapitel 12) wurde im Jahr 2021 ein großer Touchscreen-Computer angekauft. In diesem Kapitel stellen wir den Prozess der idiographischen Systemmodellierung und dessen Einbettung in die psychotherapeutische Behandlung anhand eines Fallbeispiels dar.

4.2 Die Patientin

Frau B. ist zum Zeitpunkt der Aufnahme 57 Jahre alt, ist verheiratet und hat aus einer anderen Beziehung einen erwachsenen Sohn und zwei Enkelkinder. Sie ist seit vielen Jahren als Kindergärtnerin tätig, zusätzlich geht sie einer handwerklichen Nebentätigkeit nach. Frau B. kommt auf Anraten ihres Hausarztes in die Tagesklinik, da sie sich in der Bewältigung ihrer aktuellen Lebenssituation (berufliche Situation, Partnerschaft) überfordert fühlte.

Aufgrund psychosozialer Belastungsfaktoren hat sie in den letzten zwei Jahren eine zunehmend depressive Symptomatik mit gedrückter Stimmung, Antriebslosigkeit, Freud- und Lustlosigkeit, Grübelneigung, Konzentrationsschwierigkeiten, Tagesmüdigkeit sowie Ein- und Durchschlafstörungen entwickelt. Sie berichtet von hohen biographischen Belastungen im Kindes- und Jugendalter im häuslichen Umfeld sowie von sexuellen Übergriffen im Jugendalter. Diesbezüglich schildert Frau B. eine PTBS-Kernsymptomatik mit Intrusionen, Alpträumen, Hyperarousal und Vermeidungsverhalten. Im Sinne einer komplexen Posttraumatischen Belastungsstörung (PTBS; in der ICD-11: 6B41) schildert Frau B. eine Störung der Affekt- und Selbstregulation mit Stimmungsschwankungen und erhöhtem Anspannungsniveau, ein negatives Selbstbild mit vermehrten Schuld- und Schamgefühlen und berichtet auch von Schwierigkeiten im zwischenmenschlichen Bereich.

Anamnestisch waren agoraphobische Ängste sowie Zwangsgedanken und -handlungen explorierbar. Testdiagnostisch erfüllte Frau B. im Strukturierten Klinischen

Interview (SCID-5-CV; Beesdo-Baum et al., 2019) die Kriterien einer Posttraumatischen Belastungsstörung und einer mittelgradigen rezidivierenden Major Depression. Im Childhood Trauma Questionnaire (CTQ) zeigten sich hohe Werte in den Subskalen „Emotionale Misshandlung“, „Sexueller Missbrauch“ und „Emotionale Vernachlässigung“.

Die Therapieplanung umfasste folgende Komponenten:
- Entwicklung eines subjektiven Krankheitsmodells,
- Psychoedukation zur Verbesserung des Krankheitsverständnisses,
- Reduktion der depressiven Symptomatik (Tagestruktur, Aufbau angenehmer Aktivitäten, Ressourcenaktivierung),
- Verbesserung der Selbstfürsorge,
- Verbesserung des Selbstwertgefühls,
- Stress- und Emotionsregulation,
- Arbeit an interaktionellen Fertigkeiten,
- Bedürfnisse und Wünsche sowie Grenzen wahrnehmen, Förderung der Konfliktfähigkeit.

4.3 Der Therapieprozess

Gleich zu Beginn des Aufenthalts in der Tagesklinik zeigte sich Frau B. sehr interessiert und aufgeschlossen gegenüber den therapeutischen Angeboten. Sie war sehr motiviert, ihre aktuelle Lebenssituation zu verändern. Mit der Patientin wurde ein Therapieplan erarbeitet, das Tagesklinikkonzept besprochen und eine detaillierte Aufklärung über das Real-Time-Monitoring mittels SNS durchgeführt. Während der tagesklinischen Therapie verwendete Frau B. den Therapie-Prozessbogen für stationäre Therapie (TPB-S). Medikamentös wurde bei mittelgradigem depressivem Syndrom die bei Aufnahme bestehende antidepressive Therapie mit 50 mg Sertralin morgens und 100 mg Trittico retard abends fortgeführt und von der Patientin gut vertragen.

In den ersten Stunden wurde das Hauptaugenmerk auf die Biografiearbeit gelegt. Die Patientin konnte ausführlich über ihre Lebensgeschichte und die derzeitige Lebenssituation berichten. Im Vordergrund der VT-orientierten Einzeltherapie stand zunächst die Erarbeitung eines individuellen Störungsmodells sowie Psychoedukation, vorwiegend in Bezug auf die depressive Symptomatik, wodurch sich das Krankheitsverständnis verbesserte und eine Auseinandersetzung mit ihrer Lebensgeschichte sowie den daraus entstandenen dysfunktionalen Schemata möglich wurde. Frau B. zeigte sich sehr motiviert, Ressourcen zu aktiveren und zu integrieren sowie alternative Stressbewältigungsstrategien auszuprobieren. Durchgeführt wurde ein Ressourceninterview (Schiepek & Cremers, 2003), in dem sie eine Vielzahl von persönlichen, interpersonellen, familiären und aktivitätsbezo-

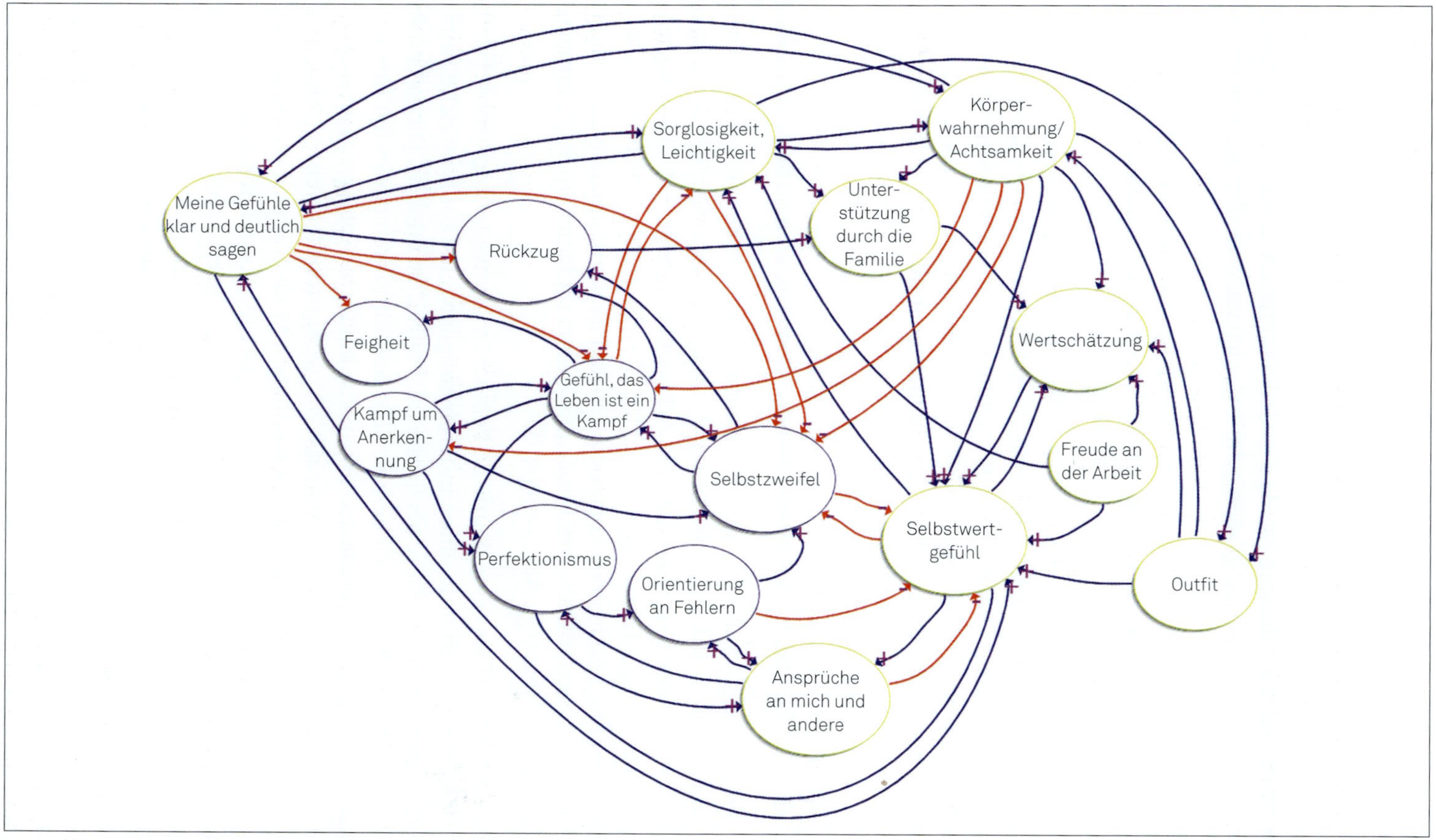

Abbildung 4.1: Das idiographische Systemmodell von Frau B. Blaue Pfeile: „+“-Verbindungen; rote Pfeile: „–“-Verbindungen. Die Farben der Ellipsen markieren thematische Cluster der Variablen.

genen Ressourcen benannte. Bezüglich einiger Ressourcen formulierte sie auch Entwicklungsziele, um diese auszubauen und zu entwickeln.

Im Laufe der Therapie konnte Frau B. beginnen, automatisierte Gedanken und Schemata zu formulieren, wodurch sie viele ihrer Ängste gut nachvollziehen konnte. Während der Therapie wurde sie wiederkehrend mit ihren Glaubenssätzen konfrontiert, z. B. „Ich muss allen gefallen“, „Ich muss es allen recht machen“ und „Ich muss kämpfen“, die ihren Hintergrund vorwiegend im familiären Kontext hatten. Thematisiert wurden ihre Selbstzweifel und ihr Kampf um Anerkennung. Diese waren mit einem Gefühl verbunden, dass „das Leben ein Kampf sei“ (vgl. das idiographische Systemmodell in Abbildung 4.1).

Die Patientin beschrieb auch, dass sie in den letzten Jahren alles versucht habe, es ihren beiden Stiefsöhnen recht zu machen, diese hätten sie aber nie akzeptiert. In diesem Zusammenhang konnte Frau B. dysfunktionale Kognitionen identifizieren und teilweise modifizieren und dadurch ihre Selbstwirksamkeit und ihr Selbstwertgefühl verbessern. Während des tagesklinischen Aufenthalts verbesserte sich ihr Selbstwertgefühl (vgl. Abbildung 4.2) und stabilisierte sich in der Phase danach auf einem höheren Niveau als bei Aufnahme. Weitere positive Einflussfaktoren auf den Selbstwert waren die Unterstützung durch ihre Familie und auch die Freude an der Arbeit (siehe die entsprechenden Komponenten im Systemmodell).

Durch die Stärkung der Ich-Anteile der gesunden Erwachsenen (Roediger, 2016) wurden für sie eine gewisse Leichtigkeit und Sorglosigkeit spürbar (vgl. Abbildung 4.3). Dies war mit einer Verbesserung der Achtsamkeit und ihrer Selbstwahrnehmung verbunden (vgl. Abbildung 4.4), wodurch es ihr auch möglich wurde, ihre Gefühle klarer und deutlicher wahrzunehmen und zu kommunizieren. Der deutliche Ausdruck von Gefühlen war für sie ein Thema und auch im Systemmodell eine wichtige Variable (vgl. Abbildung 4.1).

Zu diesem Zeitpunkt war eine deutliche Perspektivenerweiterung beobachtbar. Dadurch war es der Patientin unter anderem möglich, eine konfliktreiche Familienfeier zu besuchen und diese als für sie „stressfrei“ zu erleben. Die Patientin zeigte sich in dieser Phase der Therapie sehr bemüht, ihren gesunden Erwachsenenanteil zu stärken, verletzte und ängstliche kindliche Anteile zu „versorgen“ und zu regulieren sowie die „innere Kritikerin“ wenigstens teilweise zu entmachten. Vor allem durch die Arbeit an den kindlichen Modi erlebte die Patientin ihr Leben weniger als Kampf und fühlte sich weniger „feig“, wodurch sich auch ihre Selbstzweifel reduzierten (vgl. die „+“-Verbindungen von „Gefühl, das Leben ist ein Kampf“ zu „feig“ und zu „Selbstzweifel“ in Abbildung 4.1). Zudem setzte sich die Patientin mit traumatischen Inhalten der Vergangenheit auseinander, vorwiegend in Bezug auf die sexuelle Traumatisierung im Jugendalter. Im Rahmen der Traumabearbeitung kam es zu teils intensiven Trauerprozessen (Spitzen im Erleben von Trauer während des tagesklinischen Aufenthalts, vgl. Abbildung 4.5).

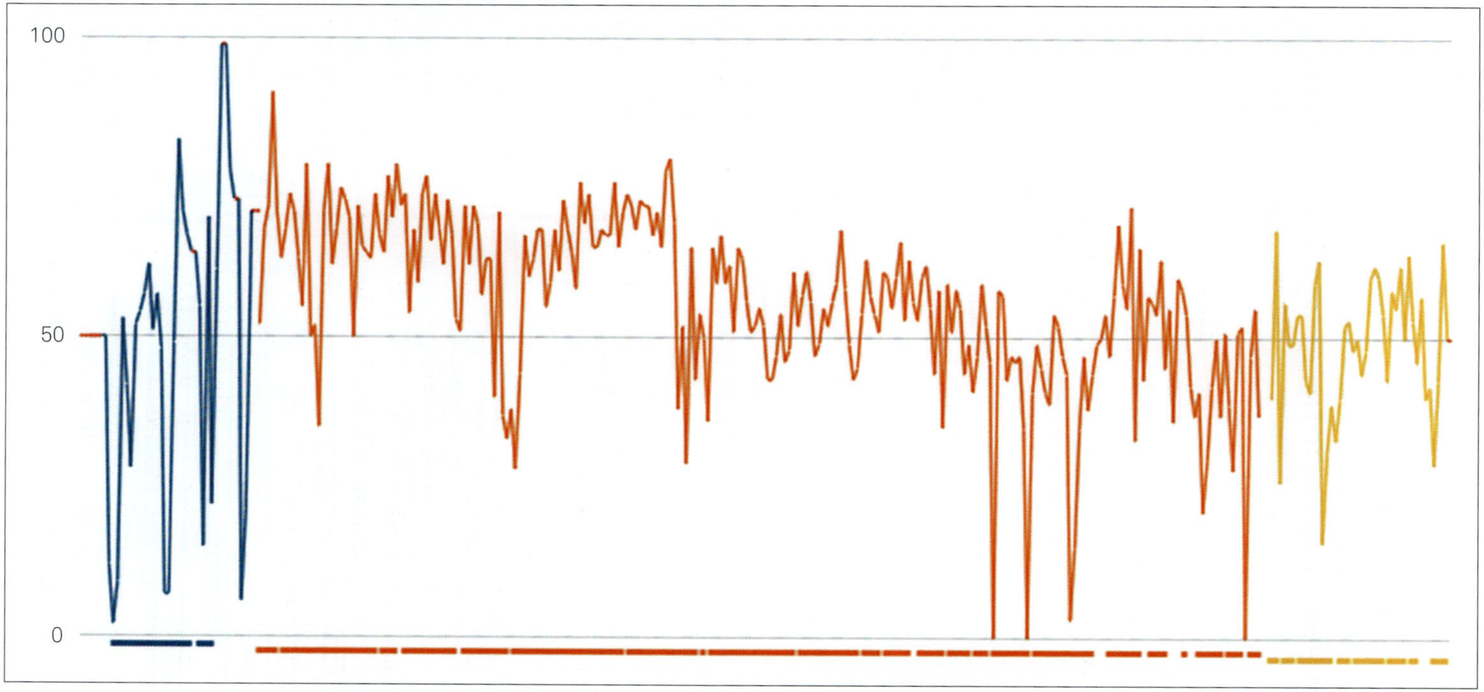

Abbildung 4.2: Zeitlicher Verlauf des Items „Selbstwertgefühl“ von Frau B. Sie verwendete in den drei Phasen ihrer Therapie drei unterschiedliche Fragebögen, das Item „Selbstwertgefühl“ war jedoch in allen drei Fragebögen enthalten. Blau: Therapie-Prozessbogen für stationäre Psychotherapie (TPB-S); rot: persönlicher Prozessbogen, basierend auf dem idiographischen Systemmodell (vgl. Abbildung 4.1); gelb: persönlicher Prozessbogen, basierend auf dem revidierten idiographischen Systemmodell . Die Punkte am unteren Rand des Diagramms markieren die Tage, an denen Tagebucheintragungen vorliegen.

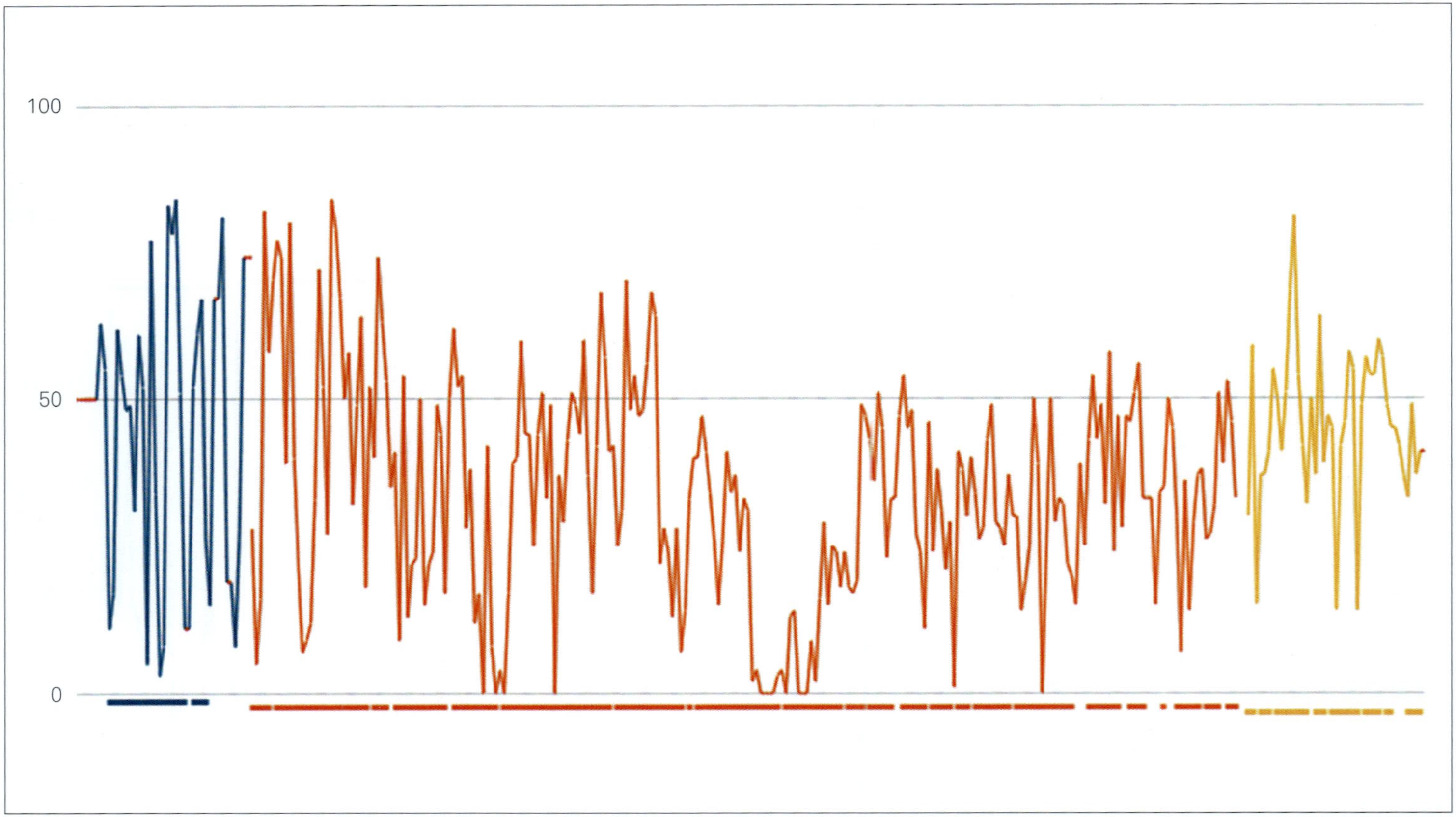

Abbildung 4.3: Verlauf von „Glück und Unbeschwertheit“. Die Patientin nutzte in den drei Phasen ihrer Therapie drei unterschiedliche Fragebögen, das Item „Glück und Unbeschwertheit“ war jedoch in allen drei Fragebögen enthalten (vgl. Abbildung 4.2). Die Punkte am unteren Rand des Diagramms markieren die Tage, an denen Tagebucheintragungen vorliegen.

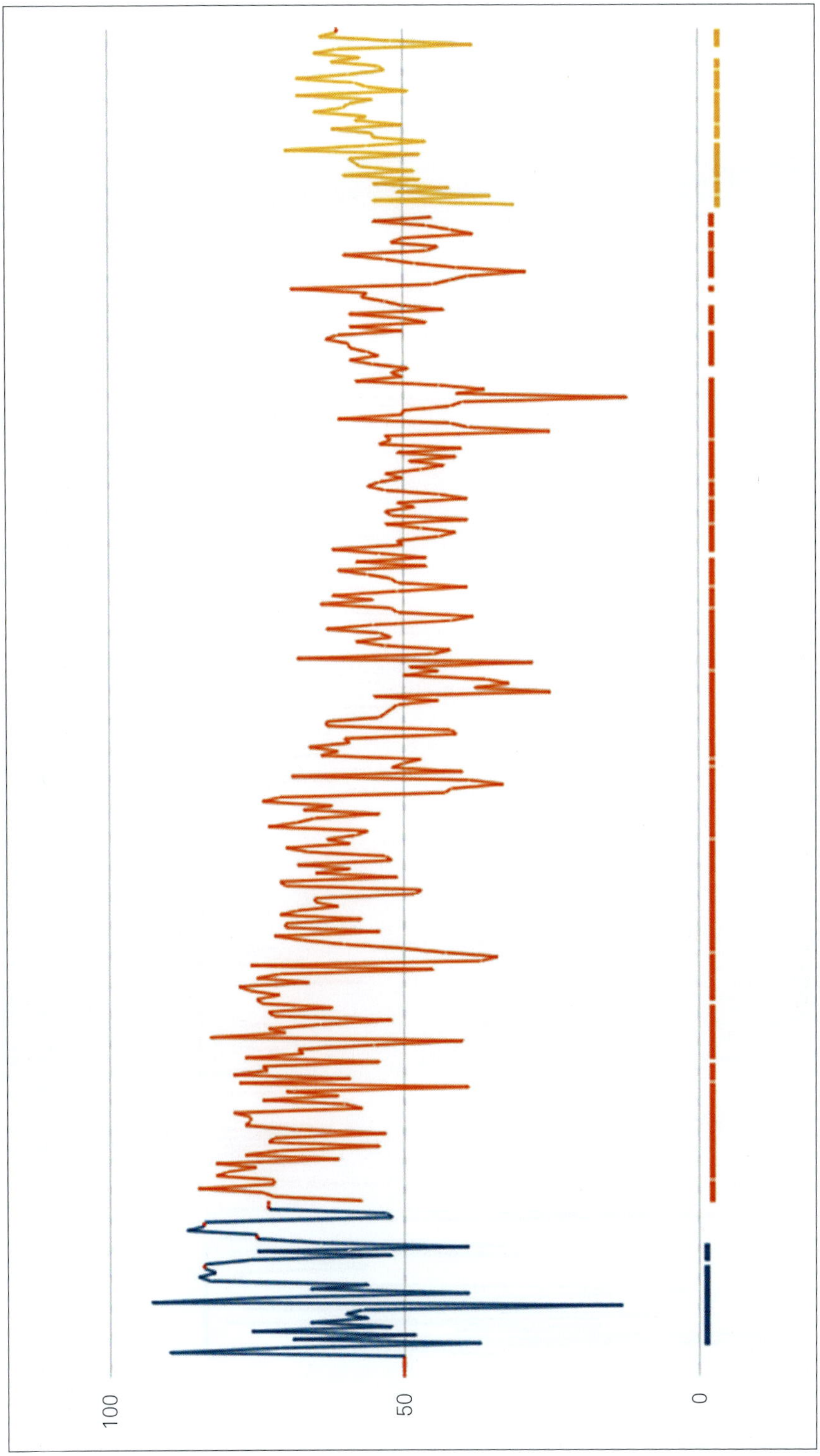

Abbildung 4.4: Verlauf des Items „Heute bin ich achtsam mit mir umgegangen und habe auf meine Grenzen geachtet“. Auch dieses Item war in allen drei Fragebögen, die sie verwendet hatte, enthalten. Die Punkte am unteren Rand des Diagramms markieren die Tage, an denen Tagebucheintragungen vorliegen.

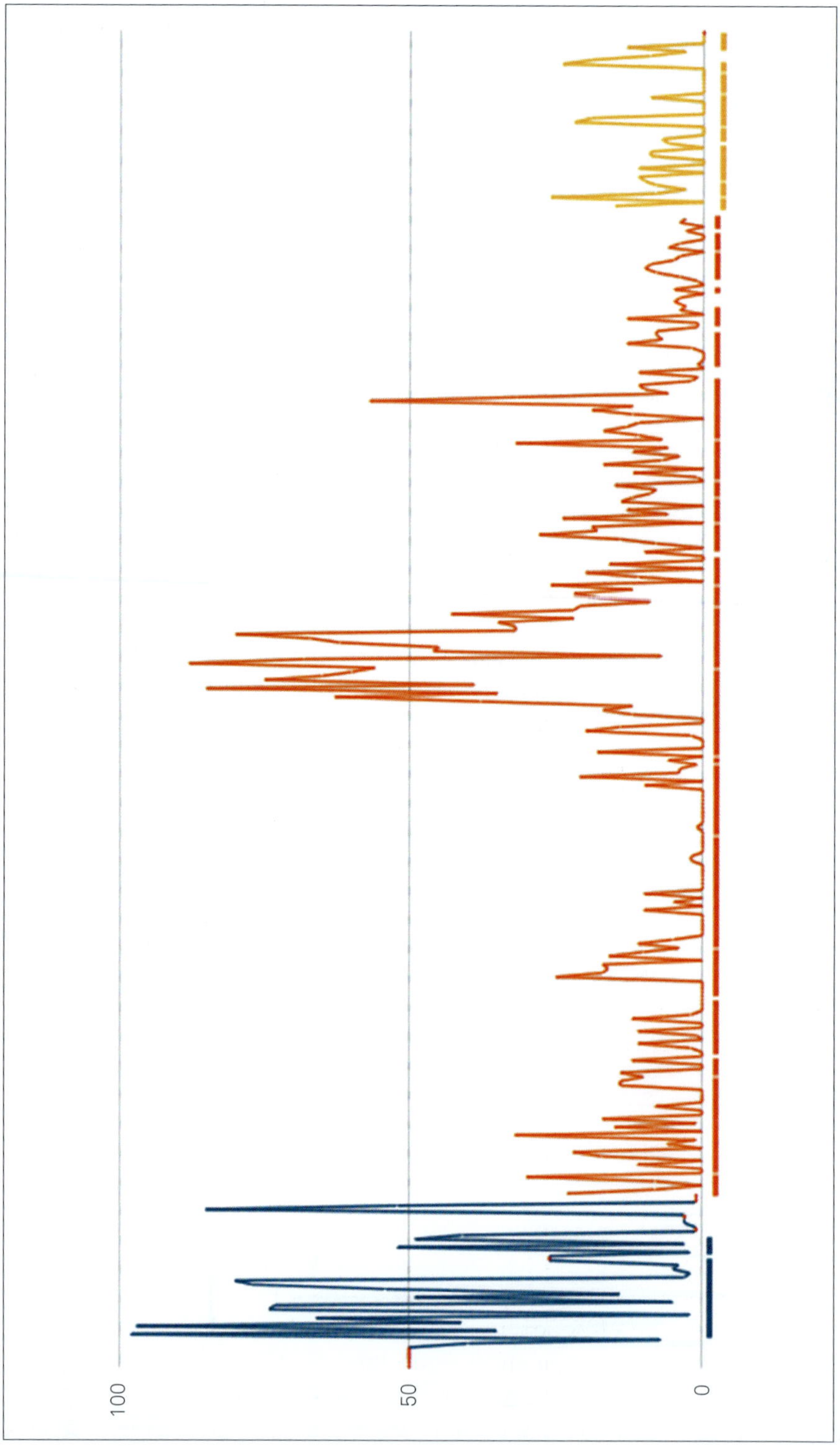

Abbildung 4.5: Verlauf des Items „Trauer“. Auch dieses Item war in allen drei Fragebögen, die Frau B. nutzte, enthalten. Die Punkte am unteren Rand des Diagramms markieren die Tage, an denen Tagebucheintragungen vorliegen.

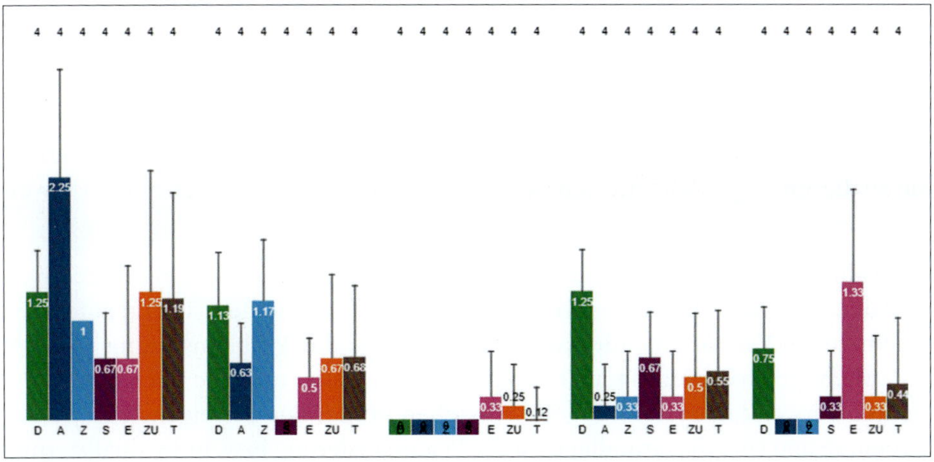

Abbildung 4.6: Fünf Messzeitpunkte des ICD-10-basierten Symptomratings (ISR) mit den Subskalen „Depressives Syndrom" (D), „Angstsyndrom" (A), „Zwangssyndrom" (Z), „Somatoformes Syndrom" (S), „Essstörungssyndrom" (E), „Zusatzskala" (ZU) und „Total Score" (T).

Insgesamt wurden in den ca. zehn Wochen dieser Therapie an der Tagesklinik in vielen Items und Faktoren des TPB Verbesserungen sichtbar, vor allem eine Zunahme des Selbstwertgefühls (vgl. Abbildung 4.2) und eine Abnahme der Trauer (vgl. Abbildung 4.5). Auch kam es zu einer deutlichen Symptomreduktion, insbesondere im Bereich des „Angstsyndroms", des „Somatoformen Syndroms" und der Zusatzskala des ICD-10-basierten Symptomratings (ISR; vgl. den ersten und zweiten Messzeitpunkt, Abbildung 4.6).

Nach Entlassung aus der Tagesklinik arbeitete sie dann mit einem personalisierten Fragebogen, der auf einer idiographischen Systemmodellierung beruhte (roter Zeitreihenabschnitt, vgl. Abbildung 4.2 bis 4.5) und nach ca. 33 Wochen noch einmal revidiert wurde (gelber Zeitreihenabschnitt, Dauer ca. sechs Wochen), basierend auf einer Revision des Systemmodells.

4.4 Die Systemmodellierung

Die idiographische Systemmodellierung bereitete für Frau B. die Phase der ambulanten Nachbetreuung vor und wurde nach vier Wochen (ca. einem Drittel) ihres Tagesklinikaufenthalts durchgeführt. Das Vorgehen entsprach den drei Stufen, die in Kapitel 1.7 beschrieben sind: Zunächst ein Interview, um die Variablen (Elemente) des Modells zu identifizieren, dann die dialog-konsensuelle Validierung der Variablen, dann die graphische Visualisierung. Zu diesem Zweck wurde das Graphik-Tool auf einem großen elektronischen Touchscreen verwendet, in dem auch ein Schrifterkennungsprogramm verfügbar ist. Dies war für Frau B. mit einiger Verunsicherung verbunden, die sich auch auf die Rechtschreibung der Begriffe bezog. Aber nach kurzer Zeit funktionierte alles und sie hatte ein Erfolgserlebnis, sowohl technisch als auch inhaltlich. Das Systemmodell ist in Abbildung 4.1 auf Seite 93 dargestellt. In ihrem SNS-Tagebuch vermerkte sie an diesem Tag: „Ich lerne jeden Tag mehr über mich, was mich ein Stück weiterbringt."

Die Fallkonzeption mithilfe der Systemmodellierung beruhte auf einer kreativen und dynamischen Zusammenarbeit zwischen Frau B. und dem Therapeuten. Sie eröffnete ein Verständnis für das Wirkungsgefüge des Problemsystems und bot eine wichtige Orientierung im Therapieprozess. Dabei wird die Sprache des Patienten verwendet. Systemmodelle entstehen immer aus der eigenen Hand des Patienten und sind die Grundlage für die Personalisierung bzw. Individualisierung von Psychotherapie (Herpertz & Brakemeier, 2019; Schiepek et al., 2015).

Als wesentliche Variable des Modells betrachtete sie das „Gefühl, das Leben ist ein Kampf". Das wurde in der Beschreibung ihres Lebens deutlich (d.h. im Interview), aber auch durch die Anzahl der Pfeile, die von dieser Variable weg und zu dieser Variable hinlaufen (vgl. Abbildung 4.7). Damit eng verbunden sind ihr „Kampf um Anerkennung" und ihre „Selbstzweifel", Variablen, in denen sich auch bestimmte „dysfunktionale" Selbstbeschreibungen und Glaubenssätze wiederfinden. Das Gegenstück zum Gefühl, das Leben sei ein Kampf, ist in ihren Gefühlen von Sorglosigkeit und Leichtigkeit zu finden und in ihrer Fähigkeit, Gefühle klar und deutlich zum Ausdruck zu bringen. Beides reduziert das Gefühl, das Leben sei ein Kampf.

Nach der Erarbeitung des Systemmodells nutzte Frau B. zusammen mit einem der Therapeuten den Fragebogen-Editor im SNS, um ihren persönlichen Prozessfragebogen zu entwickeln. In ihrem Tagebuch hob sie dazu speziell hervor, dass sie die Fragen selber schreiben durfte. Unmittelbar danach konnte sie diesen dann über ihre SNS-App nutzen. Diesen personalisierten Prozessbogen verwendete sie allerdings nur knapp vier Wochen und wechselte dann auf eigenen Wunsch zu einem Fragebogen, der die persönlichen Items in Kombination mit Items des TPB enthielt, die ihr hilfreich und unterstützend vorkamen. Diesen Fragebogen nutzte sie über einen Zeitraum von 33 Wochen, ohne einen einzigen Eintrag zu versäumen. Zudem nutzte sie fast jeden Tag das Kommentarfeld des Fragebogens für Tagebucheintragungen. Die Items dieses Fragebogens sind im folgenden Kasten dargestellt. In Feedbackgesprächen beschrieb Frau B. den personalisierten Fragebogen als „total hilfreich". Dadurch werde sie erinnert, sich täglich mit „ihren Themen" zu beschäftigen. Sie integrierte das Ausfüllen des Fragebogens in ihre tägliche Routine und habe es zu einem „positiven Ritual" für sich gemacht.

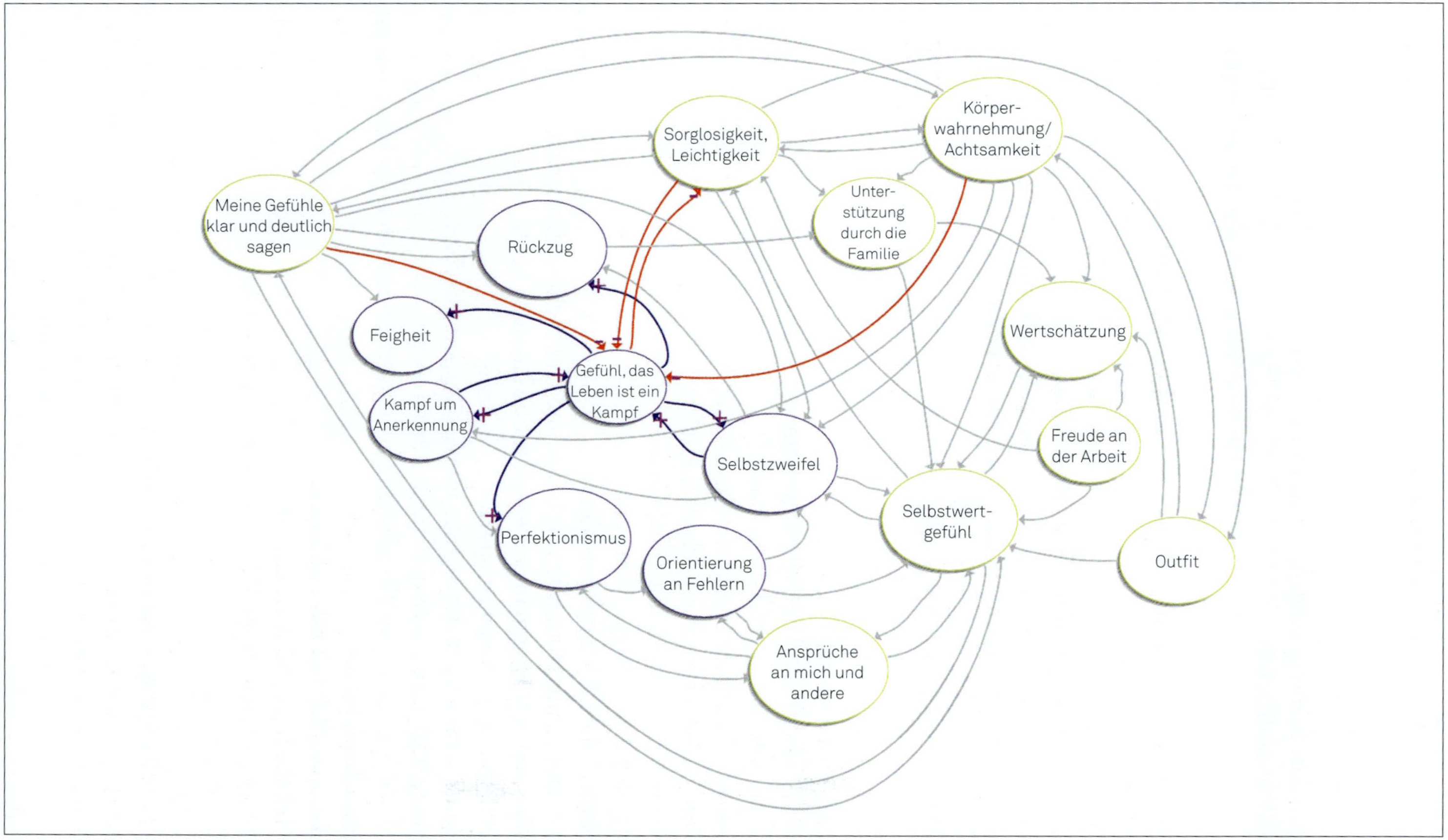

Abbildung 4.7: Fokussierung auf die Variable „Gefühl, das Leben ist ein Kampf". Die Abbildung zeigt, mit welchen anderen Variablen diese verbunden ist. Blaue Pfeile (mit einem „+") zeigen eine aktivierende Relation, rote Pfeile (mit einem „–") eine inhibierende Relation.

Items des persönlichen Fragebogens von Frau B.

Die Items beruhen auf dem ersten Systemmodell, das Frau B. während ihres tagesklinischen Aufenthalts erstellt hatte (vgl. Abbildung 4.1).

1. Heute ist es mir gelungen, meine Gefühle klar und deutlich auszusprechen und auszudrücken.
2. Heute habe ich Sorglosigkeit und Leichtigkeit in meinem Leben empfunden.
3. Heute bin ich achtsam mit mir umgegangen und habe auf meine Grenzen geachtet.
4. Heute habe ich Unterstützung von meinem Mann (Familie) bekommen.
5. Heute habe ich mich selber wertgeschätzt.
6. Heute habe ich Wertschätzung von anderen bekommen.
7. Heute habe ich Freude an der Arbeit empfunden.
8. Heute war mein Selbstwertgefühl ...
9. Heute waren meine Ansprüche an mich ...
10. Heute waren meine Ansprüche an andere ...
11. Heute hatte ich das Gefühl, „das Leben ist ein Kampf“.
12. Heute habe ich mich als feig erlebt.
13. Heute kämpfte ich mit Selbstzweifeln.
14. Heute war mein Perfektionismus ...
15. Heute habe ich um Anerkennung gekämpft.
16. Heute habe ich mich eingeigelt („Rückzug“).
17. Heute habe ich Schuldgefühle verspürt.
18. Heute habe ich Ärger/Wut verspürt.
19. Heute habe ich Trauer verspürt.
20. Ich habe heute Momente von Glück und Unbeschwertheit erlebt.
21. Mit meinen Kollegen in der Arbeit fühlte ich mich heute wohl.
22. Ich habe heute Angst verspürt.
23. Heute habe ich auf die Signale meines Körpers geachtet.
24. Heute fühlte ich mich in meinem Körper wohl.
25. Ich fühle mich heute Situationen gewachsen, denen ich mich bisher nicht gewachsen fühlte.
26. Heute war ich mit mir zufrieden.
27. Ich habe heute Scham verspürt.
28. Heute habe ich meine Bedürfnisse wahrgenommen.

In den Feedbackgesprächen wurde nicht nur deutlich, dass sie damit einmal am Tag ihr Verhalten, ihre Emotionen und Kognitionen reflektierte (z. B. hinsichtlich ihrer Glaubenssätze und Beliefs), sonders auch die Punkte im Bewusstsein hielt, die sie verändern wollte, z. B. weniger um Anerkennung zu kämpfen („Ich muss niemandem etwas beweisen“ anstelle von „Ich muss es allen recht machen“), ihre

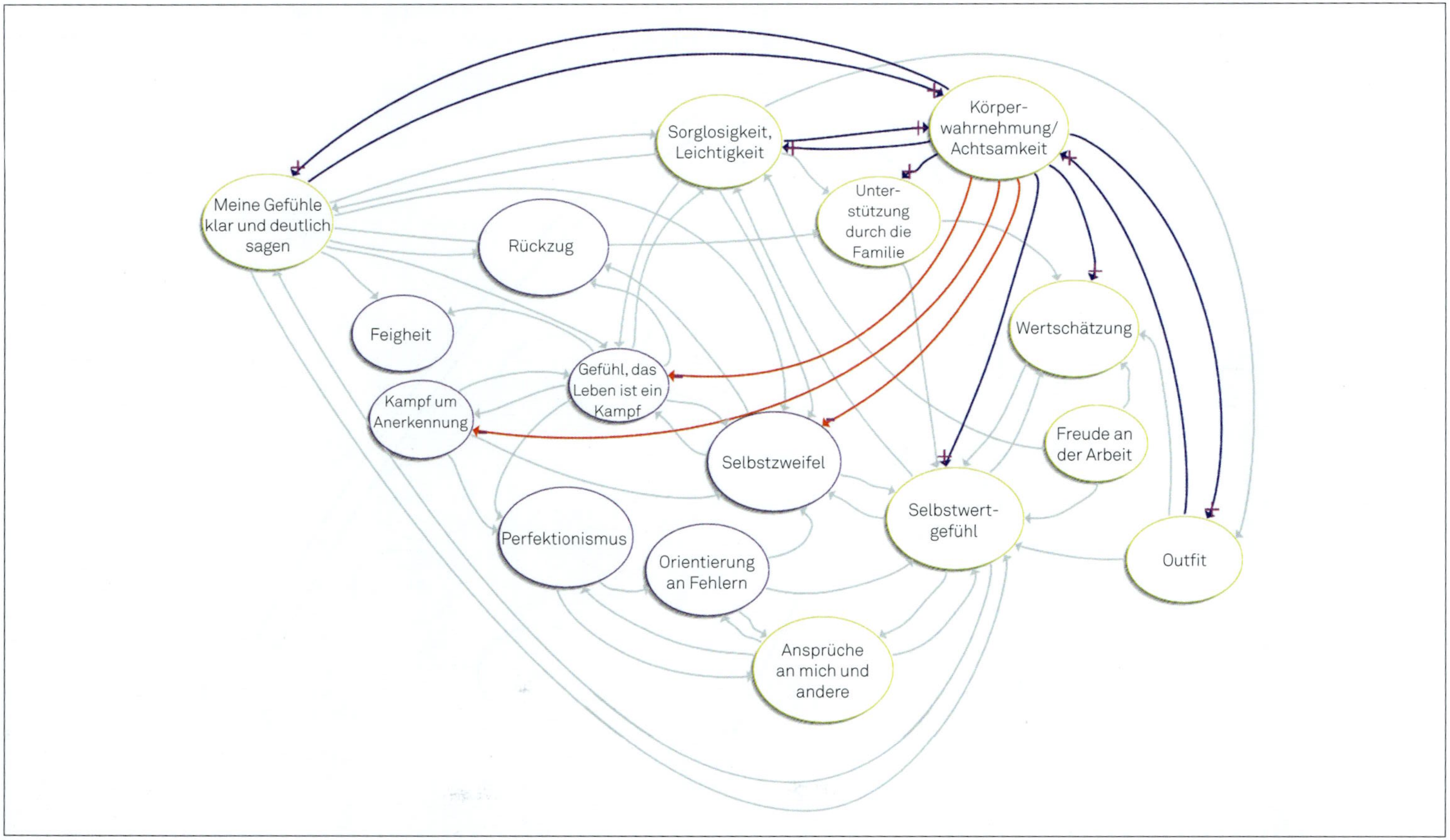

Abbildung 4.8: Fokussierung auf die Variable „Körperwahrnehmung/Achtsamkeit“. Die Abbildung zeigt, mit welchen anderen Variablen diese verbunden ist. Blaue Pfeile (mit einem „+“) zeigen eine aktivierende Relation, rote Pfeile (mit einem „–“) eine inhibierende Relation.

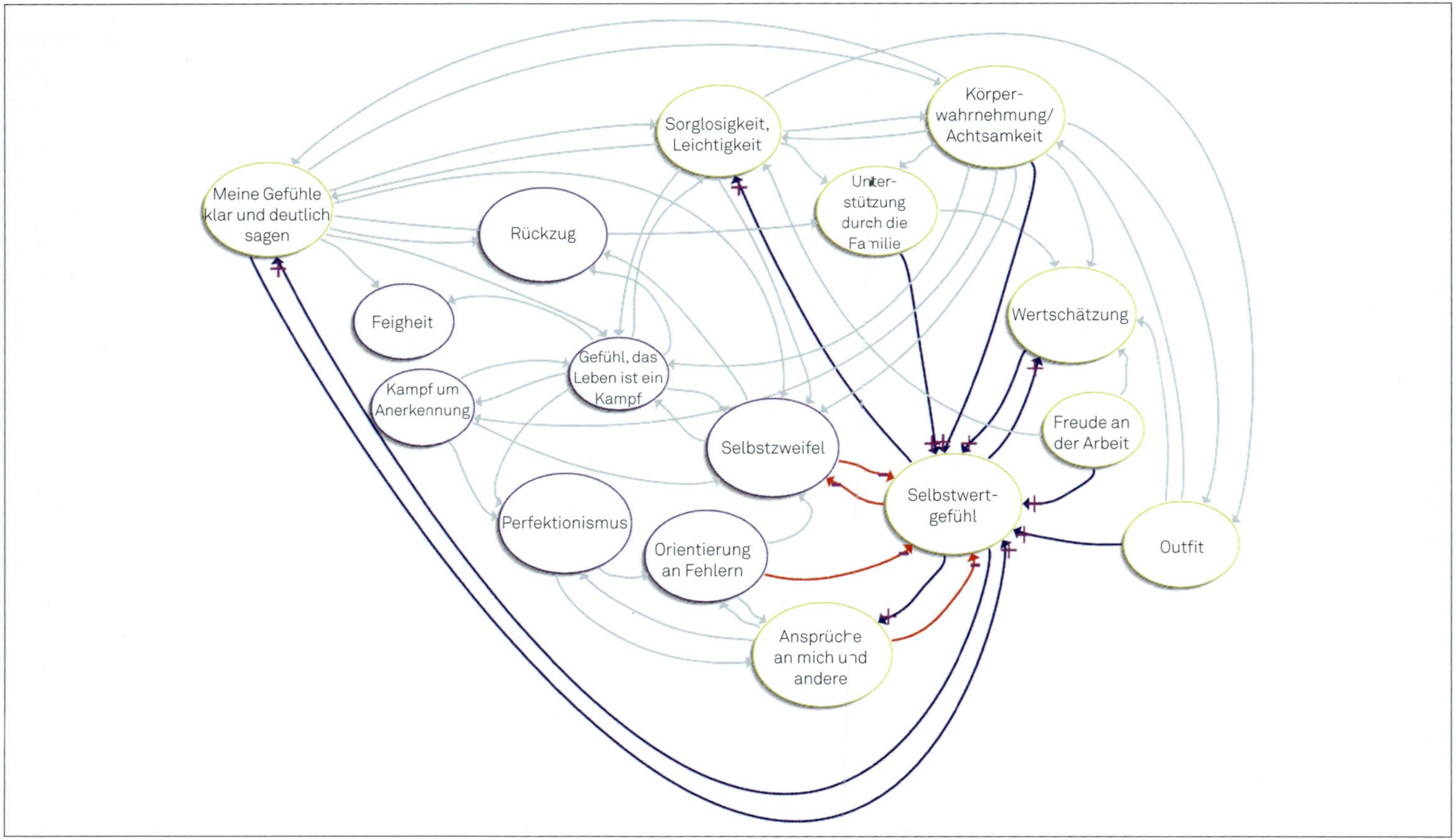

Abbildung 4.9: Fokussierung auf die Variable „Selbstwertgefühl". Die Abbildung zeigt, mit welchen anderen Variablen diese verbunden ist. Blaue Pfeile (mit einem „+") zeigen eine aktivierende Relation, rote Pfeile (mit einem „−") eine inhibierende Relation.

Gefühle klar und deutlich zum Ausdruck zu bringen, auf den eigenen Körper zu achten, den Perfektionismus zu reduzieren oder in einen Zustand von Sorglosigkeit und Leichtigkeit einzutauchen. Obwohl sie jederzeit die Selbsteinschätzungen hätte beenden können, war es ihr wichtig, diese über mehrere Monate hinweg fortzusetzen.

Die Feedbackgespräche konnten sowohl auf den Verlauf (Zeitreihen) Bezug nehmen als auch auf das Systemmodell. Durch die Möglichkeiten des digitalen Modellierungs-Tools bestand die Option, die Komplexität des vollständigen Modells zu reduzieren und den Fokus auf einzelne Teilstrukturen und Zusammenhänge zu legen. Dies ist in den Abbildungen 4.7 bis 4.9 illustriert, wobei Abbildung 4.7 die Variable „Gefühl, das Leben ist ein Kampf", Abbildung 4.8 die Variable „Körperwahrnehmung/Achtsamkeit" und Abbildung 4.9 die Variable „Selbstwertgefühl" in den Fokus nimmt und zeigt, welche anderen Variablen dort hinführen (aktivierend oder inhibierend) oder von dort wegführen (aktivierend oder inhibierend). Damit wird in einfacher Weise sichtbar, welche Variablen und psychologischen Prozesse nutzbar gemacht werden können, um im jeweiligen Fokus eine Veränderung zu erzielen.

4.5 Fortsetzung der Therapie und Alltagserfahrungen

Gegen Ende des tagesklinischen Aufenthalts standen bestehende Zukunftsängste im Vordergrund. Als hilfreich zeigte sich anfangs die Konfrontation mit den Zukunftsängsten in sensu. Anschließend konnten konkrete Perspektiven und hilfreiche Strategien erarbeitet werden. Vor allem die Arbeit an ihren interaktionellen Fertigkeiten trug für die Patientin dazu bei, nach dem tagesklinischen Aufenthalt wieder in den Berufsalltag als Erzieherin zurückzukehren. Im beruflichen Kontext stellte sich die Arbeit an ihren Schemata einmal mehr als hilfreich dar, aber auch die Übernahme von Eigenverantwortung und Abgrenzung. Das behutsame Heranführen an die positiven Aspekte von Verantwortungsübernahme und das gezielte Validieren der bisherigen Therapieerfolge mit Bezug auf die Diagramme im SNS ermöglichten es der Patientin, eine selbstwirksamere Rolle im Alltag einzunehmen, woraufhin sie ein schon lange anstehendes klärendes Gespräch mit ihrem Vorgesetzten führen konnte. In diesem Gespräch konnten ihre Wünsche und auch Grenzen im beruflichen Kontext geklärt werden. Des Weiteren gelang es ihr, Aufträge im Rahmen ihrer handwerklichen Nebentätigkeit abzulehnen und somit ihre Selbstfürsorge zu verbessern. Auch konnte sie ihre Glaubenssätze und Schemata wiederkehrend überprüfen. Die Patientin konnte Sätze formulieren wie „Ich muss es nicht allen recht machen", „Ich muss nicht allen gefallen" oder „Ich habe auch das Recht auf meine eigenen Bedürfnisse", was wiederum zur Verbesserung des Selbstwerts und des Selbstvertrauens führte (vgl. Abbildung 4.2 auf Seite 95).

Der schrittweise, mit der Therapie überlappende Übergang ins Berufsleben erwies sich als sehr hilfreich, weil damit „Fallen“ im Arbeitsalltag zeitnah aufgegriffen werden konnten. Anhand der Rückfallprophylaxe bzw. eines „Notfallkoffers“ wurden die besprochenen Bewältigungsstrategien zusammengefasst und geordnet (z.B. Frühwarnsymptome: Ein- und Durchschlafprobleme; hilfreiche Gedanken: „Ich darf so sein, wie ich bin“, „Ich darf meine Gefühle klar und deutlich äußern“, „Ich darf aufgrund meines Alters meine eingeschränkte Leistungsfähigkeit akzeptieren und muss nicht kämpfen“; angenehme Aktivitäten: Fernsehabende, regelmäßige Verabredungen; Verzicht auf Alkohol usw.). Auch hier erwies sich die Systemmodellierung als nützlicher Bezugsrahmen. Bei Entlassung erfolgte eine zusammenfassende Zielvalidierung sowie ein Rückblick auf ihre persönliche Entwicklung anhand der Visualisierung im SNS. Ebenso wurde eine Aufstellung von noch zu bearbeitenden Themen für die nächsten Wochen und Monate durchgeführt, in denen die Patientin das Prozessmonitoring auf Basis des persönlichen Prozessfragebogens weiterführte und von unserer Seite ambulant weiterbetreut wurde.

4.6 Revision des Modells

Nach ihrer Entlassung aus der Tagesklinik erfuhr die Patientin Unterstützung, speziell durch ihren Mann, aber auch durch die kontinuierliche Nutzung ihres persönlichen Fragebogens. Sie erlebte dies als stabilisierendes Ritual, als kontinuierlichen Beitrag zur Verhaltensänderung und als Reflexionshilfe. Allerdings gab es auch schwierige und belastende Erfahrungen (z.B. bei ihrer Arbeit im Kindergarten). Dort erlebte sie Konkurrenzdruck und Neid, weil sie nach ihrer Darstellung gut bei den Kindern und Jugendlichen ihrer Einrichtung ankam, dies aber einigen Kolleginnen missfiel. Zudem herrschte ein eher durchwachsenes Betriebsklima. Was sie aber in den Monaten ihres beruflichen Wiedereinstiegs lernte, war, sich abzugrenzen, nicht mehr um Anerkennung zu kämpfen und ihre Gefühle deutlich zu zeigen. Es müsse nicht sein, jedem und jeder gefallen zu wollen. Eine weitere schwierige Situation bahnte sich mit einer Nachbarin an, wobei es unter anderem um ihre Katzen ging. Dieser Konflikt eskalierte so weit, dass sie ihre Katzen weggeben und für sie ein anderes Zuhause suchen musste. Dies führte über einige Wochen zu einem massiven Einbruch ihrer Stimmung, was sich unter anderem in einem eklatanten Anstieg ihrer Trauer manifestierte (vgl. Abbildung 4.5 auf Seite 98 und Abbildung 4.10).

Nach mehreren Monaten unternahm Frau B. einen Rückblick auf ihre Entwicklung, bei dem sie nocheinmal auf ihre Systemmodellierung blickte. Vieles davon schien ihr nach wie vor sinnvoll und zutreffend, doch nahm sie auch einige Veränderungen vor (Abbildung 4.11 zeigt das revidierte Modell). Dem ursprünglichen Modell wurde die Variable der „Abgrenzung“ hinzugefügt, da sich Abgrenzungs-

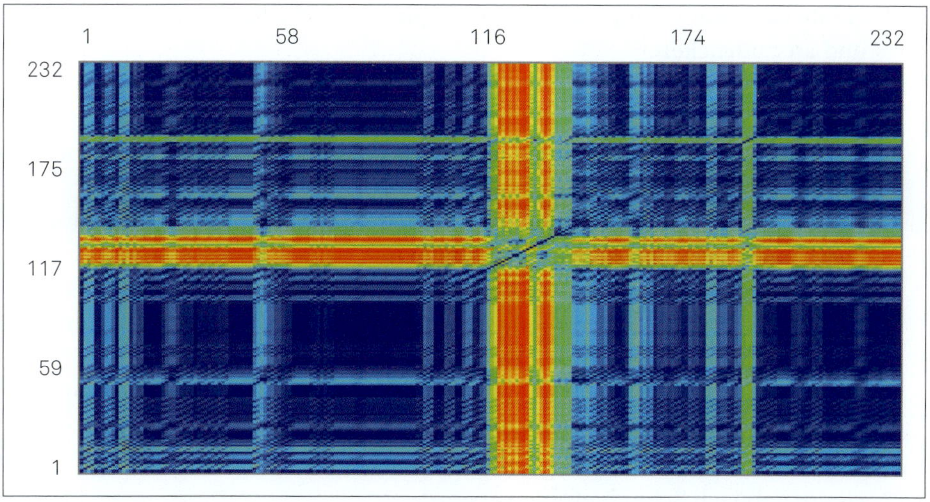

Abbildung 4.10: Recurrence Plot der Zeitreihe „Trauer" in der zweiten, längeren Monitoringperiode (roter Zeitreihenabschnitt in Abbildung 4.5). Die stabile Dynamik der Zeitreihe (recurrent) zeigt sich in der blauen Färbung im Recurrence Plot, die intermittente Phase erhöhter Trauer an der orange-roten Färbung.

fähigkeit insbesondere im Arbeitskontext als wichtiger Themenkomplex herauskristallisierte. Durch eine bessere Abgrenzungsfähigkeit konnte der Ärger, eine weitere neue Variable, verringert werden. Mit der Stärkung der gesunden Erwachsenen erlebte die Patientin insgesamt deutlich mehr Sorglosigkeit und Leichtigkeit, wodurch eine Steigerung des Selbstwertgefühls sowie eine Verbesserung der Körperakzeptanz möglich wurde. Dem Modell wurde auch eine Variable „Akzeptanz der begrenzten Leistungsfähigkeit" hinzugefügt, die sich darauf bezog, ihren Körper, ihr Alter und die damit verbundenen Grenzen der Leistungsfähigkeit zu akzeptieren.

Diese Veränderungen führten zu einer Modifikation des Prozessfragebogens, wie er von ihr dann in den letzten sechs Wochen des gesamten Monitoringzeitraums verwendet wurde (gelbe Zeitreihenabschnitte in den Abbildungen 4.2 bis 4.5 in Kapitel 4.3). Ein Item wurde ergänzt, das sich auf die Akzeptanz der begrenzten Leistungsfähigkeit im Alter bezog. Fragen hinsichtlich Anerkennung von anderen, Perfektionismus und Ansprüche an sich wurden herausgenommen, da ihr diese inzwischen nicht mehr so bedeutsam erschienen (vgl. Kasten).

Items des zweiten persönlichen Fragebogens von Frau B.

Die Items beruhen auf dem zweiten Systemmodell (vgl. Abbildung 4.11), das Frau B. im Übergang vom zweiten Zeitreihenabschnitt (rot) zum dritten Zeitreihenabschnitt (gelb) erstellt hatte (vgl. Abbildungen 4.2 bis 4.5).

1. Heute ist es mir gelungen, meine Gefühle klar und deutlich auszusprechen und auszudrücken.
2. Heute habe ich Sorglosigkeit und Leichtigkeit in meinem Leben empfunden.
3. Heute bin ich achtsam mit mir umgegangen und habe auf meine Grenzen geachtet.
4. Heute habe ich Unterstützung von meinem Mann (Familie) bekommen.
5. Heute habe ich mich selber wertgeschätzt.
6. Heute habe ich Freude an der Arbeit empfunden.
7. Heute war mein Selbstwertgefühl ...
8. Heute hatte ich das Gefühl, „das Leben ist ein Kampf“.
9. Heute habe ich mich als feig erlebt.
10. Heute kämpfte ich mit Selbstzweifeln.
11. Heute war meine Stimmung am Boden.
12. Heute habe ich Schuldgefühle verspürt.
13. Heute habe ich Trauer verspürt.
14. Ich habe heute Momente von Glück und Unbeschwertheit erlebt.
15. Mit meinen Kollegen in der Arbeit fühlte ich mich heute wohl.
16. Ich habe heute Angst verspürt (Familie).
17. Heute habe ich auf die Signale meines Körpers geachtet.
18. Heute fühlte ich mich in meinem Körper wohl.
19. Heute war ich mit mir zufrieden.
20. Heute habe ich meine Bedürfnisse wahrgenommen.
21. Heute ist es mir gelungen, mich in der Arbeit von meinen Kollegen abzugrenzen.
22. Heute ist es mir gelungen, in der Arbeit meine Meinung zu sagen und mich nicht unterkriegen zu lassen.
23. Heute konnte ich mich und meinen Körper akzeptieren.
24. Heute ist es mir gelungen, mein Alter und die damit verbundenen Grenzen der Leistungsfähigkeit zu akzeptieren.

Dieser letzte Monitoringabschnitt lässt eine Verbesserung ihrer Befindlichkeit und eine positive autonome Entwicklung erkennen, ohne weitere Therapie- oder Feedbackgespräche. Diese Phase war von Stabilität, Zuversicht und weiteren Fortschritten geprägt. Im Gesamtrückblick zeigte sich Frau B. mit dem Prozess sehr zufrieden, sie verbesserte ihre Lebensqualität und gewann neue Lebensperspektiven. Nach dem Aufenthalt an der Tagesklinik fanden in regelmäßigen Abständen ambulante Feedbackgespräche statt, in denen sie intensiv an ihren Themen arbeitete. Eine vorübergehende Exazerbation der Problematik wurde durch den Konflikt mit ihrer Nachbarin sichtbar. Die Patientin habe sich aufgrund des Konflikts schweren Herzens von ihren beiden Katzen trennen müssen. In den Feedbackgesprächen wurde auch deutlich, welche Fortschritte sie trotz der schwierigen Situ-

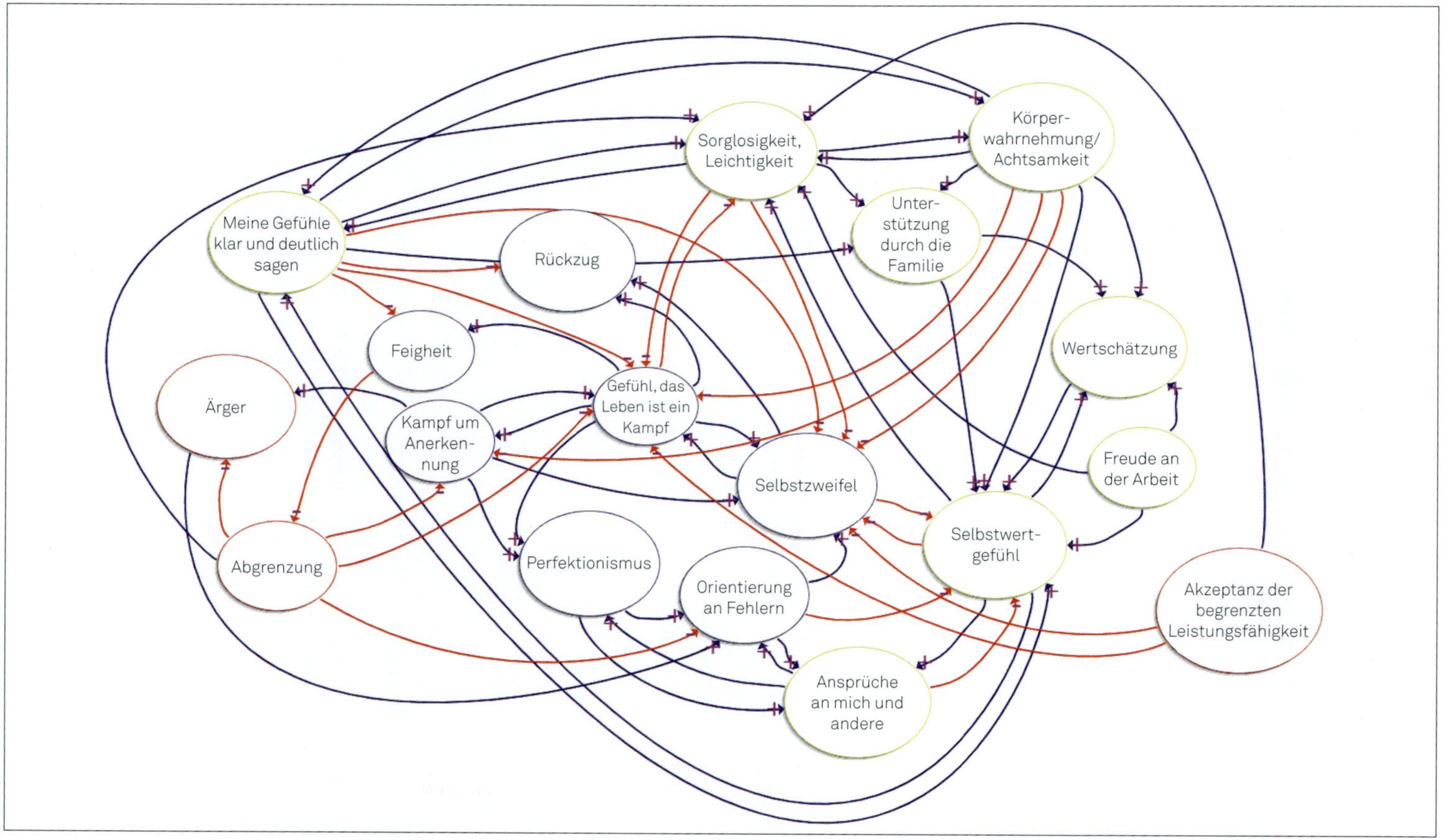

Abbildung 4.11: Das nach mehreren Monaten revidierte Systemmodell von Frau B. Die Farben der Ellipsen markieren verschiedene thematische Cluster der Variablen.

ation mit der Nachbarin und an ihrem Arbeitsplatz im Bereich interaktioneller Fertigkeiten sowie im Bereich der Stressregulation gemacht hatte. Die im ISR erfassten Syndrome (vgl. Abbildung 4.6 auf Seite 99) blieben auch bei den Messungen nach Klinikentlassung auf sehr niedrigem Niveau, wobei Depression und Essstörungen später wieder leicht zugenommen hatten.

4.7 Fazit

Das Beispiel von Frau B. macht einmal mehr deutlich, dass das Synergetische Prozessmanagement (SPM) mit sehr unterschiedlichen Therapieansätzen kompatibel ist – das Vorgehen der Bezugstherapeutin von Frau B. war in diesem Fall kognitiv-verhaltenstherapeutisch geprägt – und dass systemische Modellierung, Prozessmonitoring und Prozessfeedback auch Unterstützung und Veränderung bedeuten. Modellierung und Messung sind Interventionen. Das Vorgehen wurde kompetent und subtil eingeführt, sodass Frau B. von Anfang an engagiert beteiligt war, vor allem bei der Selbstreflexion mithilfe personalisierter Prozessfragebögen auf der Grundlage der idiographischen Systemmodellierung. Hierbei hat auch die Digitalisierung der Modellierung zu mehr Einsicht und Komplexitätsreduktion beigetragen. Eine spezielle Option für die Nutzung von idiographischen Systemmodellen in therapeutischen Teams ist der Bezug unterschiedlicher Therapieangebote auf verschiedene Aspekte (Variablen) eines Modells, was die Koordination und den Austausch im Team optimiert (z. B. bei Fallbesprechungen) und Synergieeffekte schafft.

Literatur

Beesdo-Baum, K., Zaudig, M. & Wittchen, H-U. (2019). *Strukturiertes Klinisches Interview für DSM-5-Störungen – Klinische Version*. Göttingen: Hogrefe.

Herpertz, S. C. & Brakemeier, E. L. (2019). Innovative Psychotherapieforschung: Auf dem Weg zu einer evidenz- und prozessbasierten individualisierten und modularen Psychotherapie. *Nervenarzt, 90,* 1125–1134. https://doi.org/10.1007/s00115-019-00808-9

Roediger, E. (2016). *Schematherapie. Grundlagen, Modell und Praxis*. Stuttgart: Schattauer.

Schäfer, I., Gast, U., Hofmann, A., Knaevelsrud, C., Lampe, A., Liebermann, P. et al. (2019). *S3-Leitlinie Posttraumatische Belastungsstörung*. Berlin: Springer. https://doi.org/10.1007/978-3-662-59783-5

Schiepek, G. (2022). Prozessfeedback und Prozesssteuerung in der Psychotherapie. Erfahrungen mit dem Synergetischen Navigationssystem (SNS). *Psychopraxis Neuropraxis, 25,* 323–331. https://doi.org/10.1007/s00739-022-00843-3

Schiepek, G. & Cremers, S. (2003). Ressourcenorientierung und Ressourcendiagnostik in der Psychotherapie. In H. Schemmel & J. Schaller (Hrsg.), *Ressourcen. Ein Hand- und Lesebuch zur therapeutischen Arbeit* (S. 147–193). Tübingen: DGVT.

Schiepek, G., Eckert, H., Aas, B., Wallot, S. & Wallot, A. (2015). *Integrative psychotherapy. A feedback-driven dynamic systems approach.* Boston, MA: Hogrefe International Publishing.

Schiepek, G., Eckert, H. & Kravanja, B. (2013). *Grundlagen systemischer Therapie und Beratung. Psychotherapie als Förderung von Selbstorganisationsprozessen.* Göttingen: Hogrefe.

Schiepek, G., Schöller, H., Aichhorn, W., Kratzer, L., Goditsch, H. & Viol, K. (2022). Prozessmonitoring in der Psychotherapie: Der Therapie-Prozessbogen und seine psychometrischen Eigenschaften. *Familiendynamik, 47*(3), 210–224. https://doi.org/10.21706/fd-47-3-210

Schiepek, G., Stöger-Schmidinger, B., Kronberger, H., Aichhorn, W., Kratzer, L., Heinz, P. et al. (2019). The Therapy Process Questionnaire. Factor analysis and psychometric properties of a multidimensional self-rating scale for high-frequency monitoring of psychotherapeutic processes. *Clinical Psychology & Psychotherapy, 26,* 586–602. https://doi.org/10.1002/cpp.2384

5 Systemmodellierung und Prozessgestaltung mit Gruppen in der Therapie chronischer Schmerzen

Oksana Blotni

In diesem Beitrag geht es um die gruppenorientierte Gestaltung der psychologischen Schmerztherapie und um die personalisierte Therapieplanung in einer psychosomatischen Klinik (Rottal-Inn-Kliniken, Psychosomatische Fachklinik Simbach am Inn). Die systemische Fallkonzeption (idiographische Systemmodellierung) kann in Gruppen durchgeführt werden und ermöglicht ein Verständnis psychologischer Wirkzusammenhänge der Schmerzsymptomatik. Das Konzept der stationären Behandlung von Patienten mit chronischen Schmerzen ist angelehnt an die Empfehlungen der Deutschen Schmerzgesellschaft zu Struktur und Prozess in der interdisziplinären multimodalen Schmerztherapie (Pfingsten et al., 2019). Zu den klinisch-psychologischen Interventionen (Baumann & Perrez, 1998) wurden verschiedene Elemente und Materialien aus den schmerzspezifischen Therapiemanualen der Kognitiv-behavioralen Therapie (Glier, 2014; Hildebrandt & Pfingsten, 2003; Basler & Kröner-Herwig,1998), der Psychodynamisch-interpersonellen Therapie (Arbeitskreis PISO, 2011), der Akzeptanz- und Commitment-Therapie (Luoma et al., 2009), des Synergetischen Prozessmanagements (Schiepek et al., 2013) sowie aus einem Therapiemanual der psychosomatischen Behandlung nach von Wachter und Kappis (2019) verwendet. Der vorliegende Beitrag fokussiert neben der Durchführung der Systemmodellierung im Gruppensetting (siehe auch Kapitel 9) vor allem auch auf die Prozessgestaltung von Schmerztherapie auf der Basis des Feedbacks.

5.1 Behandlungskontext

Die Schmerztherapie, über die hier berichtet wird, fand im stationären Setting in einer geschlossenen Gruppe statt. Die Behandlungsdauer betrug sechs Wochen. Die Hauptdiagnose der Patienten, die an den Gruppensitzungen teilnahmen, lautete „Chronische Schmerzstörung" (F45.41), meist gab es jedoch auch weitere psychische Diagnosen (z. B. Depression oder Angststörung) und multiple körperliche

Diagnosen (z.B. Migräne, Adipositas, Diabetes). Viermal pro Woche fand eine Gruppentherapie (psychologische Schmerztherapie von jeweils 60 Minuten Dauer) unter der Leitung einer Psychologin statt und einmal pro Woche (ebenfalls 60 Minuten) unter der Leitung eines Arztes. Zudem waren eine wöchentliche medizinische Visite und zwei Einzelgespräche mit der jeweiligen Bezugstherapeutin der Patienten Bestandteil der Therapie, davon war ein Einzelgespräch ein Feedbackgespräch, das auf dem Synergetischen Navigationssystem (SNS) basierte. Auch fanden Kreativtherapien im Einzel- und Gruppensetting, Entspannungsverfahren und Bewegungstherapien statt. Die Inhalte der Körpertherapie und der Kunsttherapie waren thematisch auf die Themen in der Gruppentherapie abgestimmt. In den interdisziplinären Teambesprechungen (dreimal wöchentlich) wurde ein engmaschiges Therapievorgehen individuell geplant.

5.2 Therapiebeginn

Im Aufnahmegespräch wurden die Patienten über das tägliche Monitoring mit dem Synergetischen Navigationssystem (SNS) aufgeklärt und im System erfasst. Ab dem Aufnahmetag begannen sie mit der täglichen Bearbeitung der Fragen des TPB-S (Therapie-Prozessbogens, validierte revidierte Vollversion für stationäre Psychotherapie; Schiepek et al., 2019; Schiepek et al., 2022) am eigenen Smartphone. Dabei wurden die Items des Therapie-Prozessbogens aufgeteilt in den TPB-KA (Therapie-Prozessbogen – Kurzfassung für ambulante Psychotherapie; Schiepek et al., 2019) und den TPB-SE, der die Items aus dem TPB-S ohne die Items enthielt, die bereits im TPB-KA enthalten waren. Dabei ging es darum, die Items, die auch nach dem Klinikaufenthalt (zu Hause) sinnvoll zu beantworten waren, in einem Fragebogen verfügbar zu halten (TPB-KA), während die Items, die für die Phase des stationären Aufenthalts spezifisch waren (zur therapeutischen Beziehung, zur Beziehung zu den Mitpatienten, zum Kliniksetting), nach der Entlassung nicht mehr beantwortet wurden. Der größere Teil der Items war im TPB-KA enthalten und wurde während der ambulanten Weiterbetreuung weiterhin beantwortet. In der zweiten Gruppentherapiestunde wurde mit der Psychologin eine Systemmodellierung erstellt, woraus dann die gruppenbezogenen Items (personalisiert für die jeweilige Gruppe) erarbeitet wurden. Eine Woche später wurde der sogenannte „gruppen-individuelle Fragebogen“ in den Fragebogen-Editor des SNS eingegeben, der ab Beginn der zweiten Behandlungswoche täglich bearbeitet wurde.

5.3 Idiographische Systemmodellierung

Die Psychologin führte mit der ganzen Gruppe ein Interview zum Problemszenario „Schmerz“ durch, aus dem die Variablen des Systemmodells hervorgingen. Folgende Einstiegsfragen wurden an die Gruppe gestellt:

- Was macht der Schmerz mit mir?
- Auf welche Bereiche wirkt sich der Schmerz aus?
- Welche Faktoren haben Einfluss auf den Schmerz?

Die aus dem Interview bzw. der Diskussionsrunde resultierenden Begriffe (Variablen) wurden auf eine Flipchart geschrieben. Dann wurden die Zusammenhänge zwischen den Variablen graphisch in Form von gebogenen Pfeilen dargestellt (vgl. Abbildung 5.1a). Die Wirkung der Variablen wurde in Form von Relationen charakterisiert, wobei „+“ eine gleichgerichtete Wirkung (z. B. „Je mehr man sich bewegt, desto stärker wird der Schmerz“) und „–“ eine entgegengesetzte Wirkung (z. B. „Je stärker die Schmerzen sind, desto weniger bewegt man sich“) bedeutet. Im Anschluss wurden einzelne Relationen und Rekursionsschleifen durchgesprochen. Die graphische Veranschaulichung ermöglicht es, Zusammenhänge zu erkennen, die vorher nicht gesehen wurden (vgl. Abbildung 5.1a). So wurden Überlegungen geäußert, wie z. B.:

- Die „Überschreitung der eigenen Grenzen“ führt zu verstärkten „Schmerzen“, gleichzeitig verhindern „Schmerzen“, dass es zum „Überschreiten der eigenen Grenzen“ kommt.
- „Hohe Ansprüche“ verstärken den „Schmerz“, und der „Schmerz“ führt dazu, dass die „hohen Ansprüche“ reduziert werden.

Dabei entstanden spannende Diskussionen zu den Hypothesen, in welche Richtung eine Komponente (Variable) eine andere Variable beeinflussen könnte.

Eine Bemerkung der Gruppe richtete sich darauf, dass es eventuell Unterschiede hinsichtlich der zeitlichen Wirkung geben könnte. Gewisse Verhaltensveränderungen könnten eine vorübergehende Verschlechterung der Symptomatik mit sich bringen, bevor es zur längerfristigen Verbesserung kommt. Auch könnten weitere Variablen dazukommen, sodass sich die Relationen verändern. Wenn man z. B. Bewegung aufgrund von Schmerzen vermeidet, kommt es durch Bewegung zu einer Verstärkung der Schmerzen. Wenn man dagegen an Bewegung Spaß hat, ist man vom Schmerz abgelenkt. Kurzfristig könnte es zur Schmerzverstärkung kommen, jedoch führen bessere Beweglichkeit und eine Steigerung des Aktivitätsniveaus längerfristig zu erträglicheren Schmerzen. Durch den Austausch mit Mitpatienten, die zwar dasselbe Hauptthema „Schmerz“ haben, aber doch ganz unterschiedliche Erfahrungen und Betrachtungsweisen einbringen, gelang es, ein gemeinsames Verständnis des Themas mit unterschiedlichen Problemlösungsperspektiven zu entwickeln. Außerdem steigerte die Einsicht in die Zusammenhänge, die immer auch Ansatzpunkte für Veränderung eröffnen, die Selbstwirksamkeit

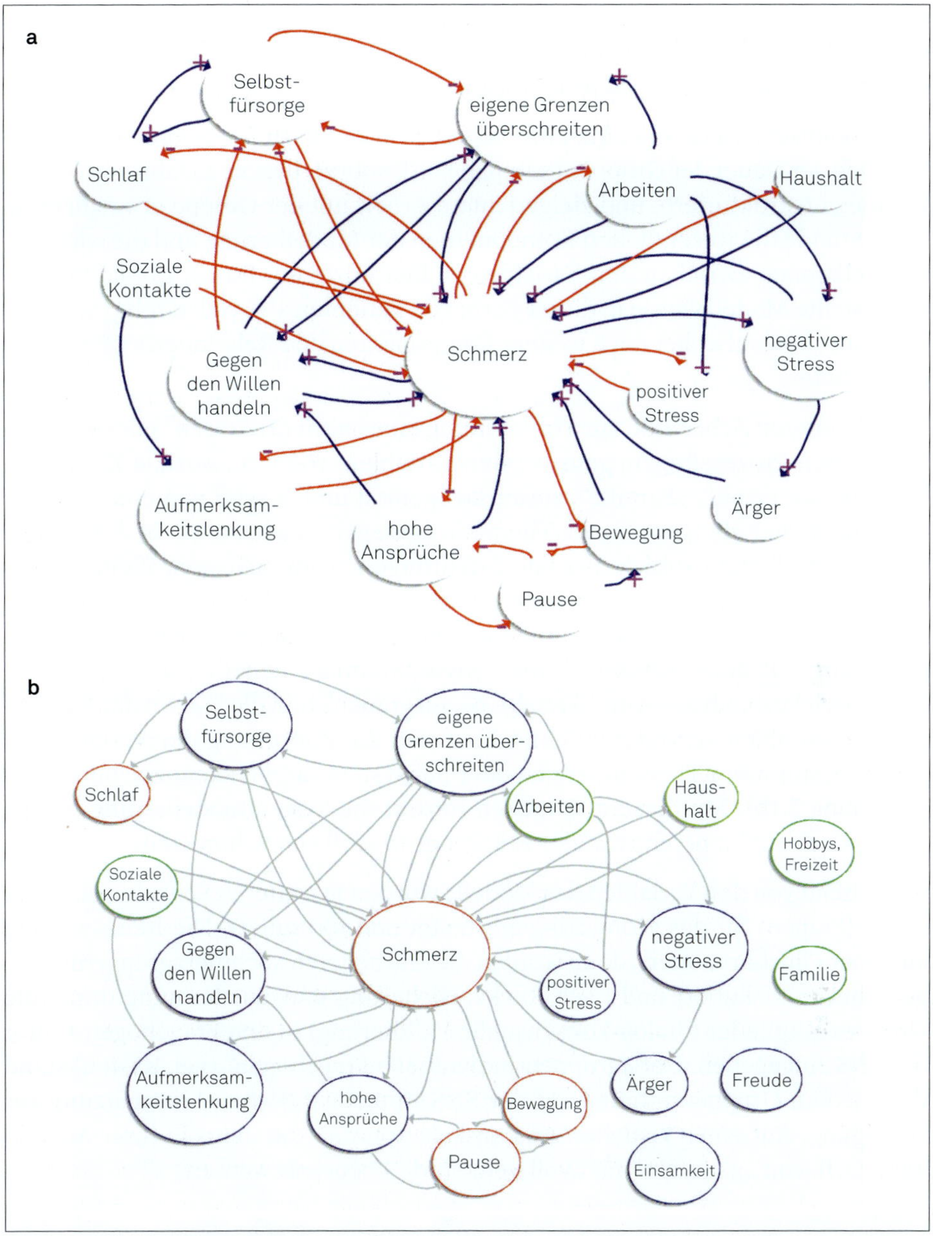

Abbildung 5.1: Beispiel für ein Systemmodell einer Schmerzgruppe. (a) In einem gemeinsamen Gestaltungsprozess wurden die relevanten Systemkomponenten und das Wirkgefüge erarbeitet. Die Modellierung erfolgte mit dem Graphik-Tool (https://www.psysim.at). Blaue Linien: „+"-Relationen; rote Linien: „–"-Relationen. (b) Darstellung der einzelnen Variablen des Modells. Das Wirkgefüge wurde ausgegraut. Die Farben der Ellipsen entsprechen verschiedenen Themenbereichen: rot: biologische/physiologische Variablen; blau: psychologische Variablen; grün: soziale/interpersonelle Variablen.

und wirkte sich motivierend auf Aktivitäten im Therapieprozess aus. Den Patienten wurde deutlich, dass sie dem Schmerz nicht ausgeliefert sind, sondern selbst Einfluss nehmen können (Selbstwirksamkeit).

In der klinischen Praxis ist man mit begrenzten zeitlichen Ressourcen (z. B. hinsichtlich der Dauer der Gruppentherapie) konfrontiert. Unsere Erfahrung ist, dass es eine gut strukturierte und zielgerichtete Arbeit mit der Gruppe ermöglicht, in einer Stunde die wesentlichen Komponenten der Modellierung und die wichtigsten Relationen zwischen den Variablen zu identifizieren. Das in Abbildung 5.1a dargestellte Modell wurde in dieser Form von Patienten als „vollständig" wahrgenommen, obwohl sicher noch weitere Komponenten und Relationen ergänzt werden könnten.

In der weiteren Arbeit und zur Vorbereitung eines nach „Faktoren" oder Themen geordneten Prozessfragebogens werden Variablen, wie z. B. „soziale Kontakte", „Arbeit", „Freizeit", „Familie", zusammengefasst und es wird gemeinsam überlegt, zu welcher übergeordneten Thematik diese gehören könnten. In der Gruppe wurde der Themenbereich „soziale Erfahrungen" vorgeschlagen. Weitere Themenkreise bezogen sich auf psychologische bzw. intrapsychische Aspekte des Modells und auf physiologische bzw. biologische Aspekte. Wenn man die Systemmodellierung mit dem Webtool (https://www.psysim.at) erstellt (vgl. Kapitel 12), lassen sich Verbindungen und Variablen „ausgrauen" und die Farben der Ellipsen um die Variablen verändern. Damit lässt sich die Zuordnung der Variablen zu einem bestimmten Themenbereich oder Subsystem farblich kennzeichnen (vgl. Abbildung 5.1b). Mit diesem Vorgehen fördert die Systemmodellierung bereits rein optisch ein biopsychosoziales Erklärungsmodell von Schmerzen.

Ausgehend von den Variablen des Modells wurden in weiteren Schritten einzelne Items (Fragen) für das Monitoring erarbeitet und formuliert. Die Items wurden auf einer Flipchart notiert, dann wurden die erarbeiteten „Schmerzgruppenitems" gemeinsam diskutiert und nach Rückversicherung und Zustimmung durch die Gruppenmitglieder (dialog-konsensuelle Validierung) in den Fragebogen-Editor des SNS eingegeben. Der „gruppen-individuelle Fragebogen" (vgl. Kasten) stand dann jedem Gruppenmitglied auf der SNS-App zur täglichen Einschätzung zur Verfügung. Auf einer Visuellen Analogskala konnten die Items in ihrer Ausprägung (z. B. von „gar nicht" bis „voll/sehr stark") beurteilt werden.

Items eines „gruppen-individuellen" Prozessfragebogens

1. Ich habe heute gegen meinen Willen gehandelt.
2. Heute ist es mir gelungen, positive Aktivitäten aufzunehmen.
3. Ich habe heute positiven Stress empfunden.
4. Meine Ansprüche waren heute ...
5. Ich habe heute über mögliche Zusammenhänge zwischen meinen Beschwerden, belastenden Vorkommnissen und meinem Handeln nachgedacht.

6. Heute ist es mir gelungen, Pausen einzuplanen.
7. Heute ist es mir gelungen, Bewegung in den Alltag zu integrieren.
8. Ich konnte heute für die Erfüllung meiner Grundbedürfnisse (Schlaf, Nahrung, Sicherheit, Liebe, Nähe, ...) sorgen.
9. Ich habe heute negativen Stress empfunden.

5.4 Therapieplanung

Das Systemmodell diente als Ansatzpunkt für die Therapieplanung, zur Planung der klinisch-psychologischen Interventionen und als Orientierungshilfe für die zielgerichtete Kommunikation in den Teambesprechungen. Entlang der Variablen des Systemmodells wurde in den Gruppentherapieeinheiten eine Vielzahl von Themen bearbeitet: Psychoedukation zum Schmerz, Schlafhygiene, Erarbeitung von Strategien im Umgang mit Schmerz, Reflexion der eigenen Beziehung zum Schmerz, Stressmanagement, Wahrnehmen der Belastungsgrenzen und Förderung von Abgrenzung, Selbstfürsorge und Achten auf eigene Bedürfnisse, Balance zwischen Bewegung und Pausen, Auseinandersetzung mit eigenen Ansprüchen und prägenden Lebensereignissen, Wahrnehmung von Emotionen, Emotionsregulation, Reflexion der Beziehungsgestaltung und Verbesserung der Kommunikations- und Konfliktfähigkeit. Die Themen wurden nicht schematisch abgearbeitet, sondern beanspruchten hohe Flexibilität und eine dynamische Gestaltung des Therapieprozesses.

5.5 Ablauf

Die Patienten begannen am Aufnahmetag mit der täglichen Einschätzung der Items des standardisierten Therapie-Prozessbogens (aufgeteilt in TPB-KA und TPB-SE). Eine Woche später startete dann der „gruppen-individuelle Fragebogen“, der ebenso täglich bearbeitet wurde. Zusätzlich hatten die Patienten die Möglichkeit, in einem Kommentarfeld freie Einträge zu schreiben (Tagebuchprotokoll), die bei Bedarf im SNS eingesehen werden können, wenn man den Cursor über die Zeitreihendiagramme der Items oder Faktoren bewegt.

In den regelmäßigen Feedbackgesprächen (im Einzelsetting einmal pro Woche) wurde gezielt auf die Verlaufsgraphiken eingegangen. Das erste Feedbackgespräch fand eine Woche nach der Aufnahme statt, obwohl bis dahin nur wenige Messpunkte vorlagen. Damit wurde deutlich, dass mit den Verlaufseinschätzungen in der Therapie konkret gearbeitet wird und dass die Messwerte das Erleben der Patienten widerspiegeln. Inhaltlich wurden die Stabilitätsbedingungen im Sinne des

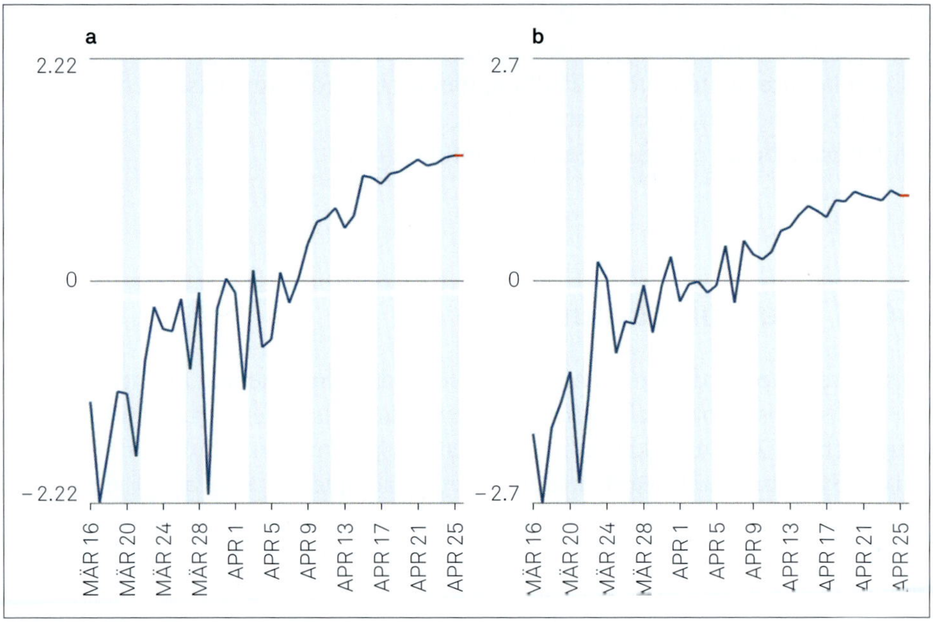

Abbildung 5.2: Exemplarische Darstellung von Prozessdiagrammen im SNS am Beispiel der Entwicklung von zwei Faktoren einer Patientin. (a) „Veränderungsmotivation" (MOT). (b) „Therapeutische Beziehung und klinisches Setting" (TBS). Die Faktoren werden z-transformiert dargestellt, in Einheiten von Standardabweichungen um einen Mittelwert von 0. Die hellen vertikalen Balken im Hintergrund markieren die Wochenenden.

ersten generischen Prinzips thematisiert, die eine Voraussetzung für Veränderung darstellen, sowie die therapeutische Beziehung, das klinische Setting und die Veränderungsmotivation der Patienten. Es wurde besprochen, wie die Veränderungsmotivation aufrechterhalten und verstärkt werden kann. Auch hatten viele Patienten enttäuschende Erfahrungen mit dem Gesundheitssystem und bisherigen Behandlungen gemacht, weshalb ein Schwerpunkt auf die Förderung der therapeutischen Beziehung und des Vertrauens in das Behandlungssetting gelegt wurde. Während am Anfang der Therapie die Aufmerksamkeit auf körperliche Beschwerden und die medizinische Abklärung gerichtet war, trugen die Feedbackgespräche dann zur Therapiemotivation und zur Bereitschaft bei, sich auf den psychosomatischen Behandlungskontext einzulassen (vgl. Abbildung 5.2).

Hilfreiche Fragen – meist mit einem Fokus auf Einzelitems und weniger auf die Faktoren des Prozessbogens – waren in dieser frühen Phase:

- Aufgrund welcher Erfahrungen wurde die therapeutische Beziehung so eingeschätzt, wie sie eingeschätzt wurde?
- Woran macht der Patient fest, dass er sich von den Therapeuten verstanden fühlt?
- Woran erkennt der Patient, dass die Klinik der richtige Ort für ihn und sein Anliegen ist?

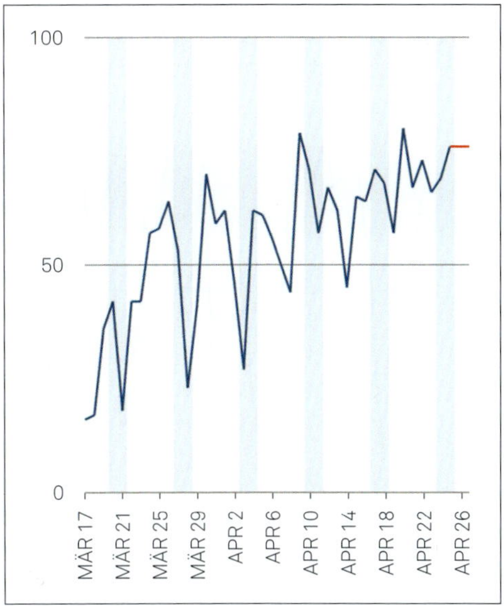

Abbildung 5.3:
Verlauf des Items „Heute hatte ich meine Ziele klar vor Augen". Die hellen vertikalen Balken im Hintergrund markieren die Wochenenden.

Im nächsten Schritt lag das Augenmerk auf den Therapiezielen und der Zuversicht in die Veränderung, wobei wir uns bemühten, die Ziele konkret und realisierbar zu formulieren. Unter anderem wurden folgende Fragen gestellt:

- Um welche konkreten Therapieziele geht es und sind diese realistisch?
- Wie lassen sich die „großen" Ziele in kleinere Zwischenziele aufteilen?
- Wie trägt es zur Motivation und zur Zuversicht bei, dass sich etwas verändert?

Neben der Zuversicht in die Zielerreichung ging es auch um das Erleben der ersten Wochenenden, die außerhalb der Klinik verbracht wurden (therapiefreie Zeit; vgl. Abbildung 5.3). Häufig waren die therapieförderlichen Faktoren an den Wochenenden niedriger ausgeprägt als während des Klinikaufenthalts (die Wochenenden sind in den Verlaufsdiagrammen durch helle vertikale Streifen markiert), was unter anderem damit begründet wurde, dass die Therapieziele in der therapiefreien Zeit nicht so präsent waren. Dies wurde in den Feedbackgesprächen thematisiert, womit es gelang, auch in der therapiefreien Zeit die Aufmerksamkeit auf die Ziele und die therapieförderlichen Faktoren zu richten.

Ohne die Stabilitätsbedingungen und die Qualität der Therapiebeziehung aus den Augen zu verlieren, wurden im weiteren Verlauf auch andere Themen in den Vordergrund gerückt. Folgende Fragen wurden gestellt:

- Welches Item (Thema) war für den Patienten von besonderer Bedeutung?
- Gab es besondere Auffälligkeiten in den Verläufen?

Von besonderer Bedeutung waren dabei die Fragen, die sich auf die Inhalte und Themen der Gruppentherapie bezogen. Nachdem die Themen „positive Aktivitäten" im Umgang mit Schmerzen sowie „Steigerung positiver Emotionen" und „Wohlbefinden" bearbeitet worden waren, zeigten sich auch in den Diagrammen

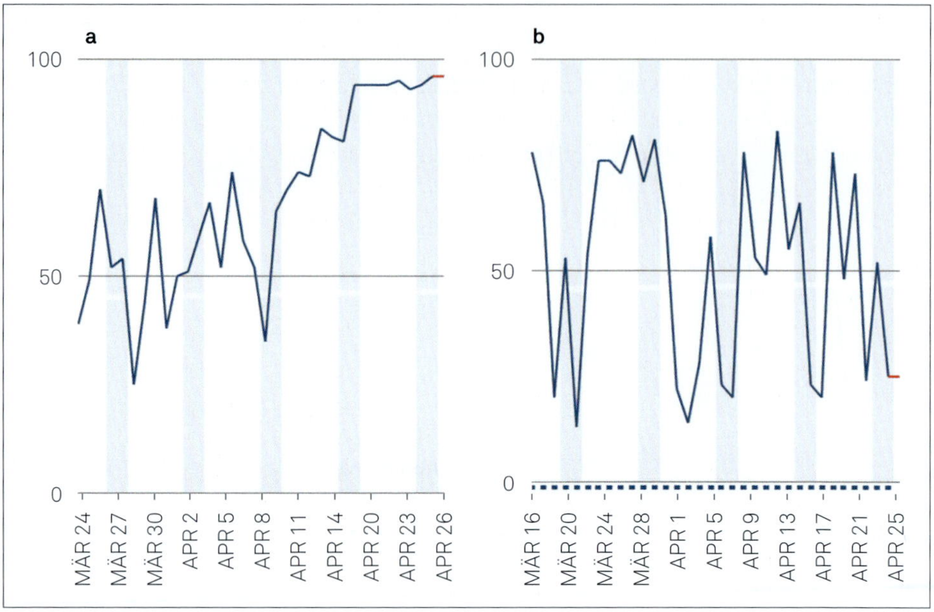

Abbildung 5.4: Verläufe zweier Items aus dem „gruppen-individuellen" Fragebogen. (a) „Heute ist mir gelungen, positive Aktivitäten aufzunehmen" („gar nicht" bis „sehr gut"); (b) „Meine Ansprüche waren heute ..." („sehr gering" bis „ sehr hoch"). Die Einschätzungen auf den Visuellen Analogskalen werden auf der y-Achse in Zahlenwerten von 0 bis 100 dargestellt. Die hellen vertikalen Balken im Hintergrund markieren die Wochenenden.

Ordnungsübergänge, insbesondere bei Patienten, die regelmäßig an diesen Themen gearbeitet hatten (siehe das Beispiel in Abbildung 5.4a). Durch die Visualisierung dieses Fortschritts fühlten sich die Patienten wertgeschätzt und ermutigt, die Veränderung fortzusetzen. Als besonders schwierig erwies sich die Auseinandersetzung mit eigenen Ansprüchen, unter anderem, Ansprüche an sich und das Leben zu erkennen und mit prägenden Lebensereignissen und Lebenserfahrungen in Verbindung zu bringen. Bei der in Abbildung 5.4 gezeigten Patientin waren die Einschätzungen der eigenen Ansprüche in der zweiten Behandlungswoche erkennbar hoch, aber es gelang ihr, im weiteren Therapieverlauf eine Lockerung ihrer inneren Haltung zu erreichen (vgl. Abbildung 5.4b). Es wurde ihr bewusst, wie schwer es ist, alte Verhaltensmuster und Ansprüche trotz der gewonnenen Erkenntnisse zu verändern, doch arbeitete sie daran, sich von ihrem Perfektionsstreben und ihrer Leistungsorientierung zu distanzieren.

In der Arbeit mit dem SNS erwies es sich als sehr nützlich, die Verläufe einzelner Items in den Diagrammen übereinanderzulegen, sodass die Beziehung der von den Items erfassten Inhalte thematisiert und entsprechende Hypothesen bearbeitet werden konnten. Diesen Erkenntniszuwachs, der manchmal auch eine Konfrontation mit Problemmustern beinhaltete, erlebten die Patienten oft als besonders hilfreich. Meist wurde die Visualisierung von Zusammenhängen als „Aha-Erlebnis“ und im Weiteren als Bestätigung für den eingeschlagenen Weg erlebt, womit Erkenntnisse und neue Muster leichter in den Alltag transferiert und verinnerlicht werden konnten. In dem in Abbildung 5.5 gezeigten Beispiel wurde der Verlauf der erlebten Beschwerden mit dem Item „Heute fühlte ich mich in meinem Körper wohl“ in Verbindung gebracht, wobei sich zunächst ein negativer Zusammenhang zeigte (geringes Wohlfühlen war assoziiert mit einem hohen Ausmaß an Beschwerden). Die Patientin stellte fest, dass alles, was sie für ein positiveres Körpergefühl tun konnte, auch dazu beitrug, ihre Beschwerden (insbesondere Schmerzen) zu reduzieren. Am Anfang der vierten Behandlungswoche kam es zu einem Ordnungsübergang: Die Beschwerden gingen zurück und das Wohlbefinden im eigenen Körper nahm zu – ein Effekt, der über die Zeit stabil blieb. Besonders spannend war es für die Patientin, anhand der Diagramme zu sehen, dass auch eine zeitlich begrenzte Zunahme der Beschwerden in der fünften Woche keinen Einfluss auf das körperliche Wohlbefinden hatte. Es gelang ihr, sich trotz der Beschwerden im eigenen Körper wohlzufühlen. Durch eine vertiefende Kör-

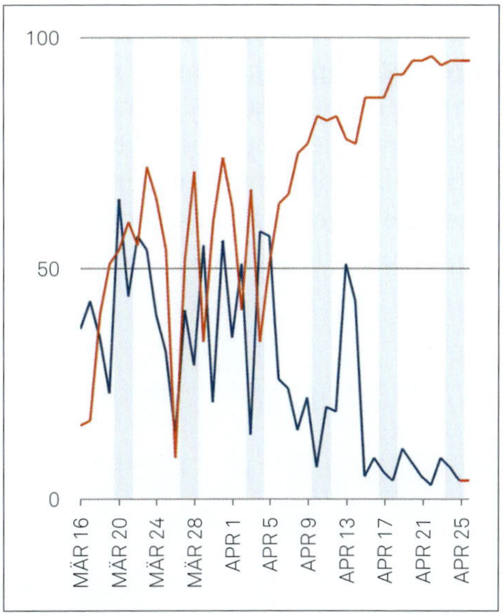

Abbildung 5.5:
Verlauf zweier übereinandergelegter Items einer Patientin. „Meine Beschwerden waren heute …“ („sehr gering“ bis „sehr hoch“) (blau) und „Heute fühlte ich mich in meinem Körper wohl“ („gar nicht“ bis „sehr wohl“) (rot). Die Einschätzungen auf den Visuellen Analogskalen werden auf der y-Achse in Zahlenwerten von 0 bis 100 dargestellt. Die hellen vertikalen Balken im Hintergrund markieren die Wochenenden.

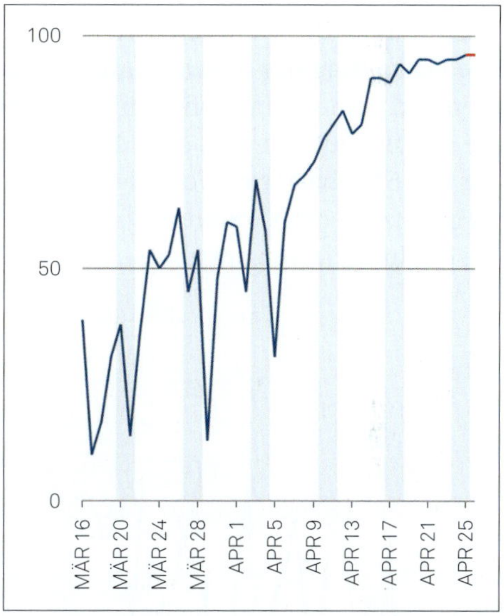

Abbildung 5.6:
Verlauf des Items „Ich habe mich heute engagiert, meine Ziele zu erreichen“ („gar nicht“ bis „sehr“) bei derselben Patientin wie in Abbildung 5.5. Die Einschätzungen auf den Visuellen Analogskalen werden auf der y-Achse in Zahlenwerten von 0 bis 100 dargestellt. Die hellen vertikalen Balken im Hintergrund markieren die Wochenenden.

perpsychotherapie bekam sie einen positiven Zugang zu ihrem Körper, der es ihr ermöglichte, diese Erfahrung zu machen und stabil zu halten.

Die Reflexion des Items „Ich habe mich heute engagiert, meine Ziele zu erreichen" warf die Frage auf, inwieweit die Patienten motiviert waren, auch ohne therapeutische Begleitung eigenständig an Lösungen ihrer Probleme zu arbeiten. Die Patientin, deren Verlauf in Abbildung 5.6 dargestellt ist, engagierte sich in den ersten drei Wochen mittelmäßig stark für die Erreichung ihrer Ziele. In den Feedbackgesprächen konnte daraufhin die Motivation gestärkt werden, wobei ein wichtiger Aspekt in der schlichten Feststellung bestand, dass der Klinikaufenthalt begrenzt ist. Sie stellte fest, dass es sinnvoll wäre, ihre Eigeninitiative zu steigern, um den Transfer ihrer neuen Kompetenzen in den Alltag gut zu bewerkstelligen.

5.6 Teambesprechungen

In den regelmäßigen Teambesprechungen ging es um den Austausch über die erarbeiteten Inhalte und die Erfahrungen der Patienten sowie um die gemeinsame Abstimmung der weiteren Therapiebausteine in der jeweiligen Schmerzgruppe. Die Gestaltung der Schwerpunkte in den Kreativtherapien bauten auf den Themen und dem interaktionellen Geschehen in der psychologischen Schmerztherapie auf. Bedeutsam war, dass die Gruppen-Systemmodelle und die Erkenntnisse aus den SNS-basierten Feedbackgesprächen in den Teambesprechungen produktiv genutzt werden konnten. Dies führte zu einer gelungenen Prozesskoordination bei der integrierten angebots- und professionsübergreifenden Therapieplanung.

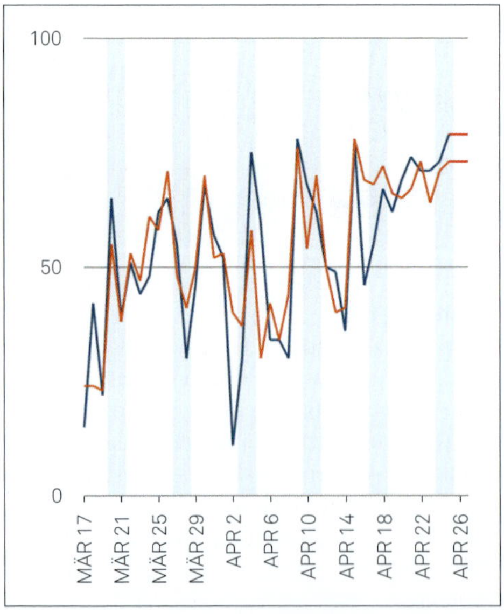

Abbildung 5.7:
Verlauf der Items „Heute fühlte ich mich in meinem Körper wohl" („gar nicht" bis „sehr") und „Heute habe ich auf die Signale meines Körpers geachtet" („gar nicht" bis „sehr intensiv"). Die Verläufe wurden im Diagramm übereinandergelegt.

So ging es z. B. beim Thema „Wahrnehmen der eigenen Grenzen“, basierend auf der Einbindung dieses Themas in andere Variablen und deren Verläufe darum, in den körperorientierten Therapien die eigenen Grenzen bewusst zu spüren, sich abzugrenzen, aber auch die Grenzen der anderen zu erkennen und zu akzeptieren. Das Körperbild wurde sowohl in der Körpertherapie als auch in der Kunsttherapie von unterschiedlichen Seiten aus betrachtet. In diesen Prozess flossen die Rückmeldungen der Patienten in den Gruppen ein, die Beobachtungen der Therapeuten sowie die Prozesseinschätzungen zum Thema „Körpererleben“ aus dem SNS. Abbildung 5.7 zeigt die Zeitreihe des Items „Heute fühlte ich mich in meinem Körper wohl“ in Kombination mit dem Item „Heute habe ich auf die Signale meines Körpers geachtet“, wobei beide sehr synchron verlaufen. Während das Wohlbefinden dieser Patientin fünf Wochen lang deutlich schwankte, abhängig von unterschiedlichen inner- und außertherapeutischen Erfahrungen, stabilisierte sich ihr Wohlbefinden in der Woche vor der Entlassung auf einem höheren Niveau. Einen wesentlichen Beitrag dazu leisteten die Übungen zur Verbesserung der Körperwahrnehmung. Im Laufe der Therapie lernte die Patientin zunehmend, auf unterschiedliche Signale ihres Körpers zu achten und weniger Aufmerksamkeit auf die Schmerzen zu richten. Alle Mitarbeiter des Therapieteams waren in diesem Prozess sehr engagiert und sahen in der idiographischen Systemmodellierung und in der Nutzung des SNS eine wertvolle und effektive Bereicherung.

Eine weitere Möglichkeit, Veränderungsprozesse abzubilden, ist durch die Komplexitäts-Resonanz-Diagramme gegeben. Die Ausprägung der dynamischen Komplexität (Schiepek & Strunk, 2010) wird dabei für die Zeitreihe jedes Items auf

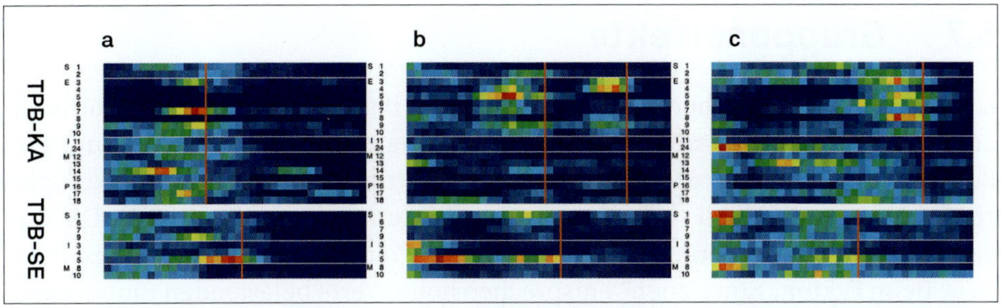

Abbildung 5.8: Komplexitäts-Resonanz-Diagramme über den gesamten Verlauf von drei verschiedenen Patientinnen (a, b, c), getrennt dargestellt nach den zugehörigen Items des TPB-KA und TPB-SE. In der Vertikalen liegen die einzelnen Items nach Faktorenzugehörigkeit in Zeilen übereinander. Faktoren: S (success), E (emotions), I (insight), M (motivation for change), P (problem severity). Die dynamische Komplexität wird in überlappenden Gleitfenstern von sieben Tagen (Messpunkten) berechnet. Jeder Pixel repräsentiert den Wert eines Gleitfensters. Die Werte der dynamischen Komplexität sind auf einer Farbskala dargestellt, von blau (geringe Komplexität) bis rot (hohe Komplexität). Die vertikalen orangen Linien markieren das Ende einer Phase erhöhter, über mehrere Items synchronisierter Komplexität und damit einen Musterwechsel.

eine Farbskala übertragen, wobei die Komplexitätsdynamik jedes Items in einer Zeile des Diagramms dargestellt ist. Abbildung 5.8 zeigt die Komplexitäts-Resonanz-Diagramme (bezogen auf TPB-KA und TPB-SE) von drei verschiedenen Patientinnen. Alle weisen an unterschiedlichen Stellen des Prozesses auf mehreren Items erhöhte dynamische Komplexität auf, die zeitlich weitgehend synchronisiert auftreten. Dies kann als Hinweis auf einen Muster- oder Phasenübergang gelten (vertikale Linien in den Abbildungen). Eine Veränderung der Kognitions-Emotions-Verhaltensmuster (KEV-Muster) hatte stattgefunden, und die Patientinnen erlebten eine spürbare Verbesserung. In den Diagrammen b und c sind zumindest in einigen Items auch am Beginn des Klinikaufenthalts höhere Komplexitätsausprägungen erkennbar, welche als Transienten in den Therapieprozess interpretiert werden können.

Diese Darstellungen gaben dem Team einen Überblick über die Stabilität oder Instabilität der Rahmenbedingungen (Setting und therapeutische Beziehung) und der intrinsischen Veränderungsmotivation der Patientinnen. Letztere gilt im systemischen (d.h. am Paradigma der Selbstorganisation orientierten) Theoriemodell als ein wesentlicher Kontrollparameter (Schiepek et al., 2013). Unter den Bedingungen von Stabilität, z.B. der therapeutischen Beziehung, ermöglicht das Auftreten von kritischer Instabilität (hoher dynamischer Komplexität) eine Veränderung von KEV-Mustern. An diesen Möglichkeiten der Stabilitäts-Instabilitäts-Diagnostik waren die Interventionen und das therapeutische Vorgehen im Team orientiert.

5.7 Gruppeneffekte

In den geschlossenen Therapiegruppen erfolgte, basierenden auf den Systemmodellen und dem Prozessmonitoring, eine engmaschige Prozessbegleitung. Das Beispiel der hier dargestellten Patientinnen illustriert die Effekte an den komplexen und sehr individuell verlaufenden Dynamiken (vgl. Abbildung 5.9). Die Dynamik der drei Patientinnen zeigt in der ersten Phase starke Fluktuationen (Hinweis: Beim Faktor „Emotionen“ entsprechen hohe Werte belastenden Emotionen), wobei nach etwa der Hälfte der Therapiezeit ein sprunghafter Musterübergang auf ein höheres Niveau (im Faktor „Emotionen“ auf ein niedrigeres Niveau) stattfand (gekennzeichnet mit den vertikalen Pfeilen).

5.8 Fazit

Besondere Herausforderungen der Schmerztherapie liegen in der Individualität der Patienten und in der Komplexität des meist von Komorbidität gekennzeichne-

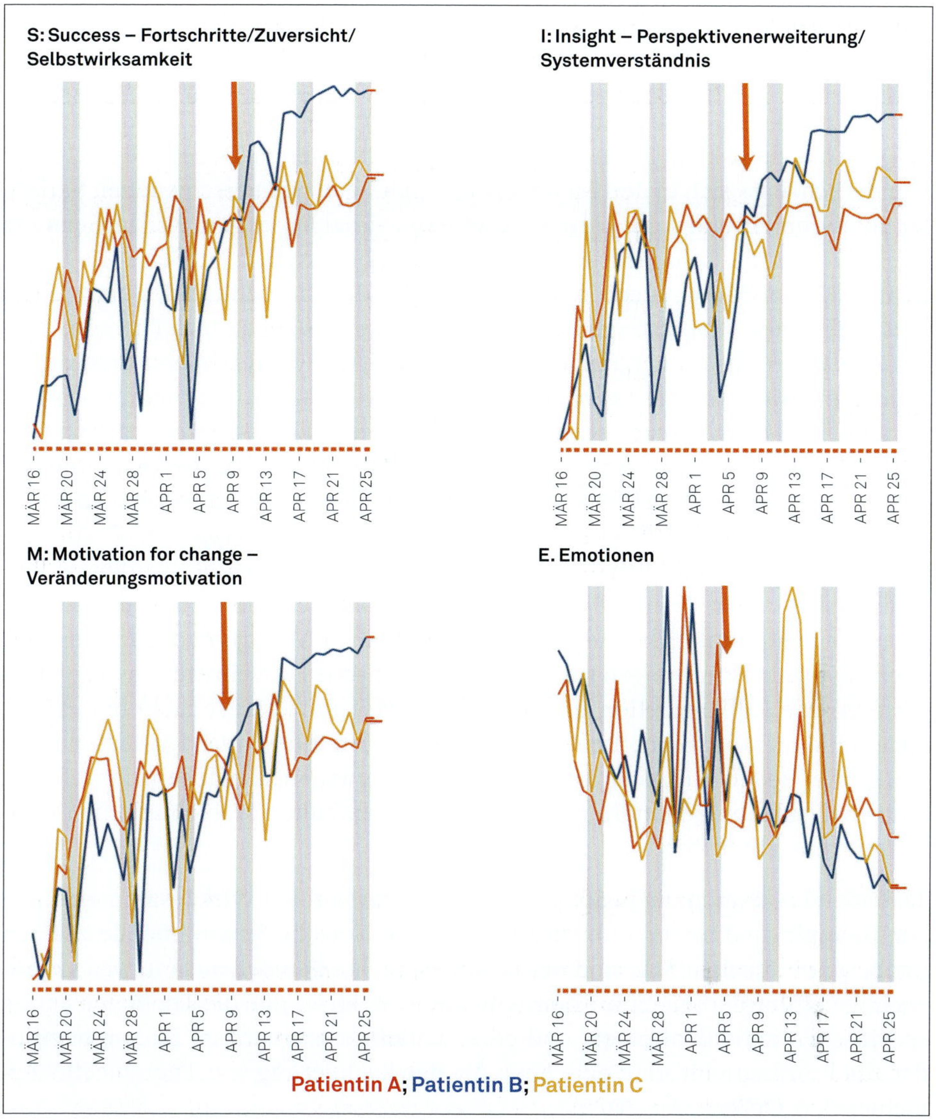

Abbildung 5.9: Die Diagramme stellen die Verläufe von drei Patientinnen dar und beziehen sich auf folgende Faktoren: S („Success" – Fortschritte/Zuversicht/Selbstwirksamkeit), I („insight" – Perspektivenerweiterung/Systemverständnis), M („Motivation for change" – Veränderungsmotivation), E („Emotions" – Emotionen; hier ist zu beachten, dass hohe Werte belastenden Emotionen entsprechen). Die Faktoren beziehen sich auf die Variablen des Theoriemodells der Psychotherapie, mit dem psychotherapeutische Verläufe simuliert werden können (Schiepek et al., 2017; Schöller et al., 2018). Die Verläufe der drei Patientinnen starten sehr ähnlich und werden dann unterschiedlich, was im Sinne der Chaostheorie als „Schmetterlingseffekt" interpretierbar ist. Die vertikalen Pfeile weisen auf einen Ordnungsübergang hin, der bei allen drei in derselben Gruppe behandelten Patientinnen fast synchron auftritt.

ten klinischen Störungsbilds. Viele Patienten haben neben chronischen Schmerzen auch andere Beeinträchtigungen durch Depressionen, Angststörungen, Posttraumatische Belastungsstörungen und häufig weitere medizinische Diagnosen. Die idiographische Systemmodellierung bietet für Patienten und Therapeuten die Möglichkeit, diese komplexen Problemsysteme zu verstehen. Dabei ist es nicht verwunderlich, dass sich in den Modellen Verbindungen von verschiedenen Variablen zum Schmerz und vom Schmerz zu anderen Variablen zeigen, weil im Schmerz meist der zentrale Leidensdruck besteht (vgl. Abbildung 5.1a auf Seite 115). Doch richtet sich bei der Systemmodellierung und bei der Erarbeitung der Items eines personalisierten Prozessfragebogens der Fokus bereits auf andere Themen, Therapieziele und Zusammenhänge. Das Vorgehen des Synergetischen Prozessmanagements erlaubt es, die Therapieplanung und Prozessgestaltung bedürfnisorientiert, individuell und prozesssensitiv durchzuführen. Das Prozessfeedback und die mit den generischen Prinzipien gegebenen Entscheidungsheuristiken unterstützen auch die Auswahl (adaptive Indikation) der klinisch-psychologischen Interventionen (Baumann & Perrez, 1998), womit ein *„decision support tool“* zur Verfügung steht. Wenn die Patienten von Anfang an dort abgeholt werden, wo sie stehen, sich in den Therapieprozess aktiv eingebunden fühlen und diesen entsprechend mitgestalten können, ist dies eine optimale Voraussetzung für neue Erkenntnisse und Erfahrungen sowie für therapeutische Fortschritte. Das Vorgehen (systemische Fallkonzeption und personalisiertes Prozessfeedback) unterstützt zudem die therapeutische Beziehung. Insbesondere für Schmerzpatienten ist es von großer Bedeutung, positive Beziehungserfahrungen zu machen, da viele von ihnen bei früheren Behandlungen und Klinikaufenthalten problematische Erfahrungen gemacht hatten.

Therapeuten können die in Systemmodellen erarbeiteten Wirkzusammenhänge zur Therapie- und Interventionsplanung nutzen. Sowohl Systemmodelle als auch die Befunde aus dem SNS sind bei Teambesprechungen bedeutsam, weil sie mit wichtigen Informationen die Kommunikation effektiver und die Therapieplanung spezifischer, individualisierter und prozessorientierter machen. Zudem begründet das Prozessmonitoring eine neue Art der Evaluierung von Therapieeffekten (Schiepek & Oelkers-Ax, 2022).

Literatur

Arbeitskreis PISO. (2011). *Somatoforme Störungen: Psychodynamisch-interpersonelle Therapie (PISO)*. Göttingen: Hogrefe.

Basler, H.D. & Kröner-Herwig, B. (Hrsg.). (1998). *Psychologische Therapie bei Kopf- und Rückenschmerzen – Das Marburger Schmerzbewältigungsprogramm zur Gruppen- und Einzeltherapie.* München: Quintessenz.

Baumann, U. & Perrez, M. (1998). *Lehrbuch Klinische Psychologie – Psychotherapie* (2., überarb. Aufl.). Bern: Huber.

Glier, B. (2014). *Chronischen Schmerz bewältigen*. Stuttgart: Klett-Cotta.

Hildebrandt, J. & Pfingsten, M. (2003). *Göttinger Rücken-Intensiv-Programm (GRIP) – Das Manual*. Berlin: Congress.

Luoma, J.B., Hayes, S.C. & Walser, R.D. (2009). *ACT-Training*. Paderborn: Junfermann.

Pfingsten, M., Arnold, B., Böger, A., Brinkschmidt, T., Casser, H.-R., Irnich, D. et al. (2019). Sektorenübergreifende interdisziplinäre multimodale Schmerztherapie. Empfehlungen zu Struktur- und Prozessparametern der Ad-hoc-Kommission „Interdisziplinäre Multimodale Schmerztherapie" der Deutschen Schmerzgesellschaft. *Schmerz, 33*, 191–203. https://doi.org/10.1007/s00482-019-0374-2

Schiepek, G., Eckert, H. & Kravanja, B. (2013). *Grundlagen systemischer Therapie und Beratung. Psychotherapie als Förderung von Selbstorganisationsprozessen*. Göttingen: Hogrefe.

Schiepek, G. & Oelkers-Ax, R. (2022). Evaluation 2.0. Evaluation und Wirksamkeit von Psychotherapie neu denken. *Familiendynamik, 47*(4), 294–307.

Schiepek, G., Schöller, H., Aichhorn, W., Kratzer, L., Goditsch, H. & Viol, K. (2022). Prozessmonitoring in der Psychotherapie: Der Therapie-Prozessbogen und seine psychometrischen Eigenschaften. *Familiendynamik, 47*(3), 210–224. https://doi.org/10.21706/fd-47-3-210

Schiepek, G., Stöger-Schmidinger, B., Kronberger, H., Aichhorn, W., Kratzer, L., Heinz, P. et al. (2019). The Therapy Process Questionnaire. Factor analysis and psychometric properties of a multidimensional self-rating scale for high-frequency monitoring of psychotherapeutic processes. *Clinical Psychology & Psychotherapy, 26*, 586–602. https://doi.org/10.1002/cpp.2384

Schiepek, G. & Strunk, G. (2010). The identification of critical fluctuations and phase transitions in short term and coarse-grained time series – a method for the real-time monitoring of human change processes. *Biological Cybernetics, 102*(3), 197–207. https://doi.org/10.1007/s00422-009-0362-1

Schiepek, G., Viol, K., Aichhorn, W., Hütt, M.T., Sungler, K., Pincus, D. et al. (2017). Psychotherapy is chaotic – (not only) in a computational world. *Frontiers in Psychology for Clinical Settings, 8*, 379. https://doi.org/10.3389/fpsyg.2017.00379

Schöller, H., Viol, K., Aichhorn, W., Hütt, M.T. & Schiepek, G. (2018). Personality development in psychotherapy: A synergetic model of state-trait dynamics. *Cognitive Neurodynamics, 12*(5), 441–459. https://doi.org/10.1007/s11571-018-9488-y

von Wachter, M. & Kappis, B. (2019). *Therapie-Tools Schmerzstörungen*. Weinheim: Beltz.

6 Idiographische Systemmodellierung in der Paartherapie

Georg Walterskirchen

In diesem Beitrag wird dargestellt, wie die idiographische Systemmodellierung einen systemisch-tiefenpsychologischen Paartherapieprozess bereichert und dabei die Selbstorganisationsprozesse eines Paares unterstützt. In der Praxis zeigt sich, dass die üblichen Interventionsformen sowohl der systemischen Psychotherapie (zirkuläres Fragen, Familienbrett, Aufstellung etc.) als auch der tiefenpsychologischen Psychotherapie (Klarifikation, Konfrontation, Durcharbeiten, Übertragungsdeutungen etc.) in dieses Vorgehen integriert werden können. Anhand eines Fallbeispiels beschreibe ich eine von mir adaptierte zirkuläre Fragetechnik als einen möglichen Weg der idiographischen Paarsystemmodellierung zu Beginn des Therapieprozesses. Aufgrund der Fokussierung auf die Darstellung der systemischen Fallkonzeption anhand einer idiographischen Systemmodellierung habe ich auf die Ausführung weiterer systemisch-tiefenpsychologischer Interventionen, welche in meinen Paartherapien zur Anwendung kommen, bewusst verzichtet. Beispielhaft wird dann der rekursive Prozess bestehend aus idiographischer Paarsystemmodellierung, Prozessmonitoring und einem auf dem Synergetischen Navigationssystem (SNS) basierenden Prozessfeedback anhand der Variable „Verständnis füreinander haben" erläutert. Die Paartherapie findet im Abstand von ca. zwei bis drei Wochen statt, begleitet von regelmäßigen Feedbackgesprächen zum täglich ausgefüllten persönlichen Paarprozessfragebogen, der mithilfe der Möglichkeiten des SNS visualisiert wird.

6.1 Themen, Normen und Individualität

Paartherapie und Paarberatung erlebe ich seit nunmehr fast 30 Jahren Praxis als systemisch-tiefenpsychologisch und synergetisch orientierter Psychotherapeut als ein immer wieder spannendes und bereicherndes Betätigungsfeld. Der Erfolg einer Paartherapie misst sich für mich weniger am Kriterium des Zusammenbleibens als gelungenes Resultat einer Paartherapie, denn auch eine Trennung kann durchaus ein stimmiges Ende eines Paarprozesses sein. Im besten Fall bietet eine gute

Paartherapie einen sinnvoll genutzten Resonanzraum hin zu einer echten Resonanzerfahrung statt einer echohaften Scheinbegegnung (Rosa, 2016). Gemeint ist die Entdeckung des individuellen und gemeinsamen Weges zu einem authentischen Ja, Nein oder auch Jein. Deshalb nenne ich die nach einer idiographischen Systemmodellierung (Schiepek, 1986; Strunk & Schiepek, 2014, S. 44–50) kreierten Fragen des Paares auch immer „Fragen zu unserem Paarentwicklungsprozess". Doch dazu später mehr am Beispiel eines konkreten Paartherapiefalls (vgl. Kapitel 6.6).

Die Themen in Paartherapien haben sich im Laufe der Jahre gewandelt. Beruf, Freizeit, Kinder – alles muss unter einen Hut gebracht werden und wenn der Hut zu klein ist, dann wird er schon mal gegen einen Zylinder ausgetauscht und die selbstgestellten Anforderungen werden weiter hochgeschraubt. Stabile Partnerschaften als Grundbedürfnis, die Bedeutung fester Beziehungen, glückliche Partnerschaft als Resilienzfaktor sowie die vielfältigen Formen von chronischen oder akuten Partnerschaftsstörungen werden zunehmend in den Blick der empirisch-wissenschaftlichen Forschung genommen (Bodenmann, 2016). Unverändert erlebe ich nach wie vor den Wunsch der Klienten nach greifbaren Lösungen, nach klaren Ratschlägen und nach Positionierung des Therapeuten auf der einen oder anderen Seite, was sich mit der systemischen Haltung der Allparteilichkeit (Boszormenyi-Nagy & Framo, 1985; Stierlin et al., 1977) oder Neutralität (Selvini Palazzoli et al., 1981) manchmal zu widersprechen scheint – aber eben nur scheint, denn Positionierung und Allparteilichkeit sind nicht unbedingt gegensätzlich zu verstehen (von Schlippe & Schweitzer, 2016). So fragte mich der Ehemann nach einem Erstgespräch, ob ich jetzt, da ich ihn und seine Ehefrau in dieser Stunde kennengelernt habe, die prozentuale Wahrscheinlichkeit, ob sie zusammenbleiben oder sich trennen, benennen könnte. Es folgte noch der ernst gemeinte Beisatz, dass ich „ja schließlich Psychologe sei und mich mit Statistiken auskennen würde". Der innige Wunsch, vom mutmaßlichen Fachmann eine verbindliche Antwort zu bekommen auf drängende Fragen wie „Sollen wir zusammenbleiben oder uns besser trennen?", „Kann ich ihm/ihr die Außenbeziehung verzeihen und einen Neuanfang wagen?", „Lohnt es noch, in die Beziehung zu investieren?", „Sind Geben und Nehmen noch in Balance?" etc. steht oft am Beginn einer Paartherapie an vorderster Front. Am liebsten wäre da so manchem Paar das verführerische Angebot eines Monitorings mit Bezug auf einen „Standard-Track", welches dann sowohl dem Klienten als auch dem Therapeuten suggeriert, ob man sich im Vergleich zum Durchschnitt noch auf der Spur befindet oder doch schon „eins drüber oder drunter" ist. Doch genau dies soll im hier vorgestellten Ansatz nicht geschehen, nämlich einem Paar zu vermitteln, dass es angesichts seiner individuellen Paarkonstellation eine nicht normale, vom Mainstream abweichende und damit problembehaftete Beziehung führt. Dies ist keine Übertreibung, denn nicht selten berichten mir Paare schambesetzt von sexueller Lustlosigkeit oder Interessenlosigkeit, was allein schon deshalb als problembehaftet gesehen wird, weil das nicht der allgemein verbreiteten Vorstellung entspricht, dass eine Beziehung nur gut sein könne, wenn es auch in der Sexualität „so richtig abgeht“. Individuelle Bedürfnisse im Lichte der eigenen biographischen Entwicklung vorurteilsfrei zu erkunden, wird durch den vorgegebenen Mainstream oder Durchschnittslinien, die da verlaufen, wo sich „die Mehrheit so bewegt“, nicht gerade gefördert. Dazu formuliert Sachse et al. (2013) treffend: „Wichtig ist nicht die Frage, ob es zwischen den Partnern sexuelle Aktivitäten gibt, sondern die Frage, ob die Partner eine Diskrepanz erleben zwischen den tatsächlichen sexuellen Aktivitäten und den gewünschten [...]“ (S. 50).

6.2 Spät oder zu spät?

Leider ist es oft so, dass sich viele Paare erst dann zur Therapie anmelden, wenn das Stadium der Konflikteskalation schon weit fortgeschritten ist. Manchmal sind die Würfel schon in Richtung Trennung gefallen und Menschen kommen zur Paartherapie bzw. Paarberatung, um sich wenigstens noch zu beweisen, dass es nicht am eigenen Willen und Wollen liegt. Dies wird dann allerdings nicht bewusst wahrgenommen oder wenigstens nicht ausgesprochen. Das Gegenübertragungserleben des Therapeuten ist dann oft von Müdigkeit und einer inneren Hoffnungslosigkeit begleitet. Im Vokabular der Psychoanalyse wird dies auch als projektive Identifikation mit einem nicht bewussten, vielleicht auch abgespaltenen inneren Objekt von einem der Partner beschrieben (Rauchfleisch, 2016). Biete ich dann taktvoll meine Gegenübertragungsgefühle als Hypothese zur gemeinsamen Betrachtung an, geschieht es nicht selten, dass ein Partner spontan äußert, dass die innere Entscheidung zur Trennung schon gefallen sei. In diesem Moment wird der Paarprozess schlagartig lebendig, und die Auftragsklärung mit allen Facetten von Anlass, Anliegen, Auftrag und Kontraktbildung kann neu reflektiert und ausgelotet werden (Loth, 2005). Nun werden Sie sich fragen, was die idiographische Systemmodellierung mit all dem zu tun habe. Mehr, als man ahnt. Denn es gibt kaum eine geeignetere Methode, welche in überschaubarem Zeitrahmen individuelle Diagnostik und Intervention in einem Paket bietet und das auf Augenhöhe in der Dreierkonstellation von Therapeut und Paar.

6.3 Diseases und „We-Diseases“

Empirische Befunde deuten erstaunlich eindeutig darauf hin, dass Probleme in intimen Beziehungen eng mit therapeutischen Erfolgen oder Rückfällen bei psychischen und/oder physischen Störungen zusammenhängen (Fincham & Beach, 2010; Whisman, 2007). Nun können wir nicht von einer Korrelation auf Kausalität schließen, aber die Tatsache einer engen Assoziation von Partnerschaftsproblemen mit dem symptomatischen Befinden jedes Einzelnen sollte zu denken geben. Kayser et al. (2007) haben den Kunstbegriff „We-Disease“ eingeführt, um die Tatsache, dass neben einer erkrankten Person in der Partnerschaft auch die andere, nicht erkrankte Person betroffen ist, zu unterstreichen. Sie postulieren somit eine interpersonelle Sicht von somatischen Erkrankungen und psychischen Störungen bei Personen in einer Partnerschaft. Bodenmann (2016) hebt die zwei Bedeutungen des Begriffs „We-Disease“ hervor und beschreibt zum einen, dass die Störung eines Partners immer beide Partner betrifft, und meint damit die Interdependenz der Bedeutung der Störung für beide: Beide Partner sind durch die Störung gefordert, diese zu verstehen und auch wieder unter Kontrolle zu bringen. Zum anderen weist Bodenmann darauf hin, dass das Befinden und die Symptome der Partner häufig interkorreliert sind. Somit kann man zurecht behaupten, dass das Konzept der „We-Disease“ dem biopsychosozialen Störungsmodell entspricht und um eine interpersonelle Sicht somatischer Erkrankungen und psychischer Störungen ergänzt.

Dass eine idiographische Systemmodellierung genau diese Sicht von dyadischem Coping unterstützt und fördert, spricht einmal mehr für deren schulenübergreifende Einsatzmöglichkeiten auch in der Paartherapie. Durch eine idiographische Systemmodellierung wird das Konzept der „We-Disease“ in der Paartherapie sichtbar und greifbar. Im Unterschied zu standardisierter Partnerschaftsdiagnostik, welche immer Gefahr läuft, den individualisierten Prozess zu verallgemeinern und in einen normativen Bewertungsrahmen zu stellen, wird bei der idiographischen Systemmodellierung Diagnostik und Therapie in einem ko-kreativen Prozess zwischen Paar und Therapeut vollzogen. Rhythmus und Öffnung von bisher vielleicht verdrängtem Paar-Bewusstseinsmaterial findet im je eigenen Takt statt. Risiken und Nebenwirkungen, auch der systemischen Paartherapie, werden dadurch minimiert. Gerade in der systemischen Therapie glaubte man, oft in gewisser Überheblichkeit gegenüber anderen Therapieschulen, vor negativen Therapieeffekten gefeit zu sein, da systemisch arbeitende Therapeuten doch ohnehin alles zirkulär und konstruktivistisch sehen. Wenn alles nichts hilft, wird zur Not auch eine Trennung schnell zu einer ressourcenfördernden Handlung umgedeutet bzw. „reframed“. Jedoch stehen wir gerade in der systemischen Therapie bezüglich verfahrensspezifischer Risiken und Nebenwirkungen und deren Operationalisierung und Definition noch am Anfang (Ochs & Pfautsch, 2022). Zudem stellt sich die Frage, ob es einer Therapieschule zusteht, seinen Anhängern ein bestimmtes erkenntnistheoretisches Konstrukt, wie eben die unterschiedlichen Formen konstruktivistischer Denkweisen, als Zugehörigkeitsmerkmal aufzuzwingen (Schiepek et al., 2013). Eine detaillierte und sehr lesenswerte Darstellung dieses Themas ist zu finden in Haken und Schiepek (2010).

6.4 Idiographik versus Normierung und Standardisierung

Worin unterscheidet sich nun das Vorgehen der idiographischen Systemmodellierung methodisch von standardisierter Partnerschaftsdiagnostik mittels Fragebögen? Ich möchte es mit einem Beispiel aus meiner Praxis beantworten. Ich hatte ein Paar gebeten, parallel zu unserer idiographischen Arbeit einen standardisierten Fragebogen auszufüllen. Schon bei der zweiten Frage zum sexuellen Erleben in der Partnerschaft legte die Frau den Bogen zur Seite und füllte ihn nicht weiter aus. Sie erklärte in der darauffolgenden Sitzung, dass es ihr widerstrebe, eine so intime Frage schriftlich zu beantworten. Der Mann wiederum füllte nicht weiter aus, weil er dann auch keinen Anlass mehr sah, den Fragebogen weiterzuverfolgen – seine Partnerin machte es ja auch nicht. Dies alles spielte sich ohne Anwesenheit des Therapeuten ab: Die Bögen wurden zu Hause ausgefüllt – oder eben nicht.

Petzold et al. (1999) wiesen darauf hin, dass die Machtposition von Therapeuten Patienten zu Handlungen veranlassen könnte, die sie in ihrem Inneren nicht wollen. Dazu gehört z. B. die Vorannahme, dass in einer Therapie alles ohne Wenn und Aber mitgeteilt werden müsse, unter anderem durch das Ausfüllen von Standardfragebögen, auch wenn die Fragen noch so unstimmig auf einen selbst wirken (zu den Grenzen der Aussagekraft von Standardfragebögen für den Einzelfall siehe auch Desmet et al., 2021). Dass dies auch heute noch die Haltung so manches Therapeuten ist, erlebte ich vor wenigen Monaten in einer tiefenpsychologischen Gruppensupervision, bei der sich die Supervisorin über den Patienten eines Kollegen echauffierte, weil dieser „erst" in der 20. Therapiesitzung ein therapierelevantes intimes Geheimnis offenbarte. Der Kollege war ob der Reaktion der Supervisorin zurecht irritiert. Wer will sich anmaßen, zu bewerten, wann, wie und ob überhaupt in der Therapie etwas mitgeteilt werden muss?

Treffend hierzu sind bei Petzold et al. (1999) folgende Gedanken zu finden:

> Wir erachten es als unerlässlich, dass Ausbildungskandidatinnen und Ausbildungskandidaten, das, was man ihnen als „reine Lehre" und „gesichertes Wissen" anbietet, kritisch betrachten – manchmal ist sogar Misstrauen angesagt. Sie sollten ihren „sieben Sinnen", ihrer Wahrnehmung, ihrem gesunden Menschenverstand, ihrem Fachwissen und ihrem Empfinden für menschliche Stimmigkeit – ihrem Herzen – trauen, wenn sie Methoden und Behandlungstechniken erlernen, ihnen in der obligatorischen Selbsterfahrung ausgesetzt werden oder sie in der Behandlungsphase auf Patienten anwenden (selbst unter Supervision – auch ihr ist nicht unkritisch zu folgen, dient sie doch oft genug der Bestätigung und Verfestigung schulenspezifischer Vorurteile und Ideologien). Es ist keineswegs alles gut, was in Psychotherapieausbildungen aller Schulen und Richtungen angeboten wird. Schließlich sollten die praktizierenden Psychotherapeutinnen und Psychotherapeuten, gerade wenn sie von ihrer Methode sehr überzeugt sind, diese auf verdeckte Mythen und Ideologien untersuchen, ihre Axiome und Grundannahmen kritisch überprüfen. (S. 11)

Worte, die bis heute ihre Gültigkeit nicht verloren haben. Man könnte hinzufügen, dass dies vor allem für Patienten gilt, die von Beginn an in ihrem Autonomiebestreben eingeschränkt wurden und die bedingungslose Liebe und angemessene Affektspiegelung in früher Kindheit nicht erfahren haben (Fonagy et al., 2018).

Zwischentöne, Emotionen, Blockaden und daraus entstehende Zwiegespräche des Paares können beim Ausfüllen standardisierter Fragebögen weder registriert noch gerahmt oder weitergesponnen werden. Im schlimmsten Fall kann es der Patient bei entsprechender Nichtsensibilität des Therapeuten auch noch als persönliches Versagen erleben, wenn der vorgegebene Fragebogen nicht wie vom Fachmann gewünscht ausgefüllt wird. Zu denken geben sollte diesbezüglich eine von Flückiger et al. (2020) durchgeführte Metaanalyse über 400 Studien zum Therapieerfolg in unterschiedlichen kulturellen Kontexten. Die Autoren finden eine reziproke Beziehung zwischen Symptomen und Allianz in der frühen Phase der Therapie, was bestenfalls zu einer Aufwärtsspirale von guter Allianz und abnehmenden Symptomen führen kann, im schlechteren Fall aber zu einer Spirale in die entgegengesetzte Richtung. Zu bedenken ist, dass viele Therapeuten am Anfang der Therapie standardisierte Fragebögen an ihre Patienten verteilen – dies dürfte die therapeutische Beziehung eher nicht beflügeln.

6.5 Dynamik bei der Modellierung und im Therapieprozess

Bei der idiographischen Systemmodellierung können solche Feinabstimmungen bei entsprechender Resonanzfähigkeit des Therapeuten ermöglicht und mentalisierungsfördernd realisiert werden. Das Paar führt Regie, der Therapeut lässt sich als Beteiligter affizieren und ist als Teil der Szenerie Ko-Autor in einem ko-kreativen intersubjektiven Prozess, wobei im Gegensatz zu früheren Annahmen (Kerr & Bowen, 2009) Intersubjektivität immer Subjektivität voraussetzt. Stern (1986/2020) weist schon früh darauf hin, dass das gemeinsame Erleben affektiver Zustände wohl das auffälligste und fruchtbarste Merkmal intersubjektiver Bezogenheit ist. Wir können nicht Teil eines intersubjektiven Feldes sein und gleichzeitig so tun, als ob wir außerhalb des Feldes stünden, einen Paarprozess sozusagen mit dem Adlerblick einer fiktiven übergeordneten Perspektive beschreiben (Orange et al., 2001).

Systemische Fallkonzeption meint die Entwicklung eines Systemverständnisses, um darauf aufbauend die Unterstützung und Förderung selbstorganisierender Prozesse, also Veränderung und Weiterentwicklung zu ermöglichen. Die idiographische Systemmodellierung impliziert dabei die Erfassung von Systemdynamik und Veränderungsprozessen, in unserem Fall mit dem Synergetischen Navigationssystem (SNS). Dies wird deutlich, wenn Paare nach einem längeren Therapieprozess das alte Modell auf einer Flip-Chart oder auf dem Monitor nachdenklich betrachten und neue Zusammenhänge erkennen oder fasziniert feststellen, dass sich alte Kognitions-Emotions-Verhaltensmuster verflüchtigt oder auch ins Gegenteil verkehrt haben. Dies erinnert an die Phase der Verankerung nach einem erfolgreichen EMDR-Prozess. Bei der Verankerung im EMDR wird versucht, eine veränderte Selbstwahrnehmung in die innere Repräsentation zu integrieren. Es wird in dieser Phase bewusst von der Ausgangssituation gesprochen und nicht von einer Erinnerung an das Ausgangsbild, da sich dieses nach dem Prozessieren mit Augenbewegungen verändert haben dürfte (Schubbe et al., 2016, S. 145). Nach einem Paartherapieprozess mit Systemmodellierung und anschließendem SNS-basiertem Monitoring beobachten wir Ähnliches, besonders dann, wenn Feedbackgespräche den Paarprozess angeregt, gefördert und gestützt haben. Wenn Paare in einem Zeitraum von bis zu einem Jahr täglich ihre Veränderungen mit einem selbsterstellten Prozessfragebogen begleiten und in Feedbackgesprächen reflektieren, werden die ursprünglichen Bilder (Modelle) kontinuierlich mit neuen Sinneseindrücken (Erfahrungen, Daten) ergänzt und gewandelt. Das ursprüngliche Ausgangsbild, z. B. chronischer Streit und Abwertungen bei bestimmten Paarthemen, hat sich verändert und die Ausgangssituation wird neu bewertet. Beim Betrachten des ursprünglichen Systemmodells rege ich dann bewusst an, die Ausgangssituation zu überprüfen, denn im Inneren ist vielleicht schon ein neues Ausgangsbild entstanden.

Anhand eines konkreten Fallbeispiels stelle ich im Folgenden eine mögliche Vorgehensweise der idiographischen Systemmodellierung mit Paaren vor. Zum Zweck der Anonymisierung wurden Namen und personenbezogene Merkmale verändert.

6.6 Fallbeispiel und Modellentwicklung

Herr und Frau Malter kommen nach einer langen Phase krisenhafter Zuspitzungen in der Partnerschaft und im familiären Zusammenleben in die Paartherapie. Das Paar Malter hat zwei Kinder im Alter von 11 und 13 Jahren. Sowohl Herr als auch Frau Malter sind von schweren Erkrankungen betroffen, Frau Malter durch einen vor wenigen Monaten geschehenen Autounfall, bei dem sie ein Schädel-Hirn-Trauma erlitt und in der Folge Gedächtnis- und Aufmerksamkeitsstörungen erlebte, Herr Malter durch eine chronische körperliche Erkrankung mit sich daraus entwickelnden rezidivierenden Depressionen. Ein Klinikaufenthalt wegen erhöhter Suizidalität und eine anschließende Krankschreibung bis dato waren nur zwei der Folgen, welche Herr Malter zu tragen hatte.

Szenisch fällt auf, dass das Paar schweigend und angespannt im Wartebereich nebeneinandersitzt. Die Frau sehr aufgeweckt und neugierig, der Mann eher zurückhaltend, vorsichtig und angespannt. Als ich das Paar vom Wartebereich abhole und begrüße, ändert sich die Mimik und die Körperhaltung des Paares schlagartig. Frau Malter übernimmt sofort die Führung, ihr Mann scheint hinter ihr fast unsichtbar zu folgen. Deutlich wird dies auch, als ich das Paar frage, ob es für sie okay wäre, wenn das nächste Mal eine Therapeutin in Ausbildung hinzukomme, welche als Praktikantin Erfahrungen in paartherapeutischen Prozessen sammeln will. Frau Malter antwortete ohne zu zögern mit einem entschlossenen: „Ja, das ist überhaupt kein Problem, können Sie gerne machen". Als ich darauf Herrn Malter frage, wird seine Antwort schon beim Luftholen von seiner Frau unterbrochen mit dem Satz: „Sie müssen meinen Mann nicht fragen, der ist einverstanden".

Die von Annemarie Dührssen (2011) konzipierte Beobachtung szenischer und interaktioneller Phänomene im psychodynamischen Erstinterview geht weit über die Exploration von Daten und Fakten hinaus, sie fokussiert unter anderem auf nonverbale und atmosphärische Phänomene, welche in der Erstbegegnung zwischen Therapeut und Klienten auftreten. Bei der Erarbeitung des Systemmodells werden wir noch sehen, dass es verschiedene szenische und interaktionelle Phänomene gibt, welche das Paar zusammen mit dem Therapeuten realisiert. Ein Konflikt zwischen „Begegnung" und „Befragung" im Erstgespräch kann nach psychodynamischen Annahmen Abwehrmechanismen mobilisieren (Rugenstein, 2018). Der diagnostisch-therapeutische Paarentwicklungsprozess mithilfe der idiographischen Systemmodellierung mildert dagegen die zum Selbstschutz aktivierte Mobilisierung von Abwehrmechanismen, da das Systemmodell im eigenen Rhythmus und auf Augenhöhe mit dem Paar gemeinsam entwickelt wird. Generell ist es vorteilhaft, wenn in der Erstbegegnung eine Präferenz für ein bestimmtes Therapieverfahren in den Hintergrund tritt, denn methodenspezifische Wahrnehmungs- und Interpretationsraster engen den Blick auf die interaktionelle Szene mit ihrer individuellen Entfaltung ein (Boessmann & Remmers, 2017). Vielleicht ermöglicht gerade die Arbeit an Systemmodellen eine geeignete Perspektivenerweiterung, da das Paar die Themen im Interaktionsprozess selbst entwickelt und das Vorgehen so multiperspektivisch wie möglich ist (Schiepek, 1986, und Kapitel 1 in diesem Band).

Zu Beginn einer Paartherapie halte ich es für unabdingbar, genügend Raum und Zeit für einen ausführlichen Joining-Prozess zur Verfügung zu stellen. Ohne guten Kontaktaufbau zu allen Beteiligten wird ein Therapieprozess selbst bei perfekter Anwendung therapeutischer Techniken keine substanziellen Entwicklungen ermöglichen. Joining dient einem vertrauensvollen Ankommen und Einlassen. Vielfach belassen es Therapeuten jedoch bei ein bis zwei Fragen zum Kontaktaufbau und beginnen dann schnell mit dem Einstieg ins Problem. Dabei kann ich in Supervisionen und Intervisionen immer wieder feststellen, dass mitten im Problemszenario eines Partnerschaftskonflikts immer noch kaum Details über Anlass, Anliegen und Auftrag des Paares bekannt sind (von Schlippe & Schweitzer, 2016). Dies wiederum erschwert einen sinnvollen Kontrakt zwischen allen Beteiligten. Die therapeutische Beziehungsgestaltung ist nie abgeschlossen, sie sollte den Therapieprozess kontinuierlich begleiten (generische Prinzipien 1 „Herstellen von Stabilitätsbedingungen" und 6 „Resonanz und Synchronisation"). Das Vorgehen der idiographischen Systemmodellierung unterstützt dabei den Prozess der Beziehungsgestaltung, die Auftragsklärung und die Kontraktbildung auf vielfältige Weise.

Ich beginne bereits früh mit der Erstellung eines idiographischen Paarsystemmodells, da die Affektaktivierung gerade zu Beginn einer Therapie meiner Erfahrung nach sehr hoch ist. Affektaktivierung stellt eine notwendige Voraussetzung für nachhaltige Veränderung dar (Grawe, 1998; Roth & Strüber, 2014). In der ersten Sitzung wird es (endlich) möglich, verschiedene drängende Themen anzusprechen. Sicher gibt es Ambivalenzen; manchmal ist ein Partner die treibende Kraft zur Paartherapie, der andere vielleicht mehr als Zuschauer anwesend. Bei der Erstellung des gemeinsamen Systemmodells wird auch dieses Mehr oder Weniger von Zukunftswünschen deutlich und kann taktvoll thematisiert werden.

Herr und Frau Malter hören einander aufmerksam zu, sie haben erzählt vom Anlass und warum sie gerade jetzt zur Therapie kommen. Ich habe erfahren, dass ihre Eltern noch leben, bei Herrn Malter aber kaum Kontakt besteht. Sie erzählen, was sie beruflich machen, wie es den Kindern geht, ob der Beruf noch Freude macht oder ein Arbeitsplatzwechsel ansteht. Sie erzählen, ob sie ältere oder jüngere Geschwister haben und wie sich der Kontakt zu diesen gestaltet. Erst auf Nachfragen berichten sie von noch vorhandenen Ressourcen, von früheren Paarressourcen und schemenhaft vorhandenen Wünschen. Wünsche verweisen auf eine Zielrichtung, egal ob realistisch oder utopisch. Rieforth (2020) weist zurecht darauf hin, dass „[...] der Wunsch des einen in der Regel auf den Wunsch des anderen trifft und dort entweder freudig entgegengenommen oder aber als Konkurrenz oder Konflikt empfunden wird" (S. 37).

Für den Einstieg in die Systemmodellierung wende ich eine zirkuläre Fragetechnik an, welche affektaktivierend und ressourcenorientiert zu einer erstaunlich zügigen und authentischen Sammlung von Systemkomponenten für das anschließende Modell führt. Dabei greife ich auch non- und paraverbale Signale auf und achte auf Aussagen, welche von beiden als wichtig eingestuft werden. Ich erkläre dem Paar im Vorfeld, dass ich sie einlade, ihre als wichtig eingestuften Aussagen auf der Flipchart selbst aufzuschreiben. Jeder sucht sich eine Farbe aus (Herr Malter: rot; Frau Malter: grün), um die erstellten Beschreibungen später in ihrer Urheberschaft als von sich selbst, dem anderen oder von beiden wiedererkennen zu können. Das Paar entscheidet sich dann auch für eine gemeinsame Farbe (hier Gelb), welche all jene Systemkomponenten betrifft, welche das Paar gemeinsam kreiert (Abbildung 6.1 zeigt die Relationen zwischen den Systemelementen mit blauen [„+"] und roten [„–"] Pfeilen). In dieser Phase werden die entstehenden Systemkomponenten noch nicht gezielt mit Pfeilen und Vorzeichen verbunden und markiert, es entsteht erstmal eine Sammlung von verschiedenen Variablen. Die Verbindungspfeile werden dann eingezeichnet, wenn das Paar diese in einem intuitiven Prozess selbst benennt. So z. B. bei der Aussage von Herrn Malter: „Wenn sie weniger nachtragend ist, dann habe ich mehr Lebensenergie", also verläuft der

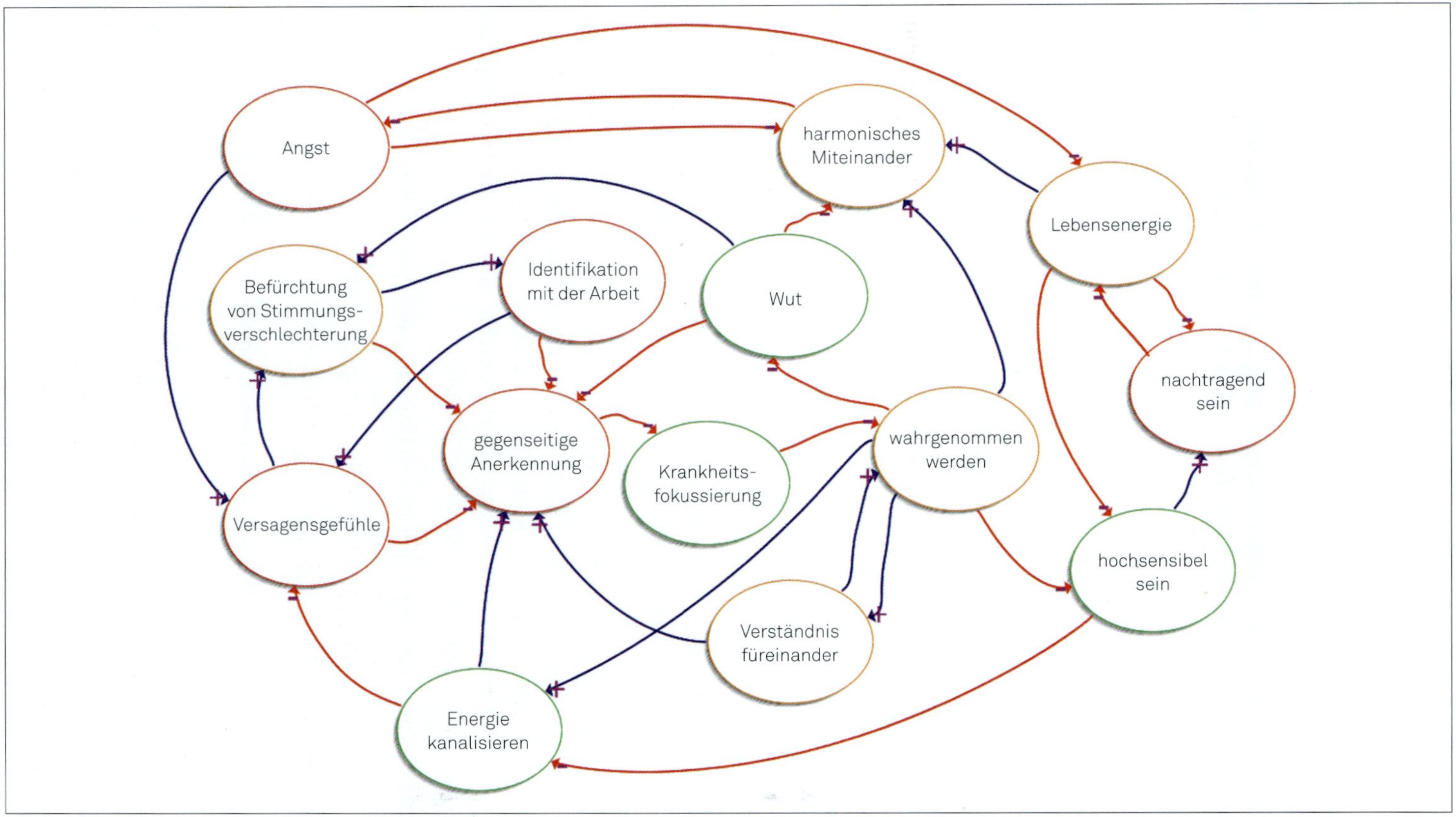

Abbildung 6.1: Das idiographische Systemmodell des Paares Malter mit vom Paar selbstbestimmter Farbgebung für die jeweils einzeln eingebrachten Elemente und die gemeinsam definierten Elemente (Herr Malter: rot; Frau Malter: grün; gemeinsame Elemente: gelb). Die Relationen sind in blau (für „+“) und rot (für „–“) dargestellt.

Pfeil von der Variable „nachtragend" zur Variable „Lebensenergie" und wird bei der Lebensenergie mit einem „–" gekennzeichnet, um so eine gegengerichtete Relation zu symbolisieren (rot in Abbildung 6.1).

Im Weiteren sagte dann Frau Malter: „Das ist interessant. Ich nehme bei mir wahr, dass ich, wenn ich genug Lebensenergie habe, oft auch weniger nachtragend bin." Nun verläuft der Pfeil von „Lebensenergie" zu „nachtragend" und erhält an der Pfeilspitze ebenso ein Minuszeichen (rot in Abbildung 6.1). Die Wirkungen der vom Paar gesammelten Systemkomponenten werden also in Form von Pfeilen aufgemalt, welche im einfachsten Fall durch „+" (gleichgerichtete Relation) oder „–" (gegengerichtete Relation) gekennzeichnet sind. Die individuelle Operationalisierung der begrifflichen Komponenten (Variablen) findet dann nochmal in einem intensiven Dialog des Paares bei der Entwicklung ihres individuellen Prozessfragebogens statt. Hier wird dann explizit jede Variable vom Paar selbst erklärt und erneut genau operationalisiert. Daraus entstehen dann aus „Lebensenergie" neue Variablen wie etwa „Freude", „Wachheit", „Joggen gehen" etc. Das Paar definiert die Bedeutung einer begrifflichen Komponente, während in einem standardisierten Fragebogen die Bedeutung einer Formulierung eventuell unklar bleibt.

Hier ein Ausschnitt aus dem Entwicklungsgespräch zur Systemmodellierung mit Herrn und Frau Malter:

Beispiel

Therapeut: Herr Malter, wenn ich Sie jetzt frage, wo Sie sich mit Ihrer Lebensenergie (Freude, Lust, etwas mit Freunden oder allein zu unternehmen, einem Hobby nachzugehen etc.) auf einer Skala zwischen 0 und 10 befinden, wo würden Sie sich zurzeit einschätzen? Ich bitte Sie, sich diese Zahl zu überlegen, ohne sie auszusprechen. Wenn Sie wollen, können Sie sie auch für sich auf einen Zettel schreiben. Frau Malter, wie würden Sie ihren Mann bezüglich der Lebensenergiefrage einschätzen?

Frau M.: Ganz klar auf 2. Ich kenne ihn und weiß, wo er steht.

Th.: Herr Malter, wie haben Sie sich eingeschätzt?

Herr M.: Ich schätze mich auf 5 ein.

Nun frage ich Frau Malter, ob sie erstaunt ist, dass sich Herr Malter auf 5 eingestuft hat.

Frau M.: Nein, aber ich kenne ihn ja. Ich weiß, das hält bei ihm nicht lange an *(lacht dabei)*. Schatz, ich meine das nicht böse.

Herr M.: *(atmet tief durch)* Nein, nein, ich versteh das ja, ich kann das nachvollziehen. Es ist bei mir wie eine Hügellandschaft, ein Auf und ein Ab, wie so eine Berglandschaft.

Th.: Sie habe eben tief durchgeatmet als Ihre Frau sagte, dass sie Sie ja kenne.

[Herr Malter lacht verlegen, als ob er ertappt würde.]

Frau M.: Das ist seine *Wut*. Ich kenne ihn ja, er ist oft wütend und zeigt dies nicht.

Herr M.: Nein, das ist nicht meine Wut. Das ist die Angst. Das ist die Angst, dass die Energiekurve wieder nach unten geht. Meine Frau stuft mich auf 2 ein, weil sie befürchtet, dass das wieder so kommt. Sie hat *Angst vor Verschlechterung* meines Zustandes. Und das habe ich ja auch.

[Frau Malter bestätigt, dass sie beide *Angst vor Verschlechterung* haben.]

Th.: Herr Malter, was macht es aus, dass Ihre Lebensenergie zurzeit bei 5 ist und nicht bei 4 oder 3?

Hier sollte man nicht überrascht sein, dass die Frage oft so beantwortet wird, als sei sie gestellt worden im Sinne von „Warum sind Sie nur auf 5?" Oft folgen Antworten, welche beschreiben, warum es einem schlecht geht. Hier versteht es sich von selbst, nicht lehrmeisterlich zu korrigieren, sondern taktvoll zu präzisieren, was denn momentan als Ressource erlebt wird. Sehr zu empfehlen für eine differenzierte Ressourcenabklärung ist in dieser Phase der Einsatz des Ressourceninterviews (Schiepek & Cremers, 2003). Die Skalierungsmöglichkeit zwischen 0 und 10 berücksichtigt dabei bewusst, dass es manchmal auch sinnvoll sein kann, eine vorhandene Ressource (z. B. Hilfsbereitschaft) vorübergehend auch zu reduzieren (Schiepek & Matschi, 2013).

Herr M.: Also, dass ich erstmal weg bin von der Arbeit. Dass ich Zeit für mich habe. Ich habe mich fast nur noch *über meine Arbeit definiert*. Wenn bei der Arbeit etwas nicht hundertprozentig funktionierte, dann habe ich mich als Versager gefühlt. *Versagensgefühle* habe ich auch in meiner Beziehung.

Frau Malter hörte während dieses Frageprozesses aufmerksam zu, brachte sich ein mit Ergänzungen und Präzisierungen. Dasselbe Frageprozedere, welches ich hier nicht transkribiere, wiederholte ich dann auch mit Frau Malter. Bei ihr tauchten folgende begriffliche Komponenten auf: *Energie kanalisieren, Krankheitsfokussierung, hochsensibel sein.*

Th.: Herr Malter, Sie stuften sich auf 5 ein. Was fällt Ihnen als Erstes ein, wenn ich Sie frage, wie Sie von 5 auf die nächsthöhere Stufe, auf 6 kommen könnten? Nicht auf 7 und nicht auf 8, einfach nur eine Stufe höher. Und Frau Malter, dieselbe Frage geht auch an Sie. Sie stuften sich auf 3 ein. Was fällt Ihnen ein auf die Frage, wie Sie denn von 3 auf 4 kommen könnten?

Ich staune immer wieder, wie präzise und treffsicher hier das zumindest bewusst erlebte Problem jedes Einzelnen formuliert wird. Diese letzte Frage fügt sich auch wunderbar in eine Art Auftragspräzisierung (Auftragsklärung) von unterschiedlichen Wünschen und Zielen ein. Einige seien hier beispielhaft aufgelistet.

Frau M.: Endlich wieder *harmonischer miteinander leben.*

Th.: [wiederholt] Harmonischer miteinander leben.

Frau M.: Ja, damit ich endlich auch mal wahrgenommen werde. Ich möchte endlich auch einmal *wahrgenommen werden.* Hallo, ich bin auch noch hier und nicht nur unsere Krankheiten.

Herr M.: Ja, ich möchte auch *wahrgenommen werden.* Wenn ich zum Beispiel sage, ich nehme sie wahr, sagt sie, sie fühle sich aber nicht wahrgenommen. Und ich empfinde sie auch als sehr *nachtragend.* Wenn sie weniger nachtragend wäre, dann wäre meine *Lebensenergie* eine Stufe höher in der Skala. Und ich möchte auch mehr *harmonisches Miteinander.*

Frau M.: [nachdenklich] Ja, *Lebensenergie* hätte ich manchmal auch gerne mehr ...

Herr u. Frau M.: [fast zeitgleich] Wir brauchen wieder mehr *Verständnis füreinander.*

Herr M.: Ich habe doch viel Verständnis für dich ...

Ohne auf den weiteren Prozess der Entwicklung eines Prozessfragebogens nach der Erstellung des Systemmodells im Detail einzugehen, möchte ich doch beispielhaft darstellen, wie ich dann weiterarbeite. Systemisch-tiefenpsychologische Paartherapie verstehe ich als rekursiven Prozess bestehend aus idiographischer Systemmodellierung, Prozessmonitoring und SNS-basiertem Prozessfeedback (was dem Konzept des Synergetischen Prozessmanagements entspricht).

Generell fällt mir auf, dass bei den vielen unterschiedlichen Paarkonstellationen im Zuge der Übersetzung der Systemmodelle in Fragen eines persönlichen Paarfragebogens immer einige ähnliche Systemvariablen auftauchen – auch bei Herrn und Frau Malter. Neben solchen ähnlichen Paarvariablen wie „Freiraum“, „Verständnis“ und „emotionale Ausgeglichenheit“ gibt es auch individuelle und spezifische Variablen, die von Paar zu Paar unterschiedlich sind, z.B. „Sexualität“, „Impulse zur Selbstverletzung“, „Aggressionspegel“, „Scham“, „Trauer“, „Selbstwert“, „Unterwerfung“ oder „Kontrolle“. Items (Fragen), die in den Prozessfragebögen unterschiedlicher Paare auftreten sind z.B.:

- „Heute gewährte ich meinem Mann/meiner Frau Freiraum.“
- „Heute gewährte mir mein Mann/meine Frau Freiraum.“
- „Heute habe ich Verständnis für meinen Mann/meine Frau gehabt.“
- „Heute erlebte ich meinen Mann/meine Frau verständnisvoll.“

- „Heute erlebte ich mich emotional ausgeglichen."
- „Heute erlebte ich meinen Mann/meine Frau emotional ausgeglichen."

Beispielhaft seien hier die Verläufe des Items „Heute habe ich Verständnis für meinen Mann/meine Frau gehabt" (vgl. Abbildung 6.2, beide Verläufe in einem Diagramm übereinandergelegt) und die Verläufe des Items „Heute erlebte ich meinen Mann/meine Frau verständnisvoll" (vgl. Abbildung 6.3, beide Verläufe übereinandergelegt) von Herrn und Frau Malter gezeigt. Beide Partner wünschen sich mehr Verständnis füreinander. Dabei stellt sich die Frage, wer versteht was konkret unter „mehr Verständnis geben und bekommen". Dies wird durch zirkuläres und klärendes Nachfragen präzisiert. Herr Malter war der Meinung, dass er doch viel Verständnis für seine Frau aufbringe. Beide waren sich einig, dass, je mehr der andere einen wahrnimmt, dies auch zu mehr Verständnis für den jeweils anderen führe. Die Variable „Verständnis füreinander haben" haben Herr und Frau Malter für die täglichen Selbsteinschätzungen (personalisierter Fragebogen) weiter ausdifferenziert.

Bei einem der Feedbackgespräche entschied sich das Paar, die entsprechenden Zeitreihen zum Themenkomplex „Verständnis" genauer zu betrachten. Wenn sich ein Paar für eine bestimmte Zeitreihenbetrachtung entscheidet, biete ich zuerst an, die einzelne, nicht übereinandergelegte Zeitreihe eines jeden Beteiligten zu betrachten, ähnlich wie bei der Genogrammarbeit, bei der einer der Partner zuhört, während der andere sein Narrativ der eigenen generationalen Geschichte darstellt (Sherman, 2000). Dabei ist es immer wieder erstaunlich, wie neugierig und gespannt jeweils ein Partner in der Zuhörerrolle den Schilderungen des anderen folgt und dadurch auch besser versteht und in seiner Mentalisierungsfähigkeit gefördert wird. In der Klärungsorientierten Paartherapie (Sachse et al., 2013, S. 138–155) wird dies anschaulich in einer eigenen Phase der Paartherapie als Verstehenstraining bzw. vertieftes Verständnis beschrieben. Dabei wird viel Wert darauf gelegt, dass ein Interaktionspartner wesentliche Aspekte seines Denkens und Handelns klärt, während der andere nur zuhört und versucht zu verstehen. Dabei halte ich mich als Therapeut zurück, rege höchstens durch die eine oder andere Hypothese an, nochmal einen anderen Blickwinkel einzunehmen, ohne zu werten oder gar zu bewerten. Herr und Frau Malter nahmen dabei oft ihre Tagebuchaufzeichnungen im SNS zu Hilfe (in den Abbildungen 6.2, 6.3 und 6.4 sind die Tage, an denen es Einträge gibt, durch rote und blaue Punkte auf der Zeitachse markiert). Bewegt man den Cursor am Bildschirm auf die jeweiligen Tage, kann man die Einträge lesen. Das Paar erkannte an den übereinandergelegten Zeitreihen, dass es immer wieder Diskrepanzen gab zwischen der eigenen Wahrnehmung oder Überzeugung, für den anderen Verständnis gehabt zu haben, und der Einschätzung, dieses Verständnis auch wirklich empfangen oder nicht empfangen zu haben (vgl. Abbildung 6.4). Hier bietet das SNS die Möglichkeit, den vom Paar vorgenommenen Fokus auf zwei Items (z. B. „Heute habe ich Verständnis für meine Frau gehabt" [Einschätzung von Herrn Malter] und „Heute erlebte ich meinen Mann verständnisvoll" [Einschätzung von Frau Malter]) gemeinsam zu reflektieren.

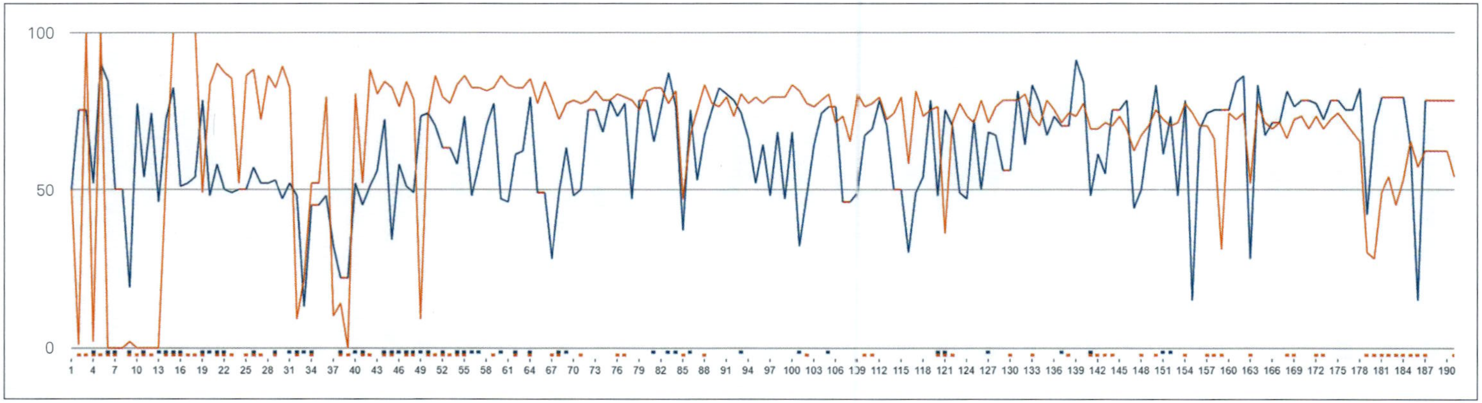

Abbildung 6.2: Übereinandergelegte Zeitreihen der Items „Heute habe ich Verständnis für meinen Mann gehabt“ (Einschätzungen von Frau M., blau) und „Heute habe ich Verständnis für meine Frau gehabt“ (Einschätzungen von Herrn M., rot)

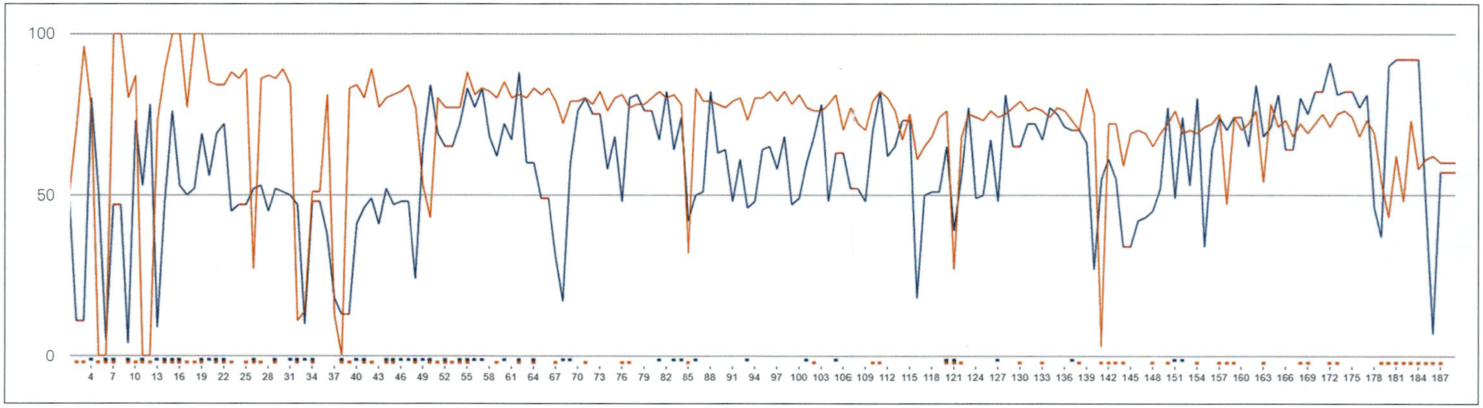

Abbildung 6.3: Übereinandergelegte Zeitreihen der Items „Heute erlebte ich meinen Mann verständnisvoll“ (Einschätzungen von Frau M., blau) und „Heute erlebte ich meine Frau verständnisvoll“ (Einschätzungen von Herrn M., rot)

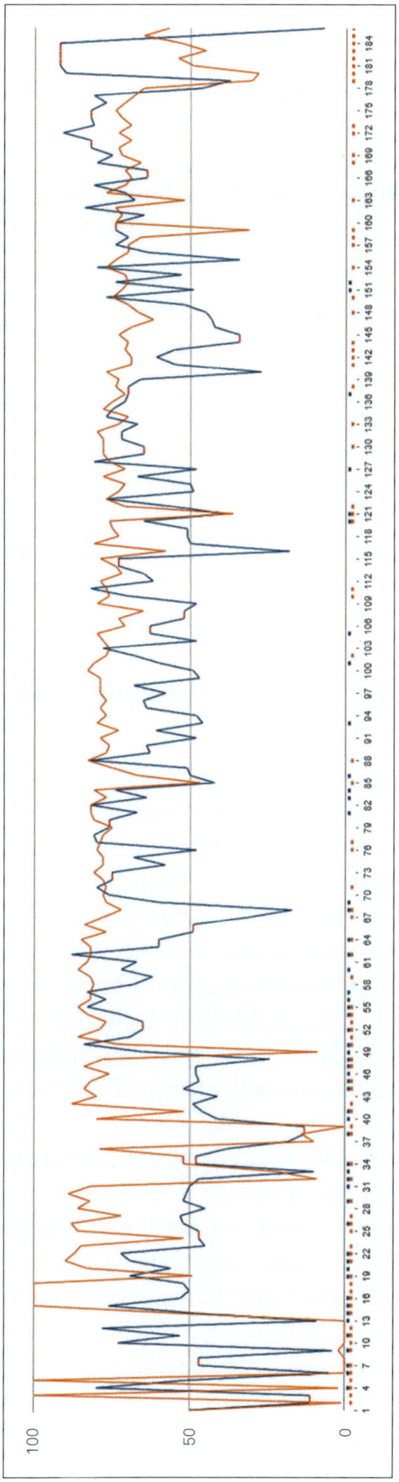

Abbildung 6.4: Übereinandergelegte Zeitreihen der Items „Heute erlebte ich meinen Mann verständnisvoll“ (Einschätzungen von Frau M., blau) und „Heute habe ich Verständnis für meine Frau gehabt“ (Einschätzungen von Herrn M., rot)

Das Paar erkannte bei einem Abschlussfeedback nach acht Monaten täglichen Monitorings, dass sich Selbst- und Fremdwahrnehmung bezüglich „Verständnis bekommen“ und „Verständnis wahrnehmen“ annäherten. Im konkreten Fall führte dies zu mehr Vertrauen in die eigene Wahrnehmung und in die Paarbeziehung überhaupt. Dies ist ein Beispiel dafür, wie die Arbeit mit dem SNS mentalisierungs- und klärungsorientiert die Arbeit des Paares und die Beziehung beider Partner fördert.

Die hier vorgestellte Methode bietet eine geeignete Möglichkeit für eine systemische Fallkonzeption mit Paaren. Ich halte es für sinnvoll, mit solchen Fallkonzeptionen sehr früh im Paarprozess zu beginnen. Nur so kann auch der gesamte Entwicklungsprozess in fruchtbringender Weise sichtbar werden. Dabei sollten die spontanen Aussagen des Paares aufgenommen werden; vielleicht sind gerade die Aussagen der ersten Stunde von besonderer Relevanz, vergleichbar mit einem Initialtraum in einer psychodynamischen Psychotherapie, wo der erste Traum in verdichteter Form oft ein guter Hinweisgeber ist, wo die Entwicklung hingehen könnte (Jaenicke, 2022). Es sind so gesehen Verdichtungen, welche erstmal als solche ungefiltert aufgenommen werden sollten. Den genauen Bedeutungsgehalt dieser Verdichtungen erarbeiten wir uns dann nach der Fertigstellung des Systemmodells bei der Definition der Items des individuellen Paarfragebogens. Die Basis dazu bietet ein gelungener Einstieg in die Paartherapie mit der Systemmodellierung.

Als Systemkomponenten können praktisch alle psychischen, physiologischen, sozialen bzw. kommunikativen etc. Ereignisse, Bedingungen oder Prozesse gelten, die von den direkten oder indirekten Systemmitgliedern (und dazu gehört auch der Therapeut) beobachtet oder erschlossen werden (Schiepek, 1986, S. 81). Die Systemkomponenten eines idiographischen Systemmodells verändern sich im Laufe der Paarentwicklung sowohl qualitativ als auch quantitativ. Neue, vielleicht treffendere Variablen werden vom Paar gewählt, nicht selten nach mehreren Feedbackgesprächen mit dem SNS. Das Paar betrachtet dann das initiale Modell mit kreativer Neugierde und beginnt mit Ergänzungen, Verfeinerungen und durchaus neuen Verbindungen, während sich alte Verbindungen vielleicht aufgelöst haben. Das Modell bildet den Rohstoff für die vom Paar selbst entwickelten und operationalisierten Fragen, welche sie dann beim Online-Monitoring täglich ausfüllen. Dabei stelle ich fest, dass die therapeutische Rahmung mithilfe eines Systemmodells nicht nur die Präzisierung entwickelter Fragen erleichtert, sondern oft auch korreliert mit der Dauer des vom Paar gewählten Zeitraums der täglichen Selbsteinschätzungen. Mit Rahmung meine ich zudem auch die therapiebegleitende Präsenz der generischen Prinzipien (Schiepek et al., 2013), welche schulenübergreifend therapeutische Selbstorganisationsprozesse unterstützen (Haken & Schiepek, 2010).

6.7 Fazit

Ich habe nur einen kurzen Ausschnitt einer Paartherapie gewählt und ein vereinfachtes Systemmodell dargestellt, um einzuladen, es einmal selbst auszuprobieren und auch Paare zu ermutigen, sich für diese Möglichkeit der Visualisierung ihrer Paar- und Lebensthemen zu öffnen. Die Modelle sind von Paar zu Paar sehr unterschiedlich. Manche Paare entscheiden sich auch, die von ihnen gewählten Komponenten auf bunten Kartonkreisen aufzuschreiben und am Boden auszulegen. Mit farbigen Seilen werden diese dann nach Urheberschaft verbunden und mit Plus- und Minuskärtchen in ihrer Gerichtetheit markiert. Hier kommen dann auch verstärkt vestibulär-taktile und propriozeptive Sinneseindrücke zum Tragen, welche manchmal auch einen tieferen Zugang zur Paardynamik ermöglichen. Das bewusste Legen eines Seiles von z. B. der Variable „Wut“ zur Variable „Traurigkeit“ ermöglicht manchen Paaren einen ganzheitlicheren, sinnlicheren Zugang zu ihrer persönlichen Dynamik. Prozedurales Wissen, das im impliziten Gedächtnis verfügbar ist, wird so durch die Aktion zumindest zugänglicher (Fonagy et al., 2018). Andere Paare entscheiden wiederum, mit der Softwarelösung zur Darstellung von Systemmodellen zu arbeiten (vgl. Kapitel 12), die es ermöglicht, die Modelle farbig darzustellen und auch später auf dem Bildschirm wieder zu verändern oder zu ergänzen.

Besonders hervorzuheben ist, dass Paare beim Erstellen ihres persönlichen Systemmodells in ihrer Mentalisierungsfähigkeit gefördert werden. Emotional aufgeladene Paarthemen, welche oft schnell mit einem Verlust der reflexiven Kompetenzen einhergehen, können durch die gemeinsame Erarbeitung und Betrachtung des Paarmodells schneller reguliert werden, da die Verbundenheit in dem vom Paar erstellten Netzwerk Halt und Orientierung gibt. Mentalisieren findet auf einem sich immer wieder verändernden Kontinuum verschiedener Pole statt. Die Arbeit mit einer Paarmodellierung fördert die Ausgeglichenheit zwischen den elementaren acht Polen des Mentalisierens (Taubner et al., 2019, S. 11):

1. automatisch (implizit) vs. kontrolliert (explizit),
2. internal fokussiert vs. external fokussiert,
3. selbstorientiert (Selbst) vs. fremdorientiert (andere),
4. kognitiv vs. affektiv.

„Bei allen beschriebenen Dimensionen wird davon ausgegangen, dass eine Ausgeglichenheit zwischen den verschiedenen Polen am ehesten als optimal angesehen wird [...]“ (Taubner et al., 2019, S. 11). Die Arbeit mit der Systemmodellierung schließt diese Faktoren ein und fördert deren Balance auf individuelle Weise.

Literatur

Bodenmann, G. (2016). *Lehrbuch Klinische Paar- und Familienpsychologie* (2., überarb. Aufl.). Göttingen: Hogrefe. https://doi.org/10.1024/85620-000

Boessmann, U. & Remmers, A. (2017). *Das Erstinterview*. Berlin: Deutscher Psychologen Verlag. https://doi.org/10.5771/9783942761567

Boszormenyi-Nagy, I. & Framo, J. L. (1985). *Intensive family therapy: Theoretical and practical aspects*. New York: Routledge.

Desmet, M., van Nieuwenhove, K., de Smet, M., Meganck, R., Deeren, B., van Huele, I. et al. (2021). What too strict a method obscures about the validity of outcome measures. *Psychotherapy Research, 31*(7), 882–894. https://doi.org/10.1080/10503307.2020.1865584

Dührssen, A. (2011). *Die biographische Anamnese unter tiefenpsychologischem Aspekt*. Stuttgart: Schattauer.

Fincham, F. D. & Beach, S. R. H. (2010). Marriage in the new millennium: A decade in review. *Journal of Marriage and Family, 72*(3), 630–649. https://doi.org/10.1111/j.1741-3737.2010.00722.x

Flückiger, C., Rubel, J., Del Re, A. C., Horvath, A. O., Wampold, B. E., Crits-Christoph, P. et al. (2020). The reciprocal relationship between alliance and early treatment symptoms: A two-stage individual participant data meta-analysis. *Journal of Consulting and Clinical Psychology, 88*(9), 829–843. https://doi.org/10.1037/ccp0000594

Fonagy, P., Gergely, G., Jurist, E. L. & Target, M. (2018). *Affektregulierung. Mentalisierung und die Entwicklung des Selbst* (6. Aufl.). Stuttgart: Klett-Cotta.

Grawe, K. (1998). *Psychologische Therapie*. Göttingen: Hogrefe.

Haken, H. & Schiepek, G. (2010). *Synergetik in der Psychologie. Selbstorganisation verstehen und gestalten* (2. Aufl.). Göttingen: Hogrefe.

Jaenicke, U. (2022). Initialträume. In U. Jaenicke (Hrsg.), *Traumdeutung: Theorie und Praxis der Traumauslegung in der Daseinsanalyse* (S. 141–156). Berlin: Springer.

Kayser, K., Watson, L. E. & Andrade, J. T. (2007). Cancer as a „we-disease": Examining the process of coping from a relational perspective. *Family Systems, 25*(4), 404–418. https://doi.org/10.1037/1091-7527.25.4.404

Kerr, M. E. & Bowen, M. (2009). *Family Evaluation*. New York: Norton & Company.

Loth, W. (2005). Einiges könnte schön anders sein – Systemische Grundlagen für das Klären von Aufträgen. In H. Schindler & A. von Schlippe (Hrsg.), *Anwendungsfelder systemischer Praxis* (S. 25–54). Dortmund: Verlag Modernes Lernen.

Ochs, M. & Pfautsch, B. (2022). Kommen Systemiker:innen (auch) aus Lake Wobegon? *Familiendynamik, 47*(4), 284–293. https://doi.org/10.21706/fd-47-4-284

Orange, D. M., Atwood, G. E. & Stolorow, R. D. (2001). *Intersubjektivität in der Psychoanalyse: Kontextualismus in der psychoanalytischen Praxis*. Frankfurt am Main: Brandes & Apsel.

Petzold, H. G. R., Orth, I. & Sieper, J. (1999). Psychotherapie: Mythen und Diskurse der Macht und der Freiheit. In H. G. Petzold & I. Orth (Hrsg.), *Die Mythen der Psychotherapie. Ideologien, Machtstrukturen und Wege kritischer Praxis* (S. 9–14). Paderborn: Junfermann. Verfügbar unter: https://www.fpi-publikation.de/downloads/?doc=textarchiv-petzold_petzold_orth_sieper-mythen_und_diskurse_der_macht-1999a.pdf

Rauchfleisch, U. (2016). Beziehungsgestaltung in der Begleitung und Therapie von Lesben, Schwulen, Bisexuellen und Transidenten. Eine Analyse mithilfe der Konzepte von Übertragung und Gegenübertragung. *Psychotherapie-Wissenschaft, 6*(2), 130–139.

Rieforth, J. (2020). *Wunschkompetenz*. Göttingen: Vandenhoeck & Ruprecht. https://doi.org/10.13109/9783666459122

Rosa, H. (2016). *Resonanz: Eine Soziologie der Weltbeziehung*. Frankfurt am Main: Suhrkamp.
Roth, G. & Strüber, N. (2014). *Wie das Gehirn die Seele macht*. Stuttgart: Klett-Cotta.
Rugenstein, K. (2018). Erstgespräch, Indikation und Antragsstellung. In A. Gumz & S. Hörz-Sagstetter (Hrsg.), *Psychodynamische Psychotherapie in der Praxis* (S. 208–221). Weinheim: Beltz.
Sachse, R., Breil, J. & Fasbender, J. (2013). *Klärungsorientierte Paartherapie*. Göttingen: Hogrefe.
Schiepek, G. (1986). *Systemische Diagnostik in der Klinischen Psychologie*. Weinheim: Beltz/PVU.
Schiepek, G. & Cremers, S. (2003). Ressourcenorientierung und Ressourcendiagnostik in der Psychotherapie. In H. Schemmel & J. Schaller (Hrsg.), *Ressourcen. Ein Hand- und Lesebuch zur therapeutischen Arbeit* (S. 147–193). Tübingen: DGVT.
Schiepek, G., Eckert, H. & Kravanja, B. (2013). *Grundlagen systemischer Therapie und Beratung. Psychotherapie als Förderung von Selbstorganisationsprozessen*. Göttingen: Hogrefe.
Schiepek, G. & Matschi, B. (2013). Ressourcenerfassung im therapeutischen Prozess. *Psychotherapie im Dialog, 14*(01), 56–61. https://doi.org/10.1055/s-0033-1337098
Schubbe, O., Püschel, I., Gebhardt, K., Renssen, M. & Bambach, S. (2016). *Traumatherapie mit EMDR. Ein Handbuch für die Ausbildung*. Göttingen: Vandenhoeck & Ruprecht.
Selvini Palazzoli, M., Boscolo, L., Cecchin, G. & Prata, G. (1981). Hypothetisieren – Zirkularität – Neutralität: Drei Richtlinien für den Leiter der Sitzung. *Familiendynamik, 6*(2), 123–139.
Sherman, R. (2000). The intimacy genogram. In R.E. Watts (Ed.), *Techniques in marriage and family counseling. Vol. 1: The family psychology and counseling series* (pp. 81–84). Alexandria: American Counseling Association.
Stern, D.N. (2020). *Die Lebenserfahrung des Säuglings*. Stuttgart: Klett-Cotta. (Original erschienen 1986)
Stierlin, H., Rücker-Embden, I., Wetzel, N. & Wirsching, M. (1977). *Das erste Familiengespräch. Theorie, Praxis, Beispiele*. Stuttgart: Klett-Cotta.
Strunk, G. & Schiepek, G. (2014). *Therapeutisches Chaos: Eine Einführung in die Welt der Chaostheorie und der Komplexitätswissenschaften*. Göttingen: Hogrefe.
Taubner, S., Bateman, A. & Fonagy, P. (2019). *Mentalisierungsbasierte Therapie*. Göttingen: Hogrefe. https://doi.org/10.1026/02834-000
von Schlippe, A. & Schweitzer, J. (2016). *Lehrbuch der systemischen Therapie und Beratung I: Das Grundlagenwissen* (Bd. 1, 3. Aufl.). Göttingen: Vandenhoeck & Ruprecht. https://doi.org/10.13109/9783666401855
Whisman, M.A. (2007). Marital distress and DSM-IV psychiatric disorders in a population-based national survey. *Journal of Abnormal Psychology, 116*(3), 638–643. https://doi.org/10.1037/0021-843X.116.3.638

7 Fallkonzeption und Feedback im Coaching einer Führungskraft

Marcus B. Hausner & Günter Schiepek

In diesem Kapitel wird der Verlauf des Coachings einer Führungskraft aus einem mittelständischen Unternehmen beschrieben. Die theoretische und konzeptionelle Rahmung bildet die Strukturtheorie der Selbstorganisation (Haken & Schiepek, 2010), insbesondere das Synergetische Prozessmanagement (Schiepek et al., 2013). Dieses enthält eine anfängliche Anliegenklärung, ein Ressourceninterview, eine idiographische Systemmodellierung zu den wesentlichen Themen des Coachees, sowie die Nutzung eines aus der Modellierung abgeleiteten Prozessfragebogens. Letzterer ermöglicht dem Coachee eine tägliche Reflexion seines Prozesses und der hierfür relevanten Einflussfaktoren. Die Selbsteinschätzungen können mithilfe des Synergetischen Navigationssystems (SNS) über den Zeitverlauf sichtbar gemacht und im Prozessfeedback für den Coachee nutzbar gemacht werden.

7.1 Das Arbeitsfeld

Coaching als personenbezogene Form von Beratung gewinnt im betrieblichen Umfeld zunehmend an Bedeutung und lässt sich nach Greif (2008) wie folgt definieren: „Coaching ist eine intensive und systematische Förderung ergebnisorientierter Problem- und Selbstreflexion sowie Beratung von Personen [...] zur Verbesserung der Erreichung selbstkongruenter Ziele oder zur bewussten Selbstveränderung und Selbstentwicklung“ (S. 59). Insbesondere Führungskräfte nutzen dieses Format, um z. B. die eigene Führungsrolle zu reflektieren, Entscheidungsimpulse für die Laufbahngestaltung zu gewinnen oder auch mit Veränderungen konstruktiv umzugehen. Der Coachee, dessen Prozess wir in diesem Beitrag darstellen, ist Führungskraft und Mitglied der Geschäftsleitung eines mittelständischen, produzierenden Unternehmens mit 400 Mitarbeitenden und verantwortlich für zwei Produktionsstandorte. Seine Anliegen, mit denen er ins Coaching kam, waren die Reflexion und die Veränderung einiger Aspekte seines derzeitigen Arbeits- und Berufslebens sowie seines Führungsverhaltens, aber auch einiger Aspekte seines Privatlebens.

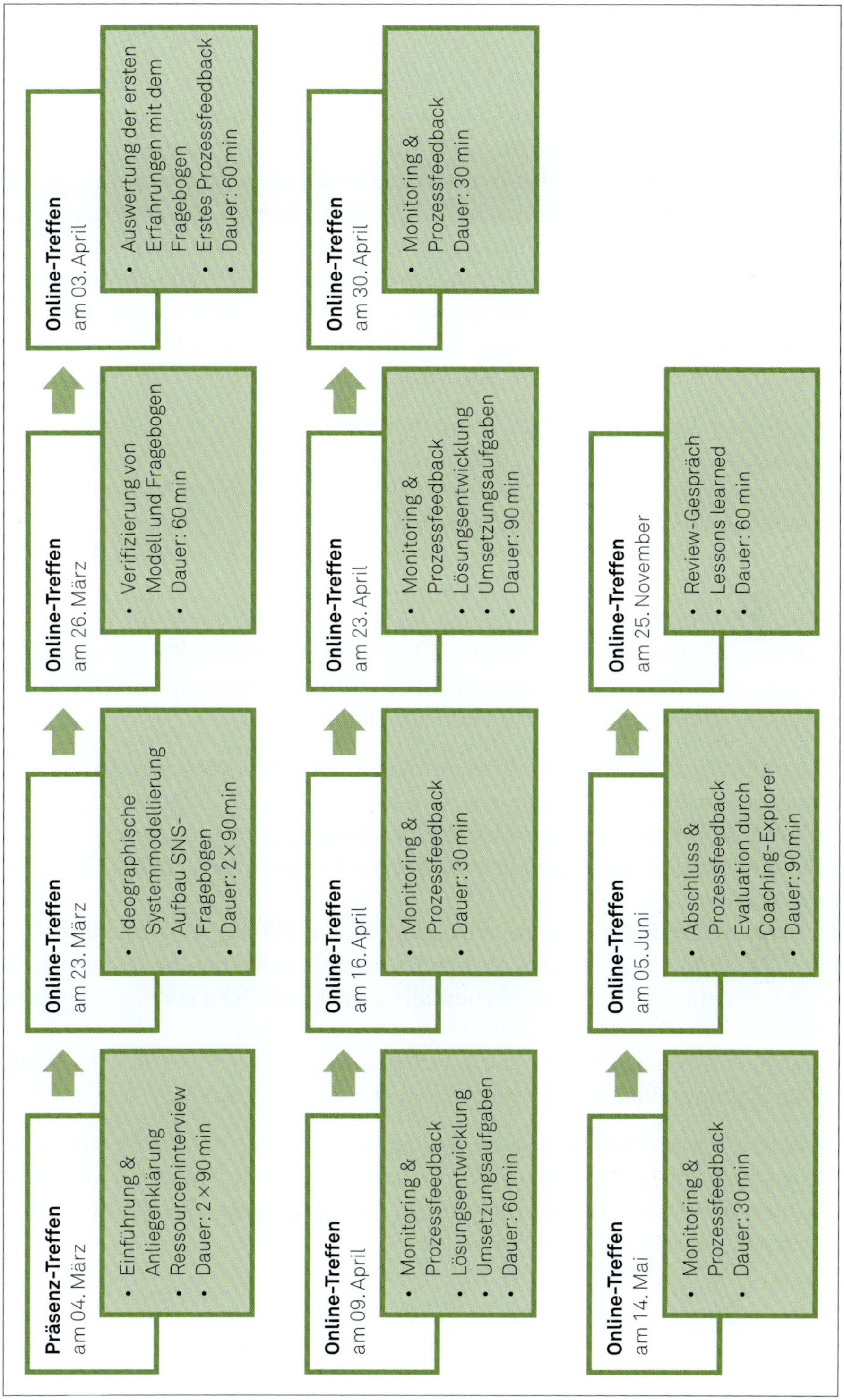

Abbildung 7.1: Ablauf und Struktur der Coachingsitzungen

7.2 Das Vorgehen

Das Coaching fand insofern unter speziellen Bedingungen statt, als es vor dem Hintergrund der einschränkenden COVID-19-Hygienebestimmungen mit einem Präsenztreffen begann, alle weiteren Treffen jedoch über Onlineplattformen durchgeführt wurden. Die elf Treffen erstreckten sich über drei Monate (vgl. die Übersicht in Abbildung 7.1). Die ersten drei Treffen dauerten zwischen einer und drei Stunden und dienten vor allem der Erstellung einer Fallkonzeption mittels der idiographischen Systemmodellierung, der daran anschließenden Entwicklung eines persönlichen Prozessfragebogens sowie der Lösungsentwicklung. Die weiteren Treffen dienten der Begleitung, der Reflexion von Umsetzungserfahrungen im Alltag und der Entwicklung von Ansatzpunkten mit Bezug auf die Anliegen.

Anliegenklärung. Im ersten Treffen konnten mittels explorativer Fragen folgende Anliegen des Coachees herausgearbeitet werden:
1. Situative Kommunikation („Ich möchte auf Anfragen meiner Mitarbeitenden schneller und besser als heute reagieren").
2. Nein statt immer Ja sagen („Ich will häufiger Nein sagen und mich dabei gut fühlen").
3. Perfektionismus („Ich möchte meine Stärke des Perfektionismus einsetzen, wenn es sich lohnt, ansonsten mich auch distanzieren können").
4. Emotionsregulation („Ich möchte meine emotionale Spannung besser regulieren, wenn ich mangelnde Wertschätzung erlebe").

Ressourceninterview. In einem halbstrukturierten Interview vergegenwärtigt sich der Coachee die ihm zur Verfügung stehenden Ressourcen, dokumentiert sie in einem Arbeitsblatt und bewertet sie auf einer Skala von 0 (nicht vorhanden) bis 10 (sehr stark ausgeprägt) anhand der folgenden Kriterien (Schiepek & Cremers, 2003, S. 154 ff.):
- Wie stark steht mir diese Ressource aktuell zur Verfügung? (V-Kriterium)
- Wie stark stand mir die Ressource bereits einmal zur Verfügung und wie groß ist ihr Potenzial, auf diese gegebenenfalls zurückgreifen zu können? (P-Kriterium)
- In welchem Ausmaß sollte mir die jeweilige Ressource am Ende des Coachings zur Verfügung stehen? (Z-Kriterium)

Idiographische Systemmodellierung. Die Systemmodellierung beschreibt eine „systemische Landkarte" der erlebten psychosozialen Realität des Coachees und dient als Fallkonzeption für den Coachingprozess. Die Vorgehensweise der Erstellung gliedert sich in drei Phasen (vgl. Kapitel 1).

Phase 1: Bericht des Coachees (Materialsammlung der Systemvariablen)

Der Coachee beginnt zunächst mit dem Schildern seiner Anliegen. Im vorliegenden Fall konnte an den formulierten Anliegen und den Erkenntnissen aus dem Ressourceninterview angeknüpft werden. Mögliche Leitfragen, die sich für ein Coaching eignen, sind z. B.:

- Wie erleben Sie derzeit Ihre Problemsituation?
- Schildern Sie Ihre Problemlöseversuche, Coping-Strategien, Ausnahmen vom Problem und konstruktive Umgangsformen damit.
- Welche Erfolgsfaktoren könnten eine positive Auswirkung auf Ihre Ziele bzw. Ihre Anliegen haben?
- Welche Blockaden könnten eine schwächende, negative, hemmende oder verunmöglichende Auswirkung haben?
- Wie zeitvariant sind die Erfolgsfaktoren und/oder die Blockaden? Wie unterschiedlich sind sie bisher verlaufen?
- Wo will ich hin (Zielfoto)? Welche Indikatoren (Messgrößen) existieren für „Jetzt bin ich am Ziel!“? Woran werden dies andere Personen in Ihrem Umfeld erkennen?
- Wie kommen Sie Ihrem Ziel näher? Was können Sie besser machen, was lässt sich verändern?

Phase 2: Dialog-konsensuelle Validierung

Während des Interviews mit dem Coachee macht sich der Coach Notizen zu den möglichen Systemvariablen. Diese werden dann nochmals gemeinsam betrachtet und besprochen (dialog-konsensuelle Validierung), um ein gemeinsames Verständnis der Systemvariablen zu entwickeln und eine Vorstellung davon zu bekommen, auf welcher Zeitskala (Stunden, Tage, Wochen) sie sich verändern können. In der Regel geben die Variablen die Wahrnehmung bzw. das Erleben von Verhalten, Kognitionen (z. B. Selbstwahrnehmung) oder Emotionen wieder, z. B. „die Intensität meiner Anspannung in einem Meeting“, nicht jedoch das „Meeting“ als solches oder „meine Freude an der Bewegung“ und nicht den ausgeübten „Sport“ als Tätigkeit.

Phase 3: Systemmodellierung

Die Variablen werden im nächsten Schritt mithilfe des E-Graphik-Tools der Systemmodellierung visuell in ihren Relationen dargestellt (dies ist ein Schritt, den üblicherweise der Coachee selbst durchführt). Es gilt nun, die Wechselwirkungen von und auf die Variablen in Form von Richtungspfeilen darzustellen (gleichgerichtete oder entgegengerichtete Wirkungen). Eine gleichgerichtete, mit „+“ gekennzeichnete Polung meint, dass die Steigerung der einen Systemvariable eine Steigerung der folgenden Systemvariable bewirkt (oder umgekehrt: Eine Reduktion bewirkt eine Reduktion). Eine negative, mit „-“ gekennzeichnete Polung bedeutet, dass die Steigerung der einen Systemvariable eine Reduktion der folgenden bewirkt (oder umgekehrt: Eine Reduktion bewirkt eine Steigerung). Diese Wechselwirkungen können multilateral sein und zu Wirkungskreisläufen in einer Gruppe von Systemvariablen führen. Diese Wirkungskreisläufe können Hinweise auf kognitive, emotionale oder verhaltensbezogene Muster geben, welche der Coachee im (Berufs-)Alltag als ungünstig oder auch als günstig erlebt. Das Modell in seiner Struktur und die darin erkennbaren Wechselwirkungen vermitteln neue Perspektiven auf den Coachingfall und bilden die Grundlage für eine qualifizierte Planung und Gestaltung von Interventionen. Erste Lösungsideen können bereits in diesem Stadium mit dem Coachee entwickelt werden.

Interventionen, Prozessmonitoring und Feedback. Das Systemmodell mit seinen relevanten Variablen, Wechselwirkungen und Mustern bildet die Struktur des Systems ab. Das System im Zeitverlauf, also seine Dynamik, lässt sich dann anhand eines personalisierten Fragebogens abbilden, den man anhand der Variablen zusammen mit dem Coachee erarbeitet. Den personalisierten Prozessbogen nutzt der Coachee zur täglichen Reflexion. Die mithilfe der SNS-App erhobenen Daten werden in Zeitreihendiagrammen sichtbar gemacht, womit ein Prozessmonitoring in Echtzeit gegeben ist. In den Coachingtreffen informiert dieses SNS-basierte Feedbackinstrument über die fortschreitende Entwicklung des Coachees. Die Planung und Gestaltung von Veränderungen und Interventionen erfolgt nun auf dem gelegten Fundament in einem rekursiven Prozess, der sowohl auf die Fallkonzeption (Systemmodell, Struktur) als auch auf die Verlaufsdaten (Dynamik in Form von Zeitreihen und deren Analysen) Bezug nimmt.

7.3 Idiographisches Systemmodell des Coachees

Im Folgenden wird das idiographische Systemmodell unseres Coachees einschließlich einiger relevanter Teilstrukturen des Modells dargestellt. Einige Items machen exemplarisch deutlich, wie aus dem Modell ein persönlicher Prozessfragebogen entwickelt wird. Anhand einiger Zeitreihen und dem Komplexitäts-Resonanz-Diagramm des Prozesses werden Veränderungen der Kognitions-Emotions-Verhaltens-Muster des Coachees illustriert.

Ein idiographisches Systemmodell ist eine systemische „Landkarte“, welche die Coachingthemen und die aus Sicht des Coachees hierfür relevanten Einfluss- und Wirkfaktoren visualisiert (vgl. Abbildung 7.2). Die Entwicklung eines Systemmodells hat eine psychoedukative Funktion für systemisches Denken, insofern damit

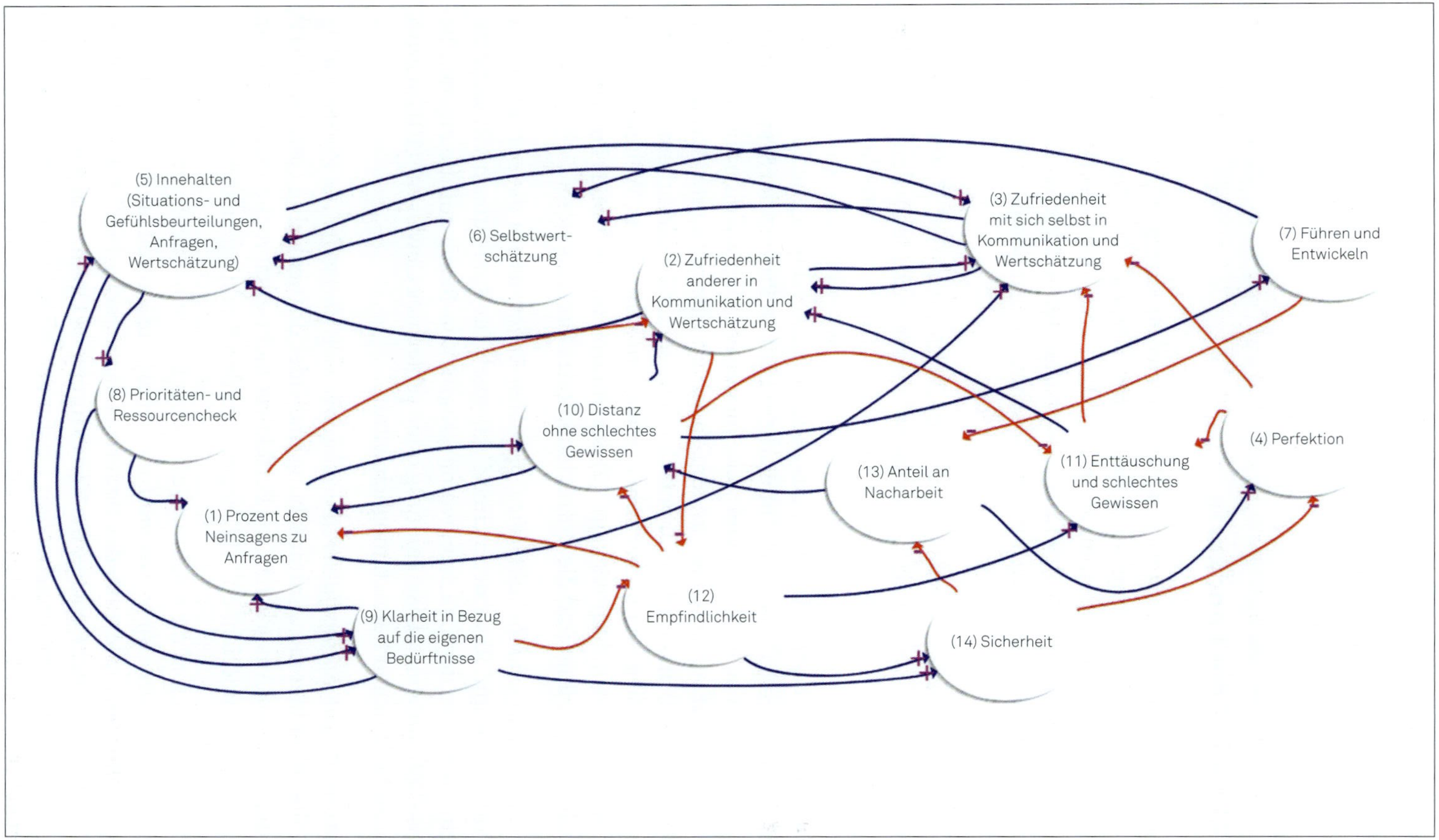

Abbildung 7.2: Idiographisches Systemmodell des Coachingfalls. Blaue Pfeile: gleichgerichtete Wirkungen (Wenn A steigt, steigt auch B und umgekehrt); rote Pfeile: entgegengesetzte Wirkungen (Wenn A steigt, nimmt B ab und umgekehrt).

Zusammenhänge, Wechselwirkungen, aktiv zu gestaltende Einflussfaktoren sowie Ambivalenzen in Form von gewollten oder auch ungewollten Auswirkungen sichtbar gemacht werden können. Es ist Psychoedukation ohne Psychoedukation, weil nichts in einem Vortrag erklärt wird, sondern der Coachee alles selbst entwickelt.

Die „Akteure" der Landkarte

Die Systemvariablen (1) „Prozent des ‚Neinsagens' zu Anfragen", (2) „Zufriedenheit anderer mit der Kommunikation und Wertschätzung", (3) „Zufriedenheit mit sich selbst im Bereich Kommunikation und Wertschätzung" sowie (4) „Perfektion" bilden die Zielzustände des Coachees ab. Aus den Antworten der folgenden Leitfragen wurden gemeinsam mit dem Coachee nachstehende Systemvariablen entwickelt.

Ermöglicher: Was wird dazu beitragen, dass die Zielzustände (1, 2, 3, 4) erreicht werden? Dem Coachee könnte ein „Innehalten" (5) vor allzu schnellen Reaktionen helfen, die aktuelle Situation und die eigenen Gefühle zu beurteilen sowie sich eine bewusste Wahrnehmung der eigenen „Selbstwertschätzung" (6) zu verschaffen, um einen stabilisierenden und stärkenden Blick auf das eigene Erleben zu gewinnen. Die Idee eines bewussten Innehaltens kam im Prozess der Systemmodellierung von dem Coachee selbst und sollte im weiteren Verlauf eine Schlüsselrolle spielen, weil es auf verschiedene andere Variablen eine relevante Wirkung hatte (vgl. Abbildung 7.2) und weil es für verschiedene seiner Problemthemen (berufliche wie private Anliegen) nutzbar gemacht werden konnte. Des Weiteren besteht im aktiven „Führen und Entwickeln" (7) der Mitarbeiter ein großes Potenzial, sodass Delegation gelingt und die Zufriedenheit des Umfelds steigt.

Auswirkungen: Was sind die nützlichen, gewollten Konsequenzen dieser Ermöglicher? Ein „Prioritäten- und Ressourcencheck" (8) spiele für ihn in diesem Zusammenhang eine Rolle, so der Coachee, womit „Klarheit in Bezug auf die eigenen Bedürfnisse" (9) und eine „Distanzierung ohne schlechtes Gewissen" (10) im privaten wie im beruflichen Bereich möglich würde.

Hemmnisse: Welche Einflussfaktoren erschweren möglicherweise die Zielerreichung? Eine Rolle spielt hier die „Enttäuschung und/oder das schlechte Gewissen" (11), wenn den eigenen Ansprüchen an Perfektion nicht entsprochen werden kann, sowie seine „Empfindlichkeit" (12) gegenüber den Reaktionen anderer.

Auswirkungen: Was sind die möglichen, allerdings fast immer weniger nützlichen, ungewollten Konsequenzen dieser Hemmnisse? Der eigene „Anteil an Nacharbeit" (13) könnte zunehmen sowie auch das Bedürfnis nach „Sicherheit" (14). Mit „Nacharbeit" bezeichnete der Coachee die Korrekturen und Optimierungen, die er nach den aus seiner Sicht unzureichenden Leistungen einzelner Mitarbeiter vornehmen musste.

Interessant ist festzustellen, dass auch „Ermöglicher" ungewollte Auswirkungen (Nebenwirkungen) haben können und „Hemmnisse" mitunter nützliche Auswirkungen. Hemmnisse können Ermöglicher werden und umgekehrt, was nicht zwingend an den Variablen selbst liegt, sondern an ihrer Einbindung in die Systemstruktur, an ihren systemischen Effekten. Diese Ambivalenzen konnten im Dialog ausgelotet und durch die Visualisierung der Systemstruktur sichtbar gemacht werden.

Muster identifizieren

Die ermittelten Systemvariablen werden im Modellierungsprozess in Zusammenhänge gebracht, wobei gleichgerichtete Wirkungen („+") zwischen Variablen (d.h., wenn eine Zunahme oder Intensivierung der einen Variablen eine Zunahme oder Intensivierung der anderen Variablen bewirkt bzw. eine Abnahme der einen eine Abnahme der anderen) in den Abbildungen 7.2, 7.3 und 7.4 mit blauen Pfeilen eingezeichnet sind und gegengerichtete Wirkungen („–") zwischen Variablen (d.h., wenn eine Zunahme oder Intensivierung der einen Variablen eine Reduktion der anderen Variablen bewirkt bzw. eine Reduktion der einen Variablen eine Zunahme oder Intensivierung der anderen) mit roten Pfeilen. Die abgebildeten Wirkungszusammenhänge sind nicht als abschließende, sondern vielmehr als exemplarische, plausible Konstruktionen zu betrachten, erlauben sie doch, Hypothesen zu formulieren, welche für die Gestaltung des Coachingprozesses und für „Interventionen" eine hilfreiche Ausgangslage bilden (bei unserem Coachee z.B. die kreative Idee eines „Innehaltens" vor jeder Form von mentaler, emotionaler oder Verhaltensreaktion).

Mit zunehmender Ausgestaltung der Wirkungszusammenhänge lassen sich Muster im Sinne sich wiederholender Systemdynamiken erkennen. Manche können in Bezug auf die Zielzustände eine nützliche selbstverstärkende Wirkung entfalten, andere entfalten eine ungünstige selbstverstärkende Wirkung. So lässt sich beispielsweise im vorliegenden Modell folgender konstruktiver Kreislauf beschreiben (vgl. Abbildung 7.3): Je besser es dem Coachee gelingt, innezuhalten (5) und sich der aktuellen Situation, seiner Gefühle sowie den externen Anforderungen bewusst zu werden, desto leichter wird es ihm fallen, seine eigenen Prioritäten und seine verfügbaren Ressourcen (Zeit, Kraft, Budget etc.) zu prüfen (8). Dies kann zur Folge haben, dass es ihm leichter fällt, Nein zu sagen (1). Dieses „Setzen von Grenzen" zeigt sich unter anderem darin, dass er sich öfter distanzieren kann, ohne dabei ein schlechtes Gewissen zu haben (10). Dies wiederum senkt die Wahrscheinlichkeit, enttäuscht zu sein (11) und zahlt in die eigene Zufriedenheit mit sich selbst (3) ein, was wiederum das Erleben der eigenen Selbstwertschätzung (6) stärkt. Solche Aktivierungs- oder Inhibierungskreisläufe bedingen oder erzeugen sich mitunter gegenseitig, sobald ein bestimmter Schwellenwert erreicht wird.

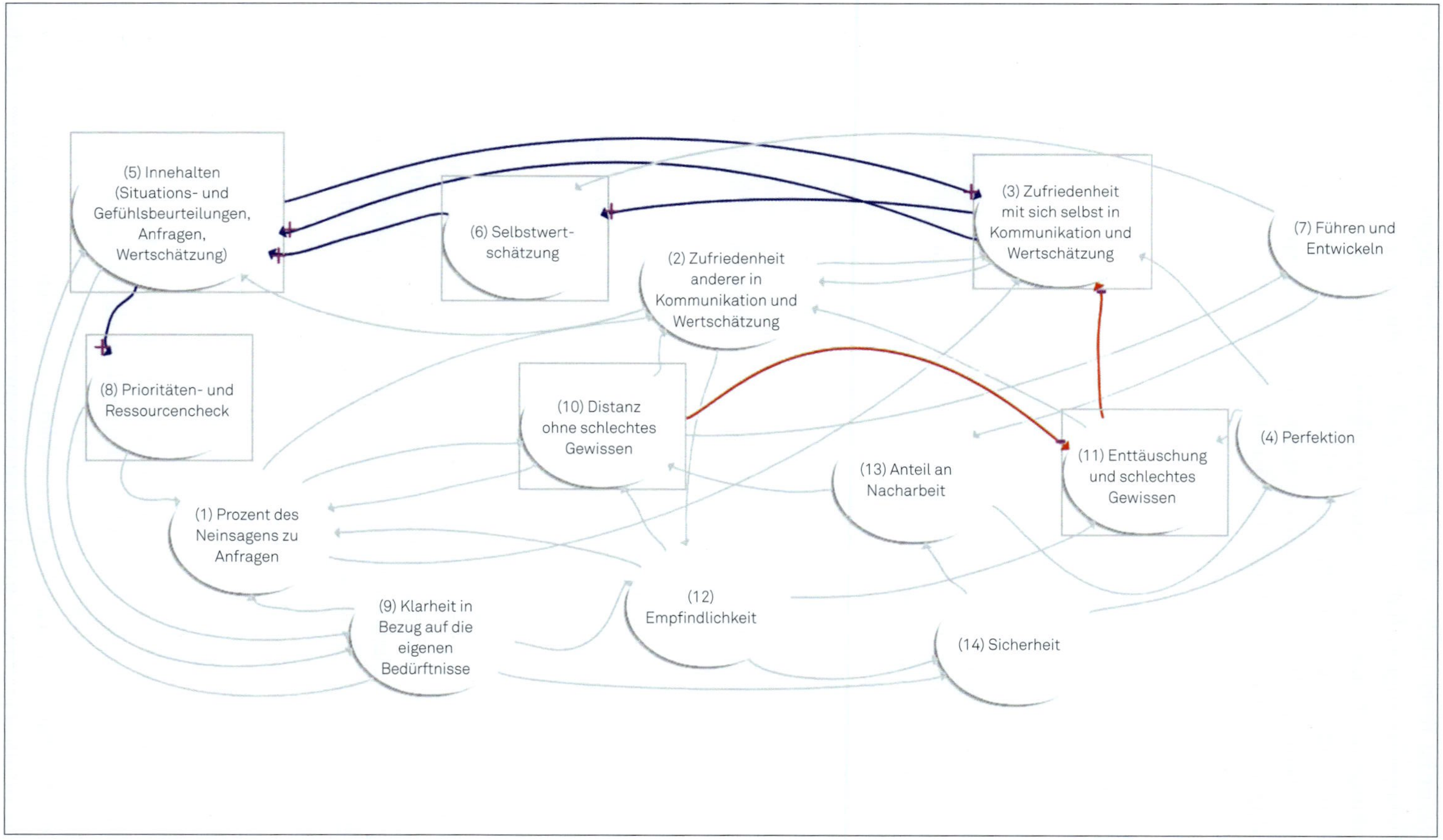

Abbildung 7.3: Teilstruktur im idiographischen Systemmodell des Coachingfalls (konstruktiver Kreislauf). Blaue Pfeile: gleichgerichtete Wirkungen (Wenn A steigt, steigt auch B und umgekehrt); rote Pfeile: entgegengesetzte Wirkungen (Wenn A steigt, nimmt B ab und umgekehrt).

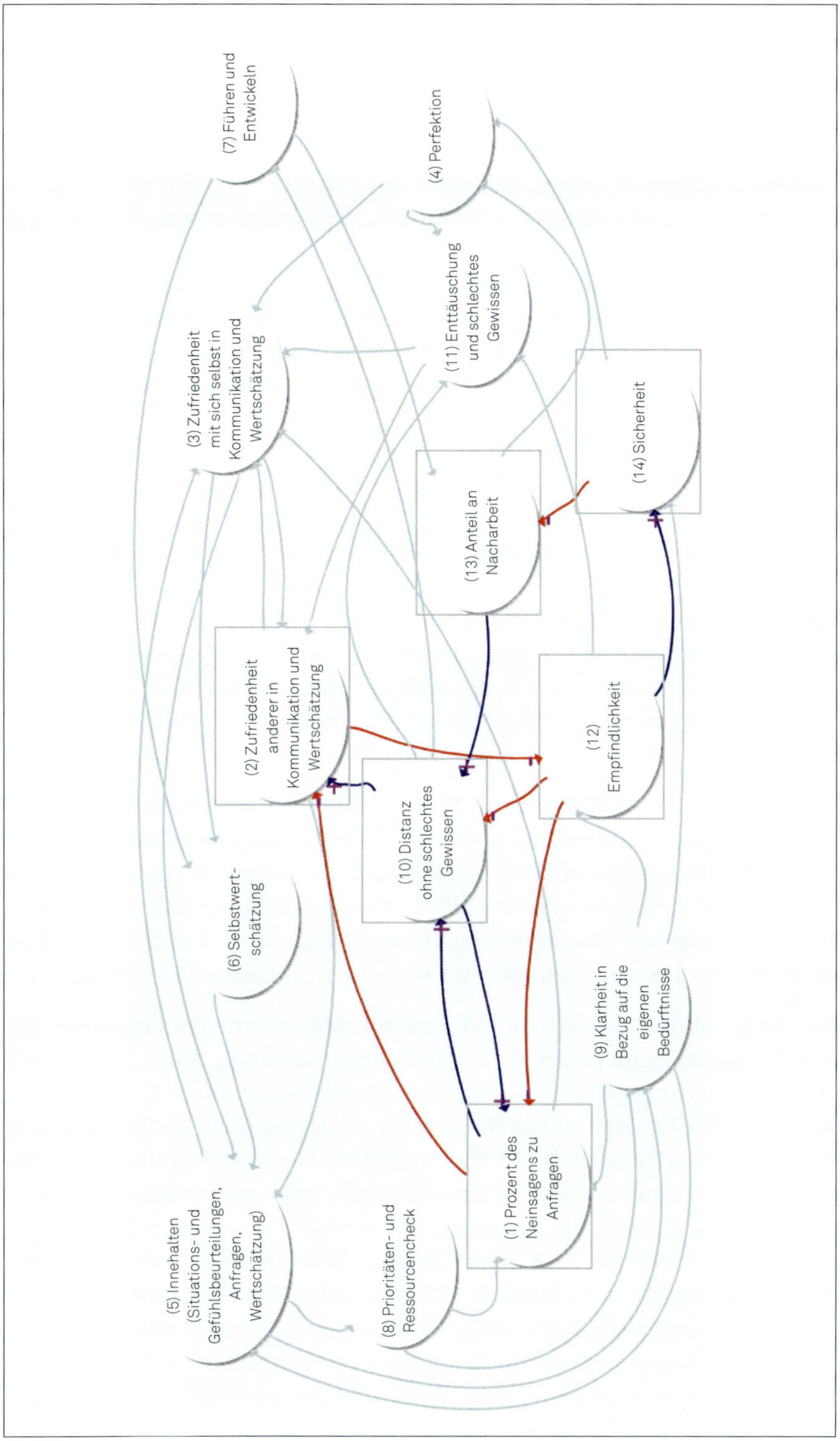

Abbildung 7.4: Teilstruktur im idiographischen Systemmodell des Coachingfalls (problemstabilisierender Kreislauf). Blaue Pfeile: gleichgerichtete Wirkungen (Wenn A steigt, steigt auch B und umgekehrt); rote Pfeile: entgegengesetzte Wirkungen (Wenn A steigt, nimmt B ab und umgekehrt).

Im vorliegenden Fall könnte auch ein Problemkreislauf zustande kommen: Das immer weiter zunehmende Neinsagen und Sich-Abgrenzen (1) könnte die Zufriedenheit der anderen (2) (z. B. der Mitarbeiter) senken. Damit könnte die eigene Empfindlichkeit des Coachees (12) steigen und seine erlebte Sicherheit (14) abnehmen. Dieses Erleben könnte sich in vermehrter „Nacharbeit" (13) von eigentlich delegierten Aufgaben zeigen. Dann würde er wieder vermehrt in operativen Aufgaben gebunden und weniger für die Mitarbeiter verfügbar sein, was eine ungewollte Distanz (10) zur Folge hätte. Die fehlende Verfügbarkeit würde die Zufriedenheit (2) seines Umfeldes reduzieren, weil Mitarbeitende sich zu wenig gesehen und gehört fühlen. Solche Ambivalenzen und Doppeleffekte des Erlebens und Handelns, in diesem Falle die Auswirkungen des Neinsagens, lassen sich in der Struktur der Wirkungszusammenhänge eines idiographischen Systemmodells beschreiben und diskutieren.

7.4 Ansatzpunkte für Veränderung

Im Verlauf des Prozesses werden mit den Variablen und Relationen des Modells Ansatzpunkte sichtbar, an denen man vielfältig ansetzen kann. Als erste Ansatzpunkte wurden das „Innehalten" (5), die aktive Gestaltung von „Selbstwertschätzung" (6) sowie das bewusste „Führen und Entwickeln" (7) der Mitarbeiter identifiziert.

Der Coachingprozess verlief über zehn Treffen, die einen unterschiedlichen zeitlichen Umfang hatten: Reflexions- und Arbeitstreffen mit einer Dauer von ein- oder zweimal 90 Minuten und kurz gehaltene Statustreffen mit einer Dauer von ca. 30 Minuten. Insbesondere erstere dienten zur Bearbeitung der Zielzustände und der Entwicklung von Lösungsstrategien, mit welchen der Coachee im Alltag experimentierte und diese im günstigen Fall als Gewohnheiten verstetigte.

Der Gestaltungsrahmen für den Veränderungsprozess orientierte sich an den generischen Prinzipien (Schiepek et al., 2001; Haken & Schiepek, 2010, S. 436–441), am normativen Phasenmodell des komplexen Problemlösens nach Dörner (2014, S. 67) sowie an der konzeptuellen Integration beider Ansätze (Schiersmann & Thiel, 2018, S. 66) im Rahmen des Heidelberger Prozessmodells für Beratung. Die konkreten Interventionen umfassten zum einen die Selbstbeobachtung im Alltag (Borg-Laufs, 2004, S. 634), die Einübung von wertschätzendenden Selbstdialogen (Beck & Schrameyer, 2013, S. 190; Corssen, 2004, S. 74–81), eine akzeptierende Grundhaltung (Hansch, 2002, S. 191), sowie das Erarbeiten von Führungsstrategien (Mintzberg, 2010, S. 91–100) für den eigenen Verantwortungsbereich. Zur Reflexion der Lernprozesse wurde auf die Reflexionsmatrix rekurriert, welche mit den Fragen „Was ist neu?" und „Warum ist das wichtig?" zur Selbst- und Kontextreflexion einlädt (Schiersmann & Thiel, 2018, S. 81).

Die kürzeren Statustreffen dienten dem gegenseitigen Abgleich der Umsetzungsaufgaben. Es wurde besprochen, welche neuen Lernerfahrungen gemacht und welche erwünschten Gewohnheiten im Alltag etabliert werden konnten. Des Weiteren wurden die jeweils aktuellen Zeitreihen des personalisierten Prozessfragebogens besprochen, welche aus den täglichen Selbsteinschätzungen entstanden.

7.5 Prozessmonitoring mit dem Synergetischen Navigationssystem (SNS)

Das SNS ist eine web- und serverbasierte Software, welche Veränderungsprozesse im Verlauf sichtbar macht. Die Systemmodellierung beschreibt dabei die *Struktur* eines Systems (hier: eines Coachingfalls), das SNS und seine Visualisierungsmöglichkeiten dessen *Dynamik*.

Ausgangspunkt für die Erstellung eines Prozessfragebogens sind die Variablen des Systemmodells. Aus ihnen werden im Dialog mit dem Coachee die Items entwickelt, mit deren Hilfe er sein Alltagserleben täglich reflektieren kann. Der Coachee beantwortete den Fragebogen täglich über einen Zeitraum von drei Monaten. Es wurden 19 Items entwickelt, gebündelt in vier thematischen Gruppen: Selbstwert und Zufriedenheit (SWZ); Empfindlichkeit und schlechtes Gewissen (ESG); Innehalten, Distanz und Check (IDC) sowie Perfektion und Sicherheit (PES). Beispiele für Fragen (Items) sind: „Heute ist es mir gelungen innezuhalten, bevor ich auf Anfragen reagiere (gar nicht – sehr gut)“ (Item 8; IDC); „Heute ist es mir gelungen, mich auf meine Selbstwertschätzung und wertschätzenden Selbstgespräche zu fokussieren (gar nicht – sehr)“ (Item 9; IDC); „Heute war ich mir klar in Bezug auf meine eigenen Bedürfnisse (gar nicht – sehr)“ (Item 19; SWZ).

Nachstehende Zeitreihen geben exemplarisch einen Einblick in den Verlauf des Coachingprozesses. Die Feedbackgespräche erlebte der Coachee als motivierend, unter anderem deshalb, weil die Verlaufskurven Fortschritte wie auch Stagnationen der eigenen Lernreise sichtbar machten. Den eigenen (auch ausgebliebenen) Erfolg aus einer Metaperspektive zu betrachten und zu reflektieren, entspricht einem „Lernen, das zu einem Wertewechsel sowohl unter handlungsleitenden Theorien als auch der Strategien und Annahmen führt“ (Argyris & Schön, 2018, S. 36). Dieses sogenannte „Doppelschleifen-Lernen“ hat eine ermächtigende Wirkung auf den Coachee (Empowerment).

Der Überblick der vier thematischen Gruppen („Faktoren“) „Selbstwert und Zufriedenheit (SWZ)“ (blau), „Empfindlichkeit und schlechtes Gewissen (ESG)“ (rot), „Innehalten, Distanz und Check (IDC)“ (grün) sowie „Perfektion und Sicherheit (PES)“ (gelb) zeigt den Fortschritt der Coachingthemen über den Zeitverlauf (vgl. Abbildung 7.5). Auf den Gebieten „Selbstwert und Zufriedenheit“ und „Innehal-

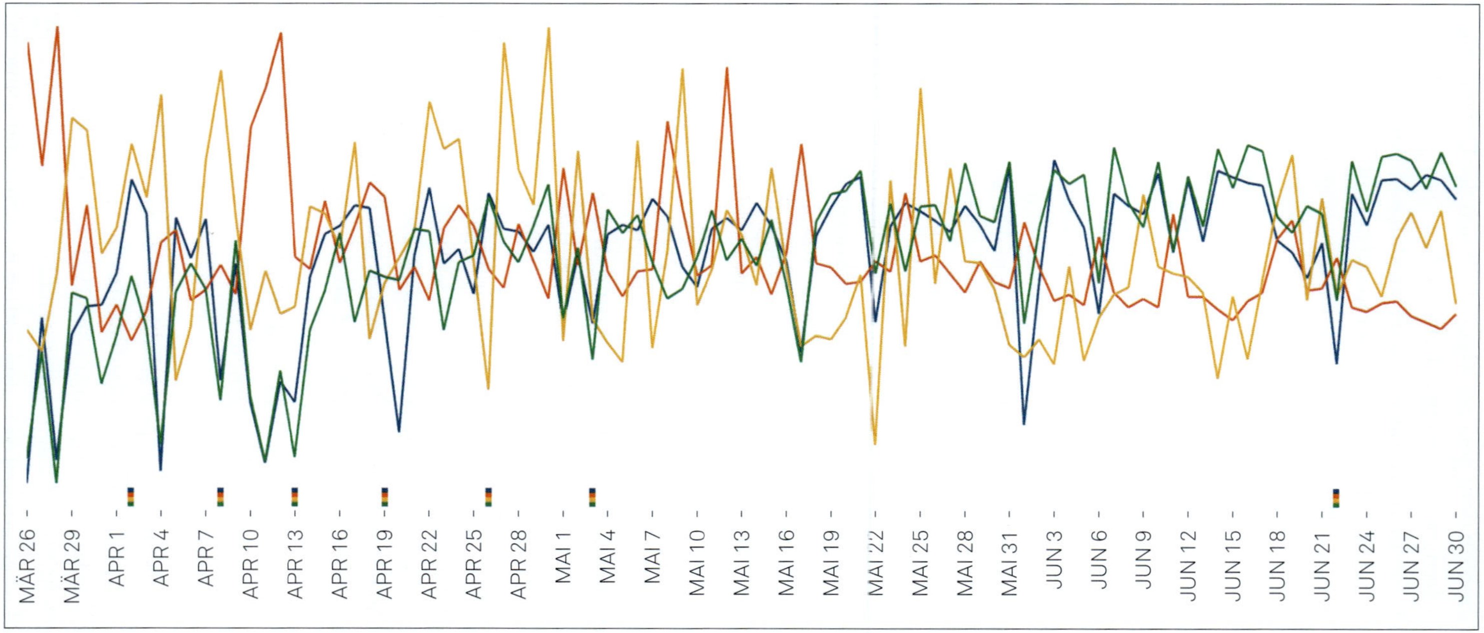

Abbildung 7.5: Dynamik des Coachingprozesses. Blau: Selbstwert und Zufriedenheit (SWZ). Grün: Innehalten und Distanz (IDC). Rot: Empfindlichkeit und schlechtes Gewissen (ESG). Gelb: Perfektion und Sicherheit (PES). Die „Faktoren" sind z-transformiert dargestellt, d. h. um den Mittelwert von 0 in Einheiten von Standardabweichungen. Die zu einer thematischen Gruppe („Faktor") gehörigen Items werden dazu (falls notwendig) umgepolt, gemittelt und dann z-transformiert.

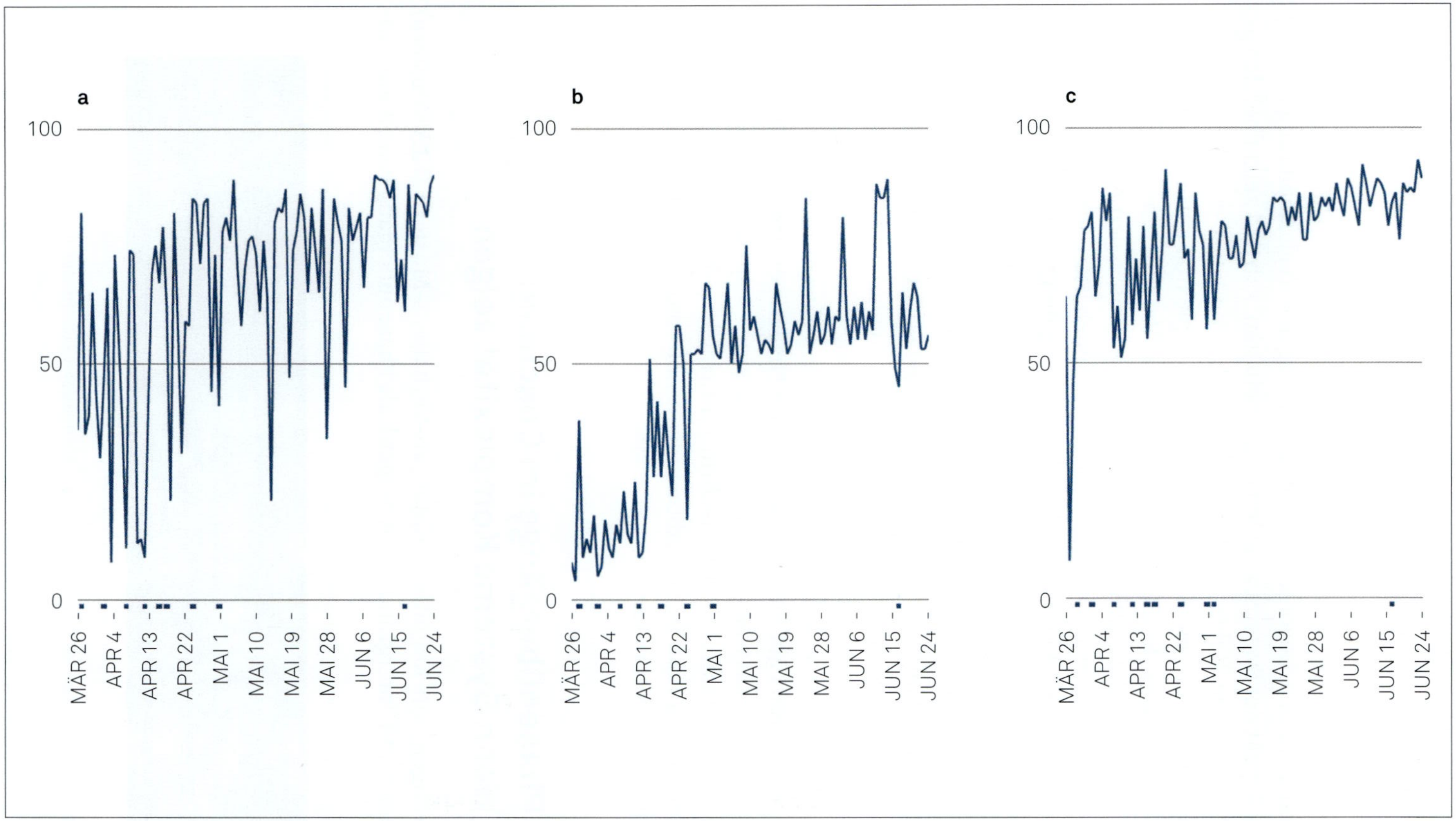

Abbildung 7.6: Zeitreihendiagramme einzelner Items des Prozessfragebogens. (a) „Heute ist es mir gelungen innezuhalten, bevor ich auf Anfragen reagiere"; (b) „Heute ist es mir gelungen innezuhalten, um meine Selbstwertschätzung zu überdenken"; (c) „Heute war ich mir klar in Bezug auf meine eigenen Bedürfnisse".

ten, Distanz und Check“ ist ein Zugewinn zu erkennen, „Empfindlichkeit und schlechtes Gewissen“ (rot) und die „Perfektion“ (gelb) nehmen, wie erwünscht, über den Verlauf hinweg ab.

Abbildung 7.6 zeigt die Dynamik einzelner Items. Das Item „Heute ist es mir gelungen innezuhalten, bevor ich auf Anfragen reagiere“ (vgl. Abbildung 7.6a) bildet einen Aspekt der Systemvariablen (5, „Innehalten“) ab und zeigt über den gesamten Verlauf eine steigende Tendenz. Gleichzeitig weist es – vor allem am Beginn des Prozesses – eine hohe dynamische Komplexität auf. Die hohe Volatilität des Items machte dem Coachee deutlich, dass Veränderung – auch wenn sie dem Trend nach in die gewünschte Richtung geht – von vielen Aufs und Abs geprägt ist. Zudem folgen auf Tage, an denen das „Innehalten“ weniger gut gelingt, auch Tage, an denen dies wieder deutlich besser gelingt. Abbildung 7.6b greift einen anderen Aspekt des „Innehaltens“ auf, der sich auf die „Selbstwertschätzung“ bezieht. In diesem findet nach etwa drei Wochen eine sprunghafte Veränderung nach oben statt, die durch eine kritische Instabilität geprägt ist. Der Phasenübergang markiert das Erleben des Coachees auf einem neuen, für ihn günstigeren Niveau seiner Selbstwertschätzung. Auch das Item „Heute war ich mir klar in Bezug auf meine Bedürfnisse“ (Abbildung 7.6c; Variable 9) erfährt nach etwa sechs Wochen eine Stabilisierung auf höherem Niveau, obwohl der Coachee diesbezüglich bereits auf einem relativ hohen Niveau gestartet war. Allen Zeitreihen ist zu eigen, dass sie trotz hoher Varianz einen insgesamt steigenden Verlauf nehmen und damit einen Fortschritt im Erreichen der Coachingziele markieren. Die Diagramme in den Abbildungen 7.6b und 7.6c zeigen zudem eine diskontinuierliche Veränderung.

7.6 Phasenübergänge im Coaching: Wenn Systeme Komplexität zeigen

Veränderungen von Kognitions-Emotions-Verhaltens-Mustern (KEV-Mustern) können vor dem Hintergrund der Synergetik als Phasenübergang von einem Ord-

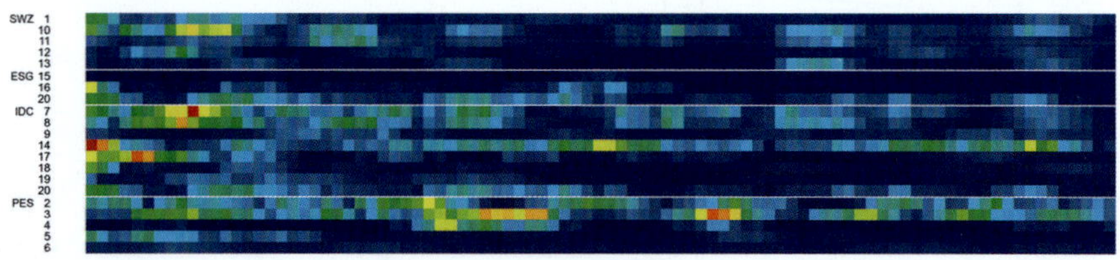

Abbildung 7.7: Komplexitäts-Resonanz-Diagramm aller 19 Items des persönlichen Prozessfragebogens des Coachees. Der Beginn des Prozesses ist durch erhöhte dynamische Komplexität charakterisiert.

nungszustand hin zu einem anderen verstanden werden (Haken & Schiepek, 2010, S. 134–135). Ordnungsübergänge sind meist von Fluktuationen begleitet bzw. werden von diesen eingeleitet. Kritische Fluktuationen zeigen sich in einer zeitweise erhöhten Komplexität der Systemdynamik. Komplexitäts-Resonanz-Diagramme bilden eben solche Phasen erhöhter Komplexität in mehreren Zeitreihen der Sys-

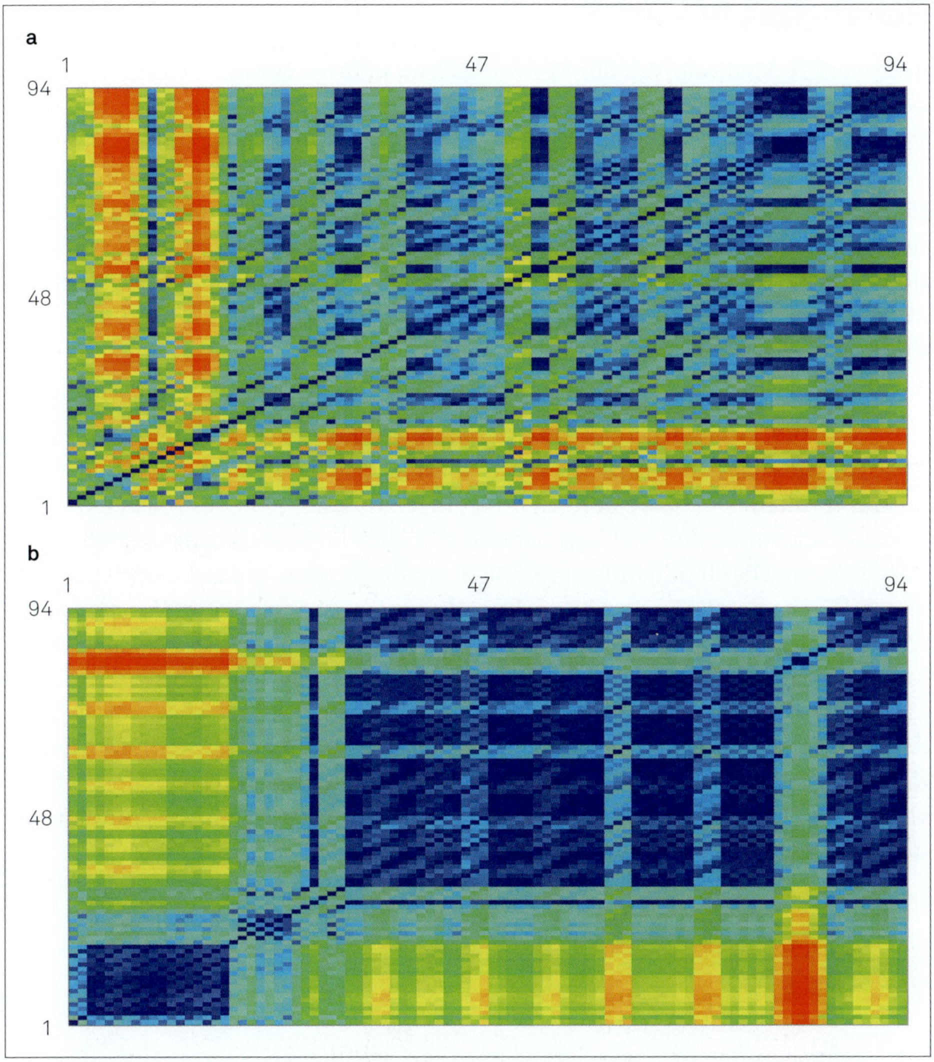

Abbildung 7.8: Recurrence Plots (diagonalsymmetrische Zeit×Zeit-Diagramme). (a) Recurrence Plot, welches alle 19 Items des persönlichen Prozessfragebogens berücksichtigt. Erkennbar ist eine Stabilisierung (blaue Fläche) nach etwa einem Fünftel des Prozesses. (b) Recurrence Plot des Items „Heute ist es mir gelungen innezuhalten, um meine Selbstwertschätzung zu überdenken" (vgl. Abbildung 7.6b). Hier geht ein kurzer stabiler Abschnitt nach einer transienten Instabilität in eine längere stabile Phase über.

temkomponenten ab (in diesem Fall: der Zeitreihen des Prozessfragebogens; vgl. Abbildung 7.7). Jede Zeile des Diagramms gibt die Ausprägung der dynamischen Komplexität eines Items auf einer Regenbogenskala wieder (blau: sehr geringe Komplexität; rot: sehr hohe Komplexität). Die vertikale Struktur erhöhter Komplexität über mehrere Items hinweg ist in diesem Coachingverlauf vor allem am Beginn des Prozesses zu sehen. Danach reduziert sich die Komplexität, was als Phasenübergang interpretiert werden kann.

Eine weitere Methode, mit der Musterwechsel sichtbar gemacht werden können, sind sogenannte *Recurrence Plots* (Viol et al., 2022; Webber & Marwan, 2015). Das Verfahren sucht nach wiederkehrenden („rekurrenten") Abschnitten in einem Prozess. Rekurrente Abschnitte dynamischer Ähnlichkeit sind in den Recurrence Plots in Blautönen dargestellt (stabile Phasen), unähnliche (transiente) Abschnitte in Gelb-Orange-Rot-Tönen. Übergänge zwischen blauen Rechtecken repräsentieren Musterwechsel (Phasenübergänge). Auch hier ermöglicht das SNS eine fast automatische Auswertung auf der Ebene der Faktoren oder der Items (vgl. Abbildung 7.8).

Der Recurrence Plot in Abbildung 7.8a, der alle 19 Items des persönlichen Prozessfragebogens kombiniert, zeigt eine Dynamik am Beginn des Prozesses (für etwa 14 Tage), die sich später nicht mehr wiederholt (gelb-orange-rotes Band horizontal und vertikal). Der blaue Bereich zeigt ein relativ stabiles neues Muster, das sich bereits nach kurzer Zeit etabliert hat und sich auch nicht mehr substanziell verändert. Die entscheidende Musterveränderung des Prozesses fand offenbar in den ersten Wochen statt. Es war bezeichnend, dass in den folgenden Wochen keine weiteren „Interventionen" erfolgten, sondern an der Restabilisierung des neuen Musters gearbeitet wurde. Der Recurrence Plot in Abbildung 7.8b zeigt das Item „Heute ist es mir gelungen innezuhalten, um meine Selbstwertschätzung zu überdenken". Hier geht ein kurzer stabiler Abschnitt nach einer transienten Instabilität in eine längere stabile (rekurrente) Phase über, allerdings etwas später als beim Gesamtbild (Synopse) von Abbildung 7.8a. Auch dies ist ein Hinweis für eine signifikant erlebte Veränderung des Coachees.

7.7 Fazit

Die Visualisierung von Veränderungsprozessen durch das SNS ist einer der großen Vorteile des Synergetischen Prozessmanagements, da dem Coachee damit die eigene Veränderung „in Echtzeit" zugänglich ist. Die täglichen Reflexionen mittels des Prozessfragebogens halten die Coachingthemen im Alltag aktuell. Die Feedbackgespräche auf der Grundlage der Zeitreihen und verschiedener Auswertungsmethoden wie der Komplexitäts-Resonanz-Diagramme oder der Recurrence Plots vermitteln ein umfassendes Bild des Veränderungsprozesses. Die auf die

Items bezogenen Auswertungen zeigen Status und Dynamik einzelner KEV-Muster auf, welche für den Coachee relevant sind. Der Coachee erlebt eine Form von Empowerment, da sichtbar wird, dass wesentliche Aspekte des Prozesses sich im beruflichen wie im privaten Alltag und in der kontinuierlichen, vom Fragebogen täglich getriggerten Prozessreflexion vollziehen. Die Coachingtreffen haben dabei eine impulsgebende und umsetzungsbegleitende Funktion.

Aus der Sicht des Coaches bringt die Erstellung einer Fallkonzeption durch die idiographische Systemmodellierung ein Mehr an Verbindlichkeit und Klarheit in Bezug auf das Mandat. Die Erkenntnisse aus den Zeitreihen und Diagrammen geben hilfreiche Impulse zur Vorbereitung und Gestaltung der Coachingtreffen wie auch zur abschließenden Evaluation des Coachingprozesses. In Bezug auf die operative Gestaltung des Prozesses sind entsprechende Medienkompetenzen im Umgang mit dem SNS von Vorteil, damit die Anlage, Aufbereitung und das Feedback der Daten (Anlage von personalisierten Fragebögen, Abfrageroutinen, Auswertungen) in einem vertretbaren zeitlichen Rahmen bleiben.

Coaching als Selbstorganisationsprozess zu verstehen und zu begleiten, ermöglicht ein prozessorientiertes, adaptives Vorgehen, das sich mit dem Entwicklungs- und Lernprozess des Coachees in permanenter Abstimmung befindet. Es bedeutet eine Haltung der Bescheidenheit des Coaches, wenn es um das Schaffen von Bedingungen für Selbstorganisationsprozesse geht (vgl. die generischen Prinzipien), sodass Ordnungsübergänge (Musterwechsel) stattfinden können. Zuletzt und vielleicht vor allem gilt es, den Selbstorganisationsprozessen des Coachees und den zu weckenden Ressourcen und Entwicklungspotenzialen zu vertrauen (Haken & Schiepek, 2010, S. 327).

Literatur

Argyris, C. & Schön, D.A. (2018). *Die lernende Organisation. Grundlagen, Methode, Praxis* (W. Rhiel, Übers.). Stuttgart: Schäffer-Poeschel Verlag.

Beck, J.S. & Schrameyer, A. (2013). *Praxis der kognitiven Verhaltenstherapie* (2., überarb. Aufl.). Weinheim: Beltz.

Borg-Laufs, M. (2004). Verhaltensberatung nach dem kognitiv-behavioristischen Modell. In F. Nestmann, F. Engel & U. Sickendiek (Hrsg.), *Das Handbuch der Beratung. Ansätze, Methoden und Felder. Band 2* (S. 629–640). Tübingen: DGVT.

Corssen, J. (2004). *Der Selbst-Entwickler. Das Corssen-Seminar*. Wiesbaden: Beust.

Dörner, D. (2014). *Die Logik des Misslingens. Strategisches Denken in komplexen Situationen* (Neuausgabe, 12. Aufl.). Reinbek: Rowohlt.

Greif, S. (2008). *Coaching und ergebnisorientierte Selbstreflexion. Theorie, Forschung und Praxis des Einzel- und Gruppencoachings*. Göttingen: Hogrefe.

Haken, H. & Schiepek, G. (2010). *Synergetik in der Psychologie. Selbstorganisation verstehen und gestalten* (2., korr. Aufl.). Göttingen: Hogrefe.

Hansch, D. (2002). *Evolution und Lebenskunst. Grundlagen der Psychosynergetik. Ein Selbstmanagement-Lehrbuch.* Göttingen: Vandenhoeck & Ruprecht.

Mintzberg, H. (2010). *Managen.* Offenbach: Springer Gabler.

Schiepek, G. & Cremers, S. (2003). Ressourcenorientierung und Ressourcendiagnostik in der Psychotherapie. In H. Schemmel & J. Schaller (Hrsg.), *Ressourcen. Ein Hand- und Lesebuch zur therapeutischen Arbeit* (S. 147–193). Tübingen: DGVT.

Schiepek, G., Eckert, H., Honermann, H. & Weihrauch, S. (2001). Ordnungswandel in komplexen dynamischen Systemen: Das systemische Paradigma jenseits der Therapieschulen. *Hypnose & Kognition, 18*(1/2), 89–117.

Schiepek, G., Eckert, H. & Kravanja, B. (2013). *Grundlagen systemischer Therapie und Beratung. Psychotherapie als Förderung von Selbstorganisationsprozessen.* Göttingen: Hogrefe.

Schiersmann, C. & Thiel, H.-U. (2018). *Organisationsentwicklung.* Wiesbaden: Springer VS. https://doi.org/10.1007/978-3-658-21857-7

Viol, K., Schöller, H., Kaiser, A., Fartacek, C., Aichhorn, W. & Schiepek, G. (2022). Detecting pattern transitions in psychological time series – a validation study on the pattern transition detection algorithm (PTDA). *PLOS ONE, 17,* e0265335. https://doi.org/10.1371/journal.pone.0265335

Webber, C. L. & Marwan, N. (2015). *Recurrence quantification analysis: Theory and best practices.* Berlin: Springer Series in Understanding Complex Systems. https://doi.org/10.1007/978-3-319-07155-8

8 Coaching junger Erwachsener in beruflichen und privaten Übergängen – das Projekt „Kraftquellen“

Bettina Siebert-Blaesing, Sebastian Petry, Elisabeth Raschke & Nikolaus Roepfl

Das Projekt „Kraftquellen“ (Siebert-Blaesing et al., 2021) befasste sich mit der Förderung und Stabilisierung des psychosozialen Wohlbefindens von gesunden jungen Erwachsenen in persönlichen Lebensübergängen während ihres Freiwilligen Sozialen Jahres (FSJ). Erfasst wurde die Entwicklung individueller Ressourcen, der Geduld und des Wohlbefindens. Im Unterschied zu einmaligen Coachinggesprächen, die oft situative Erlebnisse und Gefühle beleuchten, lassen sich Lebensthemen und Ressourcen junger Menschen längerfristig über das Synergetische Navigationssystem (SNS) in ihrer Dynamik und in ihren Wechselwirkungen erfassen und mit dem Alltagserleben in Beziehung bringen. Die Prozessbegleitung lief im Durchschnitt über drei Monate. Der vorliegende Beitrag beschreibt den Projektaufbau und zeigt exemplarisch anhand des Fallbeispiels der Projektteilnehmerin Anna, wie über ein Ressourceninterview und eine idiographische Systemmodellierung die Grundlage für einen personalisierten Prozessfragebogen gelegt wird. Die Lernerfahrungen der beteiligten FSJler wurden im Rahmen eines sozialpädagogischen Gesundheitscoachings thematisiert.

8.1 Das Arbeitsfeld

Die beteiligten FSJler machten noch vor der Covid-19-Pandemie ein Freiwilliges Soziales Jahr (FSJ) in Einrichtungen der Erzdiözese München und Freising sowie des Caritasverbands. Dabei wurden sie durch das Fachreferat „Jugend und Arbeit“ des Erzbischöflichen Jugendamts (EJA) in ihrer persönlichen und beruflichen Situation unterstützt. Die daraus resultierenden Erkenntnisse flossen in das Promotionsprojekt „Geduld als Ressource“ (Siebert-Blaesing, 2021) ein. Weiterführende Angaben zur Umsetzung finden sich im Abschlussbericht „SNS-Prozessmonitoring im Coaching. Ressourcen junger Erwachsener in Übergängen. Projekt Kraftquellen im FSJ“ (Siebert-Blaesing et al., 2021).

8.2 Vorgehen

Die FSJler (Coachees) konnten mit einem individuell erstellten Prozessfragebogen täglich ihre Antworten mit dem Mobiltelefon in das SNS eingeben und durch Tagebucheinträge ergänzen (Mielenz & Keller, 2022; Schiepek et al., 2013; Schiepek, 2022; Schiepek & Oelkers-Ax, 2022). Zu dieser Form des digitalen Prozessmonitorings kamen Gespräche zwischen Coach und Coachee, wobei die Prozesse visuell dargestellt und mit Bezug auf die persönlichen Entwicklungsziele der Teilnehmer reflektiert wurden. Das Coaching orientierte sich an einer Haltung der „mitmenschlichen Begegnung" (Stelter & Böning, 2019), was bedeutet, dass es im Coaching nicht um Leistungsziele und um Selbstoptimierung gehen sollte, sondern um die Wahrnehmung und Entwicklung der individuellen Persönlichkeit mit ihren Stärken, Fähigkeiten und Bedürfnissen.

Im ersten Jahrgang der beiden Befragungsgruppen mit jeweils sechs Teilnehmern wurden die Coachinggespräche von der Fachreferentin „Jugend und Arbeit" (Bettina Siebert-Blaesing) als Projektleitung durchgeführt. Im zweiten Jahrgang waren vier Coaches aus dem Netzwerk der Projektleitung beteiligt, um eine stärkere Individualisierung der Beziehungsgestaltung zwischen Coach und Coachee sowie ein gesamtes Projektmonitoring (inkl. Intervision) zu ermöglichen. Für alle Coachees wurde eine Gesprächsstruktur mit Einstiegs-, Zwischen- und Endauswertungsgesprächen realisiert, die in zwei Fällen auf Wunsch der Coachees durch weitere Zwischengespräche ergänzt wurde.

Die Basis jedes Coachings bestand in einem intensiven Einstiegsgespräch von mindestens drei Stunden Dauer. Methodisch wurde mit einem durch die Projektleitung erstellten „Forschungstagebuch" gearbeitet, in welches die Teilnehmer Daten zum Verlauf und eine Beschreibung aktueller Lebensthemen eintragen konnten. Das gesundheitliche Wohlbefinden wurde mit dem WHO-5 (Bech, 2004) erfasst und auch eine idiographische Systemmodellierung wurde durchgeführt. Die Ressourcen (Kraftquellen) der Teilnehmer wurden mit dem Ressourceninterview (Schiepek & Cremers, 2003) erfasst und auf ihre Bedeutung für die persönlichen Entwicklungsziele überprüft, um daraus konkrete Fragen für den individuellen Prozessfragebogen zu formulieren. Die ca. 15 individuellen Fragen wurden durch die Fragen aus dem WHO-5 ergänzt, um auch das psychosoziale Wohlbefinden fortlaufend zu reflektieren. Weiterhin wurden Fragen zum Thema „Geduld" eingefügt. Dann starteten die Teilnehmer mit der täglichen Beantwortung des Prozessfragebogens, in dem sie auch ihre Tageseindrücke in ein Kommentarfeld eintragen konnten.

Ressourcenerkundung und Systemmodellierung als partizipativer Prozess

Bei der Entwicklung der idiographischen Systemmodellierung ging es darum, das Coaching möglichst partizipativ zu gestalten. Einige der jungen Erwachsenen tendierten zu einer strukturierten Arbeitsweise, die in einem dreistufigen Vorgehen (vgl. Kapitel 1) zu einem graphischen Modell führt. Andere zeigten einen ausgeprägten Wunsch zum Erzählen von Lebensthemen, was nicht zu systemischen Modellen führte, weil die Relationen fehlten. Die Darstellungen oder Zeichnungen – wenn sie denn überhaupt graphisch festgehalten wurden – entsprachen eher narrativen Landkarten (White, 2021) als systemischen Modellen. In diesen Fällen war es wichtig, Einflüsse zwischen unterschiedlichen Handlungsfeldern im Gespräch farbig zu markieren und deutlich zu machen, wie sich die prägenden Lebensthemen beeinflussen könnten. Es fiel den Teilnehmern manchmal leichter, einzelne Ressourcen als Items für den individuellen Prozessfragebogen zu verwenden statt Variablen eines Systemmodells, doch wurde immer darauf geachtet, dass sie skalierbar waren. Da manche der Ressourcen erst im Nachgang des Gesprächs erkennbar wurden, wurden außerdem noch zwei Plätze für spätere Items mit Platzhaltern freigehalten.

Gesundheitliches Wohlbefinden (WHO-5) und Geduld

Mithilfe des WHO-5 (Bech, 2004) wurde das Wohlbefinden der jungen Erwachsenen im Alltag erfasst. Dieser Fragebogen bietet sich für den Arbeitsbereich des Coachings an, da er mit nur fünf Fragen selbsterklärend ist und vornehmlich in nicht klinischen Alltagskontexten (z. B. im Sport) eingesetzt wird, die der Lebenswirklichkeit im FSJ ähneln. Die Items des WHO-5 wurden in folgender Übersetzung in den Prozessbogen integriert: (1) „Heute bin ich froh und gut gelaunt" („I have felt cheerful in good spirits"), (2) „Heute bin ich ruhig und entspannt" („I have felt calm and relaxed"), (3) „Heute habe ich mich voller Energie und aktiv gefühlt" („I have felt active and vigorous"), (4) „Heute habe ich mich beim Aufwachen frisch und ausgeruht gefühlt" („I woke up feeling fresh and rested"), (5) „Heute war mein Alltag voller Dinge, die mich interessieren" („My daily life has been filled with things that interest me"). Jedes der Items konnte auf einer sechsstufigen Likert-Skala mit folgenden Abstufungen eingeschätzt werden: „zu keinem Zeitpunkt", „ab und zu", „weniger als die Hälfte der Zeit", „mehr als die Hälfte der Zeit", „meistens", „die ganze Zeit". Im Einstiegscoaching bekamen die Teilnehmer den Auftrag, sich im Rückblick auf die letzten zwei Wochen einzuschätzen. Im Prozessfragebogen beantworteten sie die Fragen dann jeden Tag.

Die Fragen zum Thema „Geduld" (Siebert-Blaesing, 2022a, 2022b) eröffneten die Möglichkeit, individuelle Veränderungen auf einer längeren Zeitskala zu erfassen.

Es handelte sich um folgende sieben Items: (1) „Ich nehme mir Zeit für wichtige Dinge“, (2) „Ich lasse mich nicht stressen“, (3) „Ich kann warten“, (4) „Ich gehe die Dinge gelassen an“, (5) „Ich bin geduldig mit mir selbst“, (6) „Ich bin geduldig mit anderen“, (7) „Ich spüre achtsam den jetzigen Moment“.

Zwischen- und Abschlusscoaching

Die nächsten Coachingtreffen fanden in einem Abstand von vier bis sechs Wochen statt. Im Vergleich mit den Abständen zwischen den Feedbackgesprächen in der Psychotherapie sind diese Zeiträume lang, doch befanden sich die Teilnehmer in stabilen psychosozialen Lebenssituationen und der Zweck des Coachings richtete sich weniger auf Veränderung, sondern auf die Selbstreflektion ihrer langfristigen Persönlichkeitsentwicklung. Auch ließen sich im finanziell engen Budget der Jugendarbeit insgesamt nur sieben bis acht Coachingstunden durchführen (drei für den Einstieg sowie je zwei für das Zwischen- und Abschlusscoaching). Das Zwischencoaching diente vorrangig der Reflexion der bisherigen Verläufe und der Klärung von Verfahrensfragen. Aufgrund der Tagebucheinträge stand in dieser Phase eine Fülle an Informationen zur Verfügung, die besprochen wurden und ein vertieftes Feedback ermöglichten. Im Abschlusscoaching wurden die Gesamtverläufe im Rückblick reflektiert und bewertet, wobei es auch um die Nutzbarkeit der SNS-Methodik, die erlebte Unterstützung durch den Coach und um die Lernerfahrungen der Teilnehmer im Projekt ging.

8.3 Fallbeispiel: Anna

Im Folgenden wird das Vorgehen anhand eines Fallbeispiels (unter dem Pseudonym „Anna“) illustriert. Im ihrem Forschungstagebuch beschrieb Anna, dass ihr das FSJ sehr viel Spaß mache. In der Freizeit spiele sie Handball, höre gerne Musik, treffe sich oft mit Freunden. Auf das Projekt freue sie sich. Als Ziel, das sie in neun Wochen erreichen wollte, nannte sie, dass sie sich besser kennenlernen und wissen wolle, was ihr wichtig sei. Sie sei sehr gespannt auf das Ergebnis. Sie sei 19 Jahre alt und wohne in der Nähe von München. Für ihren Sport sei sie zweimal die Woche beim Training. Da sie meist unter Menschen sei, viel lache und mit ihren Eltern sowie ihrem Bruder sehr gut zurechtkomme, sei sie ein glücklicher Mensch. Dennoch würde sie gerne von zu Hause ausziehen, was jedoch aufgrund des angespannten Wohnungsmarkts nicht leicht sei. Durch die Stadtnähe genieße sie aber die Möglichkeit, oft auf Konzerte zu gehen und zu tanzen. Gerade sei sie in einer Beziehungskrise und probeweise von ihrem Freund getrennt, mit dem sie fast zwei Jahre zusammen gewesen war. Ihr FSJ mache sie in einem Kinderheim, in dem sie sehr kreativ sein könne.

Zur Einschätzung ihres aktuellen Wohlbefindens (anhand des WHO-5) machte sie am Beginn des Coachings folgende Angaben (bezogen auf einen Zeitraum von zwei Wochen): (1) „Heute bin ich froh und gut gelaunt“: mehr als die Hälfte der Zeit; (2) „Heute bin ich ruhig und entspannt“: weniger als die Hälfte der Zeit; (3) „Heute habe ich mich voller Energie und aktiv gefühlt“: mehr als die Hälfte der Zeit; (4) „Heute habe ich mich beim Aufwachen frisch und ausgeruht gefühlt“: ab und zu; (5) „Heute war mein Alltag voller Dinge, die mich interessieren“: mehr als die Hälfte der Zeit. Auffallend war, dass sich Anna, obwohl sie sich in der Einstiegsbeschreibung als glücklichen, aktiven und sozial gut eingebundenen Menschen beschrieb, nicht entspannt und ruhig fühlte. Auch erlebte sie ihren Schlaf nicht als erholsam. Anzunehmen war, dass ihre aktuelle Trennungssituation eine belastende Wirkung hatte. Deutlich wurde dies in der Systemmodellierung.

Idiographische Systemmodellierung

Im Einstiegsgespräch wurden, ausgehend von den Notizen im Forschungstagebuch, die wichtigsten aktuellen Lebensthemen Annas in Form einer idiographischen Systemmodellierung (vgl. Abbildung 8.1) zueinander in Beziehung gesetzt. Hierzu wurden im Dialog zwischen Anna und ihrem Coach auf einem großen Blatt Papier die relevanten Lebensthemen als Variablen aufgeschrieben und anschließend ihre Wechselwirkungen mit gerichteten Pfeilen (markiert mit „+“ oder „-“) verbunden.

Im Zentrum der Systemmodellierung stand das Thema „Lachen, Reden, Menschen“ als wesentlicher Teil ihres Selbstkonzepts als fröhlichen und gemeinschaftsorientierten Menschen. Bedeutsam war für sie die Beziehung zu ihren „Freundinnen und Freunden“, mit denen sie gerne viel Zeit verbringt. Zwischen beiden Aspekten gab es eine verstärkende Wechselwirkung, denn die Erfahrung von „Lachen, Reden, Menschen“ förderte den Bezug zu ihren „Freundinnen und Freunden“, und umgekehrt erlaubte es das Zusammensein, zu lachen und mit Menschen zu reden. Gleichzeitig bestärkte diese Erfahrung die Idee, eine eigene WG zu gründen, von zu Hause auszuziehen und ihr „eigenes Ding“ zu machen. Je mehr sie darüber nachdachte, umso mehr bereitete ihr das Freude.

Rund um das Themenfeld „Familie“ gewannen auch die Erfahrungen von „Trauer“ und „Trennung“ an Bedeutung. Anna, die aus einem aus ihrer Sicht förderlichen und ermutigenden Umfeld in ihrer Herkunftsfamilie kommt, erlebte die ihr in diesem Umfeld verbleibende Zeit, die sie noch daheim wohnen würde, mit Trauer und dem Bewusstsein von Vergänglichkeit. Vor diesem Hintergrund verbrachte sie gerne Zeit mit langem „Frühstücken“ mit ihren Eltern und ihrem Bruder, da sie den Kontakt als stärkende Ressource erlebte. Je mehr sie über ihre „Familie“ nachdachte, umso größer wurde ihr Gefühl von Traurigkeit und der Drang, ausziehen zu müssen, um ihr „eigenes Ding“ zu machen.

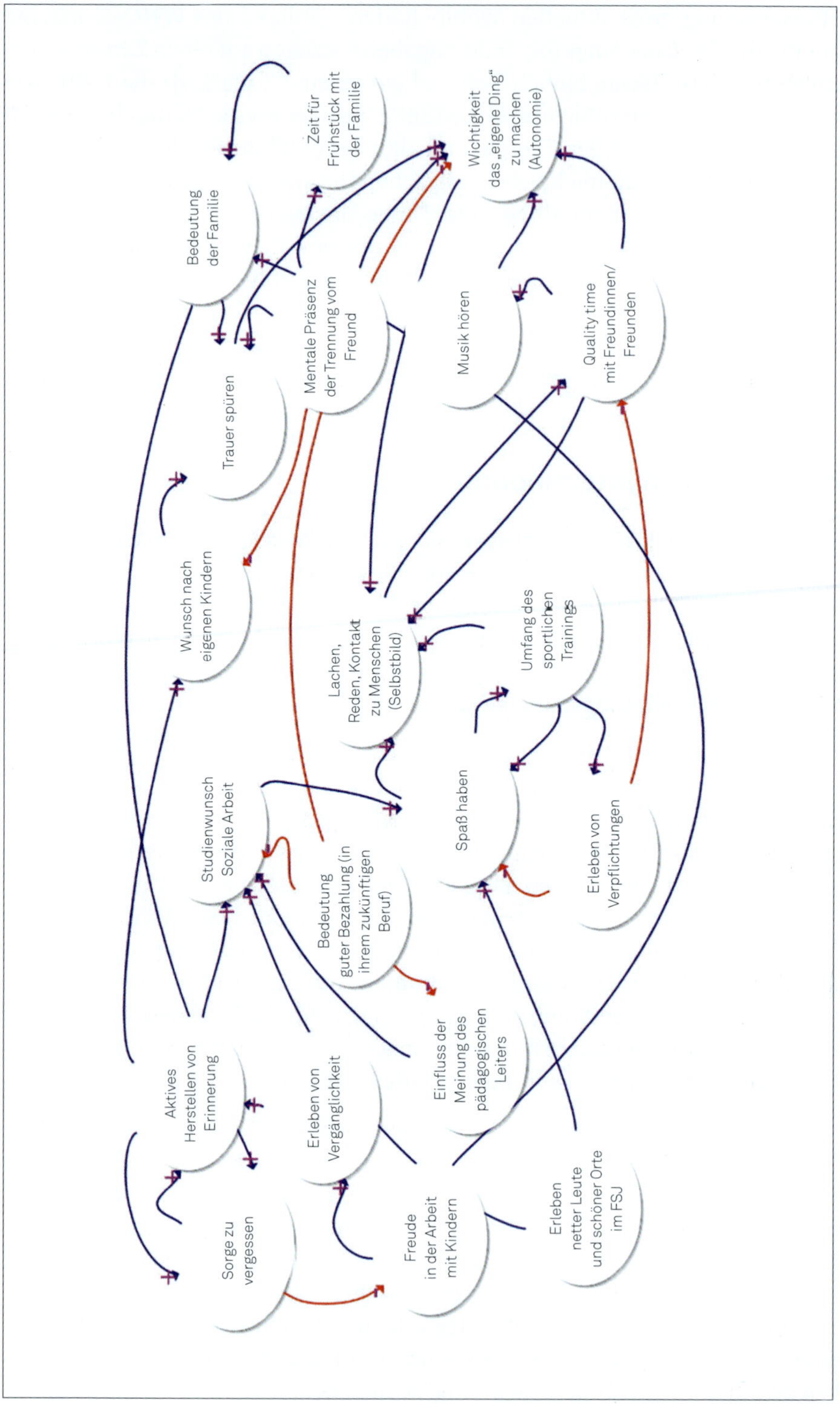

Abbildung 8.1: Idiographisches Systemmodell, in dem viele Variablen aktuelle Lebensthemen von Anna repräsentieren

Bestärkt wurde dieses Erleben durch die laufende Trennungserfahrung von ihrem Freund und der Ungewissheit einer gemeinsamen Zukunft mit „eigenen Kindern". Dieses Erleben verstärkte sich, wenn sie über die Beziehung und das Erleben der Trennung von ihrem Freund nachdachte. Je mehr sie jedoch auch hier die Trauer spürte, umso stärker wurde wiederum ihr Wunsch, auszuziehen und ihr „eigenes Ding" zu machen, um sich zu verändern.

Annas Eindruck, sich in einem Veränderungsprozess zu befinden, wurde weiterhin dadurch verstärkt, dass sie in ihrem FSJ in einer Einrichtung und „Gemeinschaft mit Kindern" arbeitete. Diese Zeit beschrieb sie als wunderschön, zugleich war sie begrenzt. Die Erfahrung von „Vergänglichkeit" führte zu dem Wunsch, schon in der Gegenwart „Erinnerungen zu erzeugen". Die Vorstellung, Erinnerungen aktiv herstellen zu können, hatte einen förderlichen Einfluss auf ihren Wunsch, später eigene Kinder und eine Familie zu haben. Gleichzeitig beförderte die Vorstellung, Erinnerungen aktiv zu produzieren, ihre Sorge, viele Erlebnisse aus ihrer Einrichtung und der Gemeinschaft mit den Kindern zu vergessen, als ob sie zukünftig nicht mehr da sein könnten. Die „Sorge zu vergessen" stärkte bei ihr den Wunsch, die jetzige Zeit möglichst intensiv zu erleben.

Je mehr Anna das Lebensthema „Erinnerung" fokussierte, umso deutlicher kristallisierte sich ihr Wunsch heraus, „Soziale Arbeit" zu studieren. Hierdurch versprach sie sich, zukünftig Kindern, wie sie sie in ihrer Einrichtung erlebte, ein positives Gefühl von Familie vermitteln zu können. Gleichzeitig wurde ihr Studienwunsch einerseits durch ihren „pädagogischen Leiter" gefördert, indem er das Berufsbild der Sozialarbeiterin bzw. der Sozialpädagogin positiv darstellte, und andererseits infrage gestellt, indem er von diesem Beruf abriet, da er aus seiner Sicht nicht gut bezahlt sei. Bei „geringer Bezahlung" würde sie ihren Wunsch nach Eigenständigkeit und danach, ihr „eigenes Ding" zu machen, schwieriger verwirklichen können. Als motivierend für ihren Berufswunsch erlebte sie hingegen auch die „Leute" (die Referenten) auf den begleitenden Seminaren zum FSJ. Diese seien „cool" und „nett" und die Bildungsseminare würden immer an „schönen Orten" stattfinden. Die Erfahrung von Wohlwollen und Ästhetik erzeugte bei ihr den Eindruck, dass Soziale Arbeit, z. B. im Bildungsbereich, Spaß machen könne. Damit sah sie sich in ihrem „Selbstbild" bestärkt, dass sie gerne „lacht, redet und mit Menschen zusammen" ist.

Als förderlich für ihr Wohlbefinden beschrieb Anna die Möglichkeit, oft mit ihrer Mannschaft Handball zu spielen. Den Sport sah sie auch als etwas, das ihr richtig viel „Spaß" machte und das sie liebte. Je öfter sie aber zum „Training" ginge, umso mehr erlebte sie dies auch als „Verpflichtung". Das Gefühl, zeitlich zu sehr gebunden zu sein, erfuhr sie als hinderliche Einschränkung ihres Bedürfnisses, viel Zeit mit „Freundinnen und Freunden" zu verbringen, die bei ihr das Gefühl von Spaß erhöhen. Immer wenn sie mit ihren Freundinnen und Freunden zusammen sei, höre sie „laut Musik". Da sie in der Musik ihren Wunsch, ihr „eigenes Ding" zu machen, körperlich fühlte, wollte sie, wenn sie allein sei, möglichst oft Musik hören.

In der Reflektion des Systemmodells kristallisierte sich bei Anna der Eindruck heraus, dass sie nicht immer nur fröhlich und voller Energie sein müsse, sondern wechselnde Stimmungen haben könne und auch das Gefühl von Trauer zulassen wolle. Dieses Gefühl gehöre für sie zu ihrem Lebensweg in die Eigenständigkeit und auch zur Verbundenheit mit anderen Menschen.

Ressourcen und Prozesserfassung

Angeleitet durch ihren Coach beschrieb Anna in Bezug auf ihr Entwicklungsziel „Ich kenne mich besser mit mir aus“ förderliche Ressourcen. Ihre insgesamt 15 Ressourcen bewertete sie in einem Ressourceninterview (vgl. Abbildung 8.2) nach deren aktueller Ausprägung (A), dem Ziel (wohin sie die Ressource zukünftig entwickeln wollte; Z), dem Potenzial (P; z. B. der bisherigen maximalen Ausprägung der Ressource) und ihrer Relevanz für das übergeordnete Coachingziel. Dieser Schritt unterstützte Anna darin, die Stimmigkeit der Ressourcen und deren Formulierung zu überprüfen und für den individuellen Fragebogen vorzubereiten. Der folgende Kasten gibt die Items ihres Prozessfragebogens wieder, die aus ihren persönlichen Ressourcen (Themenbereich I), aus Fragen zum Thema Geduld (Themenbereich II), die von der Studienleitung vorgegeben wurden, und aus Fragen zum Wohlbefinden nach dem WHO-5 (Themenbereich III) bestanden.

Ressourcen Anna	0	1	2	3	4	5	6	7	8	9	10	R
Körperliche Aktivität									A		PZ	8
Gute Entscheidungen treffen				P		A			Z			10
Wohlfühlen beim Tun										A	PZ	10
Zeit mit der Familie					A		Z	P				9
Aktive Zukunftsplanung			A							P	Z	9
Zeit zum Frühstücken						A			P	Z		7
Musik hören											APZ	10
Kontakt zu Freundinnen					A					Z	P	10
Klarheit in der Beziehung zum Freund		A									PZ	10
Denken an Berlin									AZ		P	6
Kinder in der Einrichtung										A	PZ	10
Nicht gut drauf sein dürfen				AP					Z			9
Ausreichend Schlaf								A			PZ	9
Draußen sein									AP	Z		9
Zeit für mich						A		P	Z			10

Abbildung 8.2: Ergebnisse des Ressourceninterviews mit Anna

Items des persönlichen Prozessfragebogens von Anna

Die Items wurden, anders als sonst üblich, aus dem Ressourceninterview gewonnen. Hinzu kamen Items aus dem Spektrum „Geduld erleben“ und die fünf Items des WHO-5-Fragebogens zum Spektrum „Wohlbefinden“. Die 29 Items des Prozessbogens wurden zu den drei Faktoren „individuelle Ressourcen“ (I), „Geduldsressourcen“ (II) und „Wohlbefinden“ (III) gruppiert.

Faktor I:
- Item 1: Ich bin körperlich aktiv.
- Item 2: Ich achte darauf, dass ich kein übereiltes Urteil abgebe.
- Item 3: Ich fühle mich wohl bei dem, was ich mache.
- Item 4: Ich nehme mir Zeit mit meiner Familie.
- Item 5: Ich plane meine Zukunft aktiv.
- Item 6: Ich nehme mir Zeit zum Frühstücken.
- Item 7: Ich höre Musik.
- Item 8: Ich treffe mich mit einer meiner besten Freundinnen.
- Item 9: Ich werde mir klar, was ich von meinem Freund will.
- Item 10: Ich denke an Berlin.
- Item 11: Ich genieße die Zeit mit den Kindern in der Einrichtung.
- Item 12: Ich kann mir eingestehen, wenn ich nicht gut drauf bin.
- Item 13: Ich bekomme ausreichend Schlaf.
- Item 14: Ich war heute draußen.
- Item 15: Ich habe Zeit für mich.
- Item 27: Platzhalter
- Item 28: Platzhalter

Faktor II:
- Item 16: Ich nehme mir Zeit für wichtige Dinge.
- Item 17: Ich lasse mich nicht stressen.
- Item 18: Ich kann warten.
- Item 19: Ich gehe die Dinge gelassen an.
- Item 20: Ich bin geduldig mit mir selbst.
- Item 21: Ich bin geduldig mit anderen.
- Item 22: Ich spüre achtsam den jetzigen Moment.

Faktor III:
- Item 23: Heute bin ich froh und gut gelaunt.
- Item 24: Heute habe ich mich ruhig und entspannt gefühlt.
- Item 25: Heute habe ich mich voller Energie und aktiv gefühlt.
- Item 26: Heute war mein Tag voller Dinge, die mich interessieren.
- Item 29: Heute habe ich mich beim Aufwachen frisch und ausgeruht gefühlt.

Im Zwischencoaching wurden die Zeitreihen seit dem Beginn des Coachings und das Komplexitäts-Resonanz-Diagramm (KRD; vgl. Abbildung 8.3), das aus diesen Zeitreihen resultierte, betrachtet. Im zweiten Drittel des Verlaufs zeigen viele individuelle Ressourcen eine hohe Komplexität (vgl. den Bereich zwischen den roten Linien in Abbildung 8.3), was einer Verunsicherung und Ambivalenz in dieser Phase entspricht. Diese bezog sich auf Annas Trennung von ihrem Freund, auf ihre Pläne bezüglich der Studienwahl und auf Gedanken an den Abschied von ihrer Familie und von der Einrichtung, in der sie ihr FSJ absolvierte. Im Zwischencoaching wurde auch deutlich, dass die instabile Phase auch mit einem Mangel an Bewegung und fehlenden persönlichen Kontakten zusammenhing, was aus der Fertigstellung der Bewerbungsunterlagen für das Studium der Sozialen Arbeit resultierte. Nach Abgabe der Bewerbungsunterlagen erlebte sie eine weitere Destabilisierung durch die Unsicherheit, ob sie den gewünschten Studienplatz bekommen würde. Obwohl im weiteren Prozess alle diese Themen nicht gelöst oder entschieden waren, schaffte sie es, sich selbst zu stabilisieren und sich mit ihrem

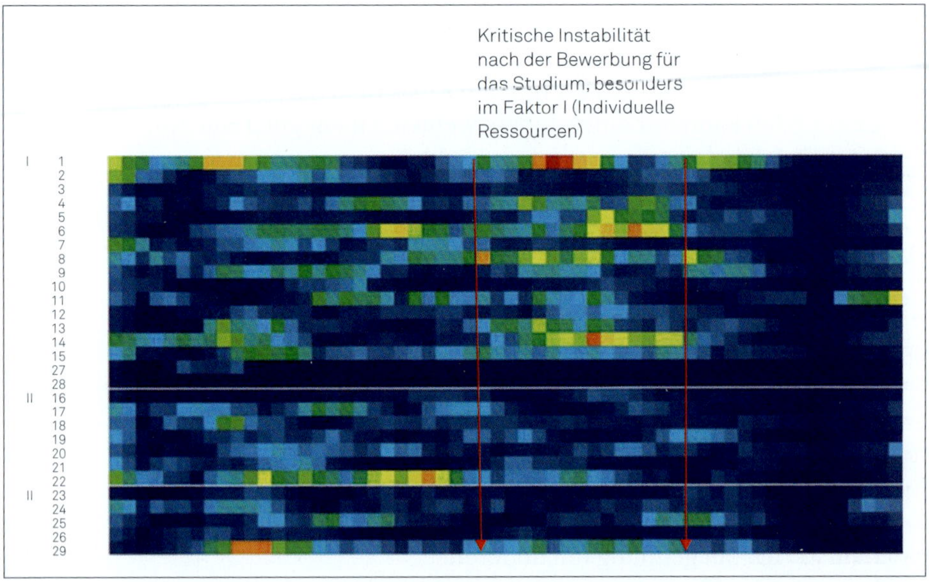

Abbildung 8.3: Komplexitäts-Resonanz-Diagramm des Prozessfragebogens von Anna. Es deckt einen Zeitraum von ca. zwei Monaten vom Einstiegsgespräch zur Zwischenreflektion ab. Das Farbspektrum erstreckt sich von blau (niedrige dynamische Komplexität) bis rot (hohe dynamische Komplexität). Die dynamische Komplexität wird für jedes Item in einem Gleitfenster von sieben Messpunkten (Tagen) berechnet und kombiniert ein Fluktuationsmaß (Amplitude und Frequenz von Anstieg und Abfall der Werteveränderungen im Gleitfester) und die Verteilung der Werte über die Skala. In diesem Fall wurden alle Einschätzungen der Items mit einer Visuellen Analogskala erfasst, die numerisch in Werte zwischen 0 und 100 übertragen wurden. Die 29 Items des Prozessbogens wurden zu den drei Faktoren „individuelle Ressourcen" (I), „Geduldsressourcen" (II) und „Wohlbefinden" (III) gruppiert.

positiven Selbstbild in sich ruhend zu fühlen (durchgehend blaue Färbung in allen Ressourcenverläufen im KRD; vgl. Abbildung 8.3).

Im Abschlussgespräch betonte Anna die Bedeutung des Coachings und Prozessmonitorings für ihre Persönlichkeitsentwicklung. Ihr habe es gutgetan, jeden Tag über sich nachzudenken, obwohl die tägliche Beantwortung des Fragebogens durchaus eine Herausforderung für sie gewesen sei. Wichtig war es ihr, den Fragebogen und die Gespräche so zu bewerten, dass sie dies für sich selbst mache und sie jederzeit mit dem Fragebogen aufhören könne. Das Prozessmonitoring habe ihr gezeigt, wie wichtig ihr ihre Eigenständigkeit sei. Die Ritualisierung, d.h. das regelmäßige Ausfüllen des Fragebogens, habe ihr gutgetan, besonders die Tagebucheinträge.

8.4 Lernerfahrungen der Coachees im Projekt „Kraftquellen"

Für die Teilnehmer des Projekts „Kraftquellen" war es durchweg aufschlussreich und bestärkend, die Verläufe der einzelnen Items ihrer persönlichen Fragebögen mithilfe der Visualisierung des SNS zu reflektieren. Als Lernerfahrung benannten die jungen Erwachsenen, wie wohltuend sie es erlebten, dass sich ihre Wahrnehmung von Ressourcen kontextabhängig verändert. Sie beschrieben es als erleichternd, dass Ressourcen nicht immer stark ausgeprägt sein müssen, um zu wirken. Auch Tiefpunkte und problematische Phasen könnten sich verändern und ihren Sinn haben. Auffallend war es für sie, wie oft Alltagskrisen (z.B. Streit, Unstimmigkeiten, Trennung von Freunden, Kollegen oder Eltern) ihr Wohlbefinden prägten, wie sie aber z.B. durch Aktivierung und Pflege von Kontakten, klärende Gespräche, Hobbys wie Sport, Musik, Zeit mit Tieren auch Problemlösungen herbeiführen könnten (Resilienz). Hierbei bot insbesondere die Ressource „Geduld" für viele Teilnehmer eine neue Sichtweise auf eine förderliche und stabilisierende Veränderung der eigenen Lebenssituation über eine längere Zeitspanne. Insgesamt nahmen Ressourcen auf der Ebene der persönlichen Beziehungsgestaltung einen hohen Stellenwert ein. Als stresserzeugend empfanden die jungen Erwachsenen ausstehende Zusagen für Ausbildungs- und Studienplätze, was auch bei Anna der Fall war. Mit der Nachricht über einen Bildungsvertrag, das Bestehen des Führerscheins oder den Mietvertrag für eine erste eigene Wohnung trat für viele ein Musterwechsel ein, der mit Entspannung, mehr Lebensfreude und Zutrauen in die eigene Zukunft einherging. Einige der Teilnehmer betrachteten die dokumentierten Prozessverläufe als ein Instrument der Selbstfürsorge, um mit Ärzten, Therapeuten oder Anleitern, Freunden und Eltern ins Gespräch zu gehen. Besonders das Einstiegsgespräch und die erlebte Wertschätzung bei der Systemmodellierung wurde von den Coachees als Bereicherung beschrieben. Viele Teilnehmer betonten, dass sie sich noch nie so intensiv gesehen gefühlt hätten.

8.5 Fazit

Zusammenfassend kann gesagt werden, dass ein Coaching mit dem SNS-basierten Prozessmonitoring für junge Erwachsene ein attraktives Angebot ist, für eine längere Zeit über persönliche und berufliche Fragestellungen zu reflektieren. Hierzu ist es sinnvoll, sich an einem von den Coachees selbst entwickelten Zielzustand zu orientieren. Junge Erwachsene nutzen gerne individuelle, d.h. auf sie zugeschnittene Fragebögen und brauchen dabei vertrauensvolle Kooperationspartner (z.B. Coaches), um die eigene Entwicklung zu reflektieren und zu beurteilen. Die idiographische Systemmodellierung erleben sie als wertschätzende Unterstützung, um Gestaltungsmöglichkeiten der eigenen Lebenssituation zu erkennen. Nach einer methodischen Anleitung wollen sie den Prozess mit ihren Ideen und Fragen mitgestalten, was bedeutet, nicht nur die Systemmodellierung, sondern den ganzen Coachingprozess individuell auszurichten. Ressourceninterview, Systemmodellierung und SNS-Methodik sind geeignete digitale und analoge Prozessinstrumente für das Mentalcoaching mit jungen Erwachsenen.

Literatur

Bech, P. (2004). Measuring the dimensions of psychological general well-being by the WHO-5. *QoL Newsletter, 32,* 15–16.

Mielenz, T. & Keller, M. (2022). Digitale Prozessbegleitung in der Jugendhilfe. *Familiendynamik, 47*(4), 264–274. https://doi.org/10.21706/fd-47-4-264

Schiepek, G. (2022). Prozessfeedback und Prozesssteuerung in der Psychotherapie. Erfahrungen mit dem Synergetischen Navigationssystem (SNS). *Psychopraxis Neuropraxis, 25,* 323–331. https://doi.org/10.1007/s00739-022-00843-3

Schiepek, G. & Cremers, S. (2003). Ressourcenorientierung und Ressourcendiagnostik in der Psychotherapie. In H. Schemmel & J. Schaller (Hrsg.), *Ressourcen. Ein Hand- und Lesebuch zur therapeutischen Arbeit* (S. 147–193). Tübingen: DGVT.

Schiepek, G., Eckert, H. & Kravanja, B. (2013). *Grundlagen systemischer Therapie und Beratung. Psychotherapie als Förderung von Selbstorganisationsprozessen.* Göttingen: Hogrefe.

Schiepek, G. & Oelkers-Ax, R. (2022). Evaluation 2.0. Evaluation und Wirksamkeit von Psychotherapie neu denken. *Familiendynamik, 47*(4), 294–307.

Siebert-Blaesing, B. (2021). *Geduld als Ressource – Gesundheitsförderung junger Erwachsener im Einzelcoaching.* Baden-Baden: Tectum Verlag. https://doi.org/10.5771/9783828876774

Siebert-Blaesing, B. (2022a). Geduld als Ressource für junge Erwachsene. Gesundheitsförderung in Zeiten von Krise und Selbstoptimierung. *Familiendynamik, 47*(4), 276–283. https://doi.org/10.21706/fd-47-4-276

Siebert-Blaesing, B. (2022b). Wie lange ist Warten akzeptabel? Geduld als Ressource im Coaching. *Konfliktdynamik, 11*(1), 4–11. https://doi.org/10.5771/2193-0147-2022-1-4

Siebert-Blaesing, B., Biberger, S., Kargl, C., Petry, S., Raschke, E., Roepfl, N. & Schiepek, G. (2021). *SNS-Prozessmonitoring im Coaching. Ressourcen junger Erwachsener in Übergängen. Projekt Kraftquellen im FSJ, Abschlussbericht aus dem Fachreferat Jugend und Arbeit*. Verfügbar unter: https://www.pedocs.de/frontdoor.php?source_opus=21543

Stelter, R. & Böning, U. (2019). *Coaching als mitmenschliche Begegnung. Die Kunst zu verweilen.* Wiesbaden: Springer. https://doi.org/10.1007/978-3-658-22677-0

White, M. (2021). *Landkarten der narrativen Therapie*. Heidelberg: Carl Auer.

9 Idiographische Systemmodellierung in der Teamentwicklung

Wolfgang J. Eberling, Andreas Wiesmann & Günter Schiepek

9.1 Agilität in Teams

Das Synergetische Prozessmanagement (SPM), welches einerseits die Modellierung des relevanten Systems und andererseits ein Prozessmonitoring der damit identifizierten Variablen umfasst, wird in der Teamentwicklung bisher nur selten angewendet. Allein deswegen besteht in diesem Bereich ein großes Wachstumspotenzial. In der Praxis von Unternehmen und Organisationen wird gerade wegen der steigenden Komplexität, der schnellen Veränderungsdynamik und der hohen Vernetzungsdichte – alles Merkmale der VUCA-Welt, wobei „VUCA" für *volatility, uncertainty, complexity* und *ambiguity* steht – immer mehr Arbeit von und in Teams geleistet. Dabei hat sich in den letzten Jahren ein deutlicher Shift in Richtung Arbeit nach agilen Prinzipien ergeben. Will man „agil" nicht zu einem Buzzword verkommen lassen, muss man genauer definieren, was darunter verstanden wird. Laut Duden bedeutet „agil" lediglich regsam, beweglich, wendig oder eifrig. Im organisationalen Kontext bezeichnet es aber meist die Art und Weise der Zusammenarbeit, die sich auf Konzepte und Prinzipien der Selbstorganisation beruft, ohne dass dabei hinreichend geklärt wird, um welche Theorien von Selbstorganisation und um welche damit verbundenen Prinzipien es sich dabei handelt. Eberling (2020) beschreibt einige der zurzeit gebräuchlichen Frameworks und erklärt sie mit den generischen Prinzipien des Synergetischen Prozessmanagements (Haken & Schiepek, 2010).

Agiles Arbeiten soll Teams vor allem befähigen, komplexe Aufgaben zu bewältigen und setzt dabei auf das weitgehend autonome Erarbeiten von Zielen, die in iterativen Arbeits- und Lernprozessen – sogenannten Sprints oder Iterationen – verfolgt und umgesetzt werden. Diese Prozesse werden meist durch den Einsatz von unterstützenden Technologien (z. B. Kanban-Boards, Software wie Trello, Jira oder andere) begleitet oder durch Prozesse der adaptiven Anpassung von Rollen (z. B. in Governance-Meetings) ergänzt, um die benötigte Flexibilität zu gewährleisten. Bedeutsam ist dabei auch, dass die Zusammensetzung der Gruppen oder

Teams funktionsübergreifend ist und an die sich wandelnden Kundenanforderungen ständig angepasst wird.

Zu agilem Arbeiten sind in den letzten Jahren verschiedene Frameworks entwickelt worden, die sowohl die Strukturen als auch die Prozesse dieser Teams näher beschreiben und Leitlinien und Prinzipien enthalten, mit deren Hilfe agiles Arbeiten erreicht werden kann (Häusling, 2018; Rüther, 2018; Oesterreich & Schröder, 2020). Feedback wird dabei jedoch meist erst – wie beim herkömmlichen Arbeiten – retrospektiv vorgenommen, in sogenannten „Retrospektiven". Ein Real-Time-Monitoring, wie es das Synergetische Navigationssystem (SNS) ermöglicht, ist dabei nicht üblich.

Das Team, das hier als Fallbeispiel dient, arbeitet für das Schweizerische Staatssekretariat für Migration, besteht seit September 2022 und hat den gesetzlichen Auftrag, die Schengen-Weiterentwicklung zur Einführung des Europäischen Reiseinformations- und Genehmigungssystems umzusetzen. Zur bestmöglichen Erfüllung dieses Auftrags arbeitet das Team mit Konzepten und Prinzipien der autonomen Organisation und Selbstverwaltung. Das Know-how hierzu hat es sich im Rahmen von Weiterbildungen und in eigenen Experimenten erarbeitet. Zur Qualitätskontrolle arbeitet es außerdem in monatlichen Sitzungen mit einem Coach zur Teamentwicklung. Dabei wurden unter anderem folgende Themen behandelt:

- der Purpose des Teams,
- die Definition der zentralen Werte sowie hieran geknüpfte Verhaltensweisen für die Arbeit im und am Team,
- die Bildung von Rollen, auch zur Dezentralisierung der Führungsarbeit,
- die Entscheidung im Konsent-Verfahren (Einwandintegration),
- die Ausgestaltung der Wahrnehmung von Fürsorgepflichten,
- der Wissenstransfer innerhalb des Teams,
- die gemeinsame Rekrutierung im Team.

9.2 Zielvorstellungen für den Einsatz des SNS

Das Team in unserem Fallbeispiel hat zu Beginn seiner Arbeit einen Team-Purpose erarbeitet, der als „Leitstern" fungiert. Die Ausrichtung sämtlichen Teamhandelns nach dem Purpose erfordert jedoch eine vertiefte Kenntnis der Veränderungsprozesse, die im Team wirken, bzw. der Variablen, welche das System der Organisationseinheit konkret ausmachen. So hat das Team nach einer Möglichkeit gesucht, empirische Daten zu laufenden Veränderungen erheben und auswerten zu können. Im Rahmen der ersten Entwicklungs-Iteration als Dreier-Team (ursprünglich bestand das Team aus drei Personen) war bei der Erstellung eines ersten Systemmodells außerdem die Frage aufgekommen, wie die Zufriedenheit der Mitarbeitenden – mithin der Kern des später im Sechser-Team identifizierten Purpose – gemessen werden könnte. Die Systemmodellierung und das daraus abgeleitete Prozessmonitoring sollte dazu dienen, wesentliche Einflussfaktoren auf die Teamdynamik zu identifizieren, deren Beitrag zur Gesamtzufriedenheit aufzuzeigen und eine gezielte Gestaltung dieser Einflussfaktoren auch in Bezug auf die Umsetzung des Team-Purpose zu ermöglichen. Das Prozessmonitoring mit dem SNS wurde im Fallbeispiel pilotweise für rund zwei Monate eingesetzt.

9.3 Einführung und Ablauf der Systemmodellierung

Inspiriert von der Modellierungsarbeit in Einzelsettings, z. B. in der Psychotherapie oder im Coaching, wird auch im Team-Setting zunächst das Vorgehen erklärt und die Zielsetzung verdeutlicht. Vor der Durchführung werden die Intentionen erörtert, die mit einer Systemmodellierung verbunden sind. Zur Veranschaulichung wurden Beispiele verschiedener Systemmodelle und daraus abgeleiteter Prozessfragebögen gezeigt und erläutert. Die Kernintention besteht darin, eine Methode zur Verfügung zu stellen, die aus der Perspektive der Teammitglieder eine Landkarte entwirft, welche die Variablen und Wirkgrößen in Bezug auf eine für das Team relevante Fragestellung visualisiert und damit zum besseren Verständnis des Systems beiträgt sowie mögliche Lösungsmöglichkeiten und zur Erreichung der Ziele notwendige Ressourcen offenlegt. Bereits an dieser Stelle des Prozesses kann ein Ressourceninterview zu individuellen und teamspezifischen (emergenten) Ressourcen (Schiepek & Cremers, 2003; Schiepek & Matschi, 2013) durchgeführt werden.

Sodann wird die aktuelle Fragestellung konkretisiert, die das Team mittels der Systemmodellierung untersuchen möchte. Es wird erläutert, wie die graphische Darstellung des Modells die wesentlichen Komponenten eines Systems in einem systemischen Wirkgefüge darstellt. Wesentlich ist dabei auch, ein Verständnis von dem zu vermitteln, was sich als „Variablen“ eignet. Dabei können intraindividuelle oder interpersonelle Aspekte herangezogen werden, wie z. B. Kognitionen, Emotionen, Motive oder Verhaltensweisen. Sie können mit theoretischen Konstrukten der Psychologie benannt werden, wie z. B. „Selbstwirksamkeit“ oder „emotionale Sicherheit“, oder mit individuellen (idiosynkratischen) Begriffen. Die Wirkungen der einzelnen Komponenten des Modells werden in Form von Pfeilen dargestellt, wobei ein „+“ zwischen Variable A und B eine gleichgerichtete Wirkung bezeichnet (d. h., eine Verstärkung von A führt auch zu einer Verstärkung von B), ein „–“ dagegen eine entgegengerichtete Wirkung beschreibt (d. h., eine Verstärkung von A führt zu einer Abschwächung von B oder umgekehrt).

In unserem Modellierungsprozess haben wir die sechs Personen des Teams in zwei Kleingruppen aufgeteilt und sie gebeten, Variablen aufzuschreiben, die sie für die Fragestellung relevant hielten. Danach präsentierte jede Kleingruppe ihre Variablen dem Gesamtteam und erläuterte, was sie unter den gewählten Variablen genau versteht. Manchmal bestätigte die andere Gruppe die jeweilige Variable, wobei am Ende ein gemeinsamer Begriff und ein gemeinsames Verständnis von allen hergestellt wurde (konsensuelle Validierung). Im Team, das hier als Fallbeispiel dient, hat der Teamleiter die Moderation des Variablenabgleichs übernommen. Die externen Moderatoren haben sich nur eingebracht, um bei bestehenden Unklarheiten eine Klärung herbeizuführen oder um die nächsten Schritte des Vorgehens zu beschreiben.

Als nächster Schritt wurden die Variablen mit dem E-Graphik-Tool (vgl. Kapitel 12; eine Darstellung mit Excel, PowerPoint oder Visio ist auch möglich) visualisiert und ihre Wirkungen auf andere Variablen diskutiert. Dabei ergab sich eine sehr lebendige Diskussion unter den Teammitgliedern über die Wirkweise einzelner Variablen. Wenn sich die „Landkarte" der Variablen zu füllen beginnt, gilt es besonders darauf zu achten, dass die Wechselwirkungen zwischen den Variablen thematisiert und dargestellt werden. Abbildung 9.1 zeigt das im Teamprozess erarbeitete Modell.

Die Wechselwirkungen können
- in direkten Wirkungen (z. B. Variablen, die sich gegenseitig aktivieren bzw. unterstützen oder hemmen),
- in Schleifen, die mehrere Variablen einbinden, sowie
- in Rekursionen einer Variable auf sich selbst (autokatalytische Effekte; etwa bei den Variablen „Selbstwirksamkeit" und „Selbstwert") bestehen.

Durch die Diskussion wurde ein präzises Begriffsverständnis der Variablen geschaffen, mit einer Wortwahl, welche aus Teamperspektive zutreffend ist. Die Moderatoren können dabei zwar Angebote für die Formulierungen machen, wenn aber die Teammitglieder ein anderes „Wording" benutzen, ist dies zu bevorzugen, weil es den Assoziationsraum der Teammitglieder repräsentiert. Damit wurde eine Bewusstheit über die relevanten Variablen als wichtige Wirkgrößen der Teamdynamik erreicht. Mit zunehmender Vernetzung der Komponenten wurden auch Zusammenhänge deutlich, die vorher nicht gesehen wurden oder zwischen denen bisher nur einseitige Ursache-Wirkungs-Relationen denkbar waren („x bewirkt y"). Beispielsweise wurde deutlich, dass viel mehr Variablen einen positiven Einfluss auf die Zufriedenheit der Mitarbeitenden haben als umgekehrt. Oder aber, dass sich das Erleben von Machtausübung auf zahlreiche andere Variablen negativ auswirkt. Außerdem hat das Systemmodell gezeigt, dass verschiedene indirekte Zusammenhänge zwischen Variablen bestehen, etwa zwischen Rollenklarheit, Fehlerfreundlichkeit oder Arbeitsplatzzufriedenheit, die sich erst über andere Variablen wie Inspiration, Stresslevel oder Arbeitsmotivation auf die Zufriedenheit auswirken.

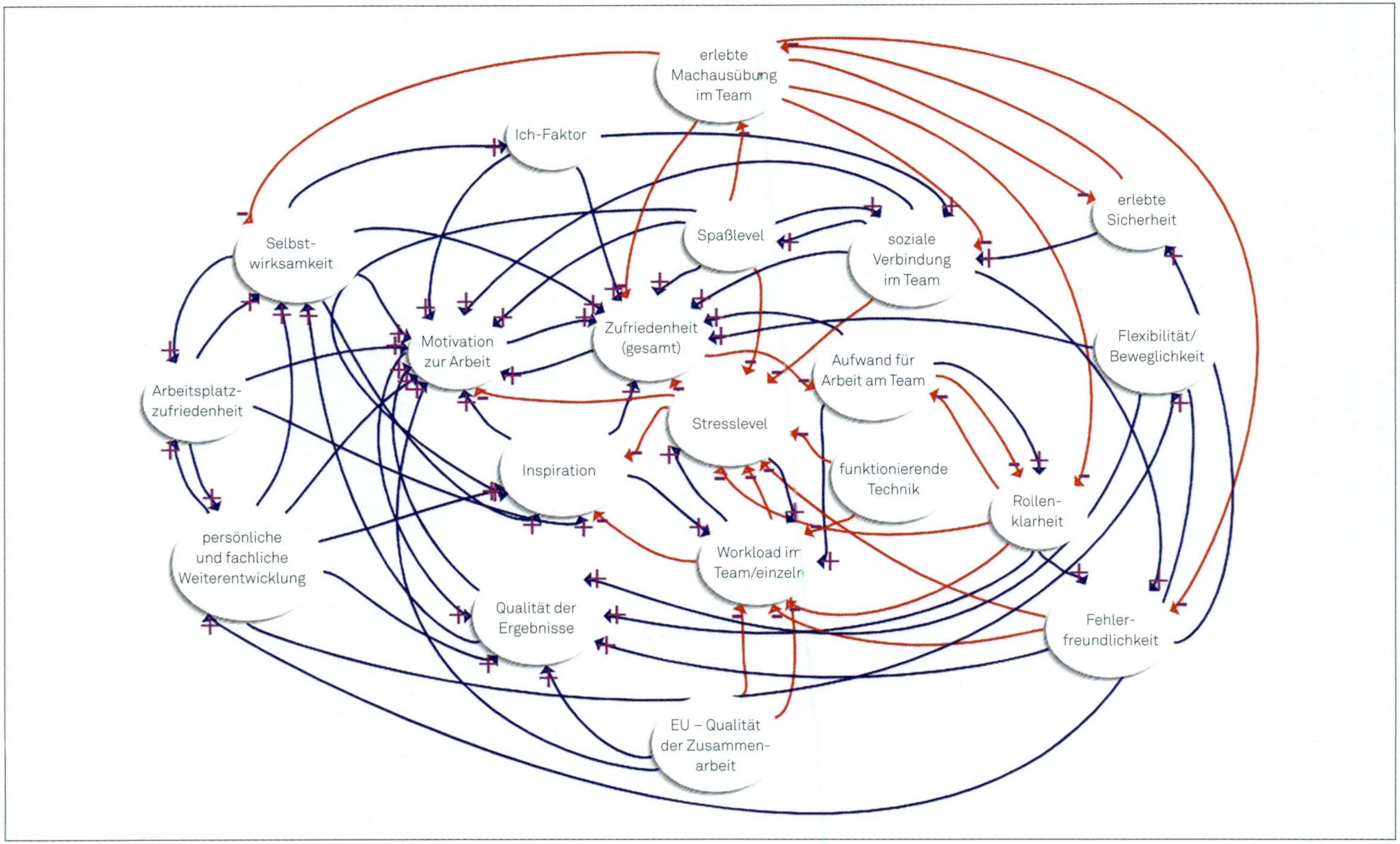

Abbildung 9.1: Das Systemmodell der für die Teamarbeit relevanten Bedingungen

Das Ergebnis der Modellierung stellte auf der Ebene der Einzelvariablen zwar keine Überraschung dar, da es sich weitgehend aus bereits bekannten Faktoren zusammensetzte. Wie bei der Erarbeitung des Purpose in früheren Seminaren bildete die Zufriedenheit der Mitarbeitenden auch im Systemmodell ein zentrales Element. Es wurde deutlich, dass das Team durch die bereits vor der Systemmodellierung erfolgte Werte- und Purpose-Diskussion eine wichtige Vorarbeit zum gemeinsamen Verständnis der Organisationseinheit geleistet hatte, die sich wiederum für die Systemmodellierung fruchtbar machen ließ. Neu und für das Team überraschend waren allerdings die Zusammenhänge zwischen den Variablen, die vorher nicht annähernd bekannt waren. Diese systemische Perspektive auf das Team lieferte einen wertvollen Mehrwert.

Das Team hat sich das Systemmodell sehr zielgerichtet in weniger als zwei Stunden erarbeitet, wobei sich auch die Übung im Einsatz von modernen Methoden zur Organisationsentwicklung als nützlich erwies. Vorerfahrungen bestanden mit der Methode der „Navigation nach Spannungen“, die aus den Ansätzen der Holacracy (Robertson, 2016) und Soziokratie (Strauch & Reijmer, 2018) kommt. Dies zeigte sich darin, dass die Teammitglieder stets fokussiert waren und auch „unangenehme“ Variablen benannten (z.B. in Bezug auf Stresslevel, Workload, erlebte Machtausübung oder Fehlerfreundlichkeit) und sich auch nicht durch das Remote-Setting (ein Berater war per Videokonferenz zugeschaltet) beirren ließ. Die Einflussmöglichkeiten auf die einzelnen Variablen durch Teammitglieder oder das Gesamtteam rückten in den Mittelpunkt und boten Handlungsoptionen, die mit den bisher angewendeten Handlungsstrategien abgeglichen werden konnten. Ein bedeutender Erkenntniswert der Visualisierung lag auch in der Reduktion der Komplexität der Wechselwirkungen im Teamgefüge durch den Vorgang der Visualisierung selbst. Für eine erschöpfende Auseinandersetzung mit den Variablen wären jedoch noch zusätzliche Sessions erforderlich gewesen.

Eine wesentliche Hilfe für das Verständnis des Systems bot die Möglichkeit, die Relationen des Modells auszugrauen und nur spezifische Variablen mit den zugehörigen Relationen in den Blick zu nehmen, d.h. einzufärben. Die Abbildungen 9.2 und 9.3 zeigen beispielhaft, mit welchen Variablen die Elemente „Selbstwirksamkeit“ und „soziale Verbindung im Team“ in Relation stehen, d.h., welche Variablen sie beeinflussen und von welchen Variablen sie beeinflusst werden. Abbildung 9.4 zeigt ein Teilsystem des gesamten Modells, welches die Relationen zwischen „Selbstwirksamkeit“, Arbeitsmotivation“, „Zufriedenheit“, „Spaßlevel“, „Stresslevel“, „erlebter Machtausübung im Team“ und „sozialer Verbindung im Team“ beinhaltet.

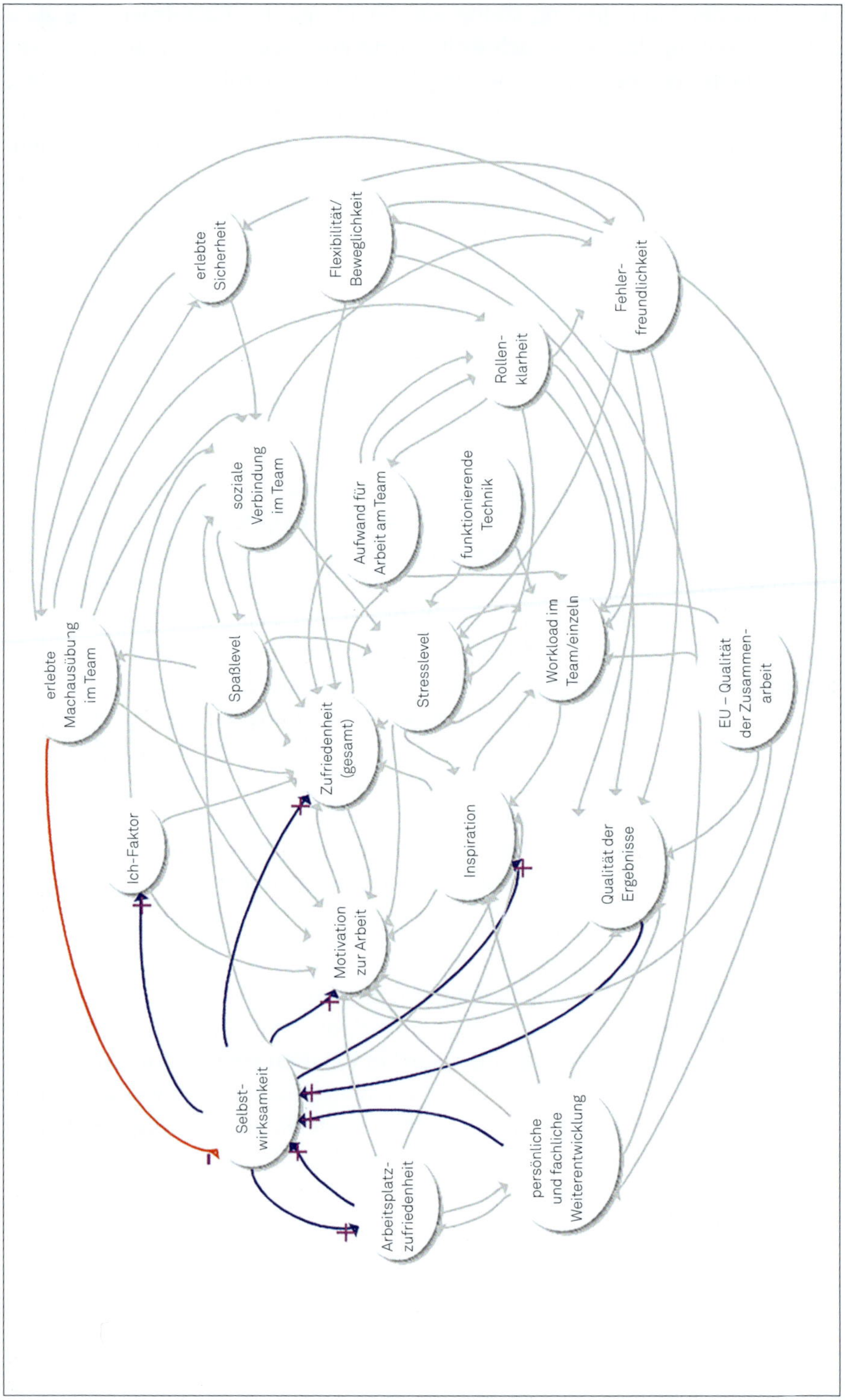

Abbildung 9.2: Verbindungen, die von der Variable „Selbstwirksamkeit" auf andere Variablen oder von anderen Variablen auf diese wirken

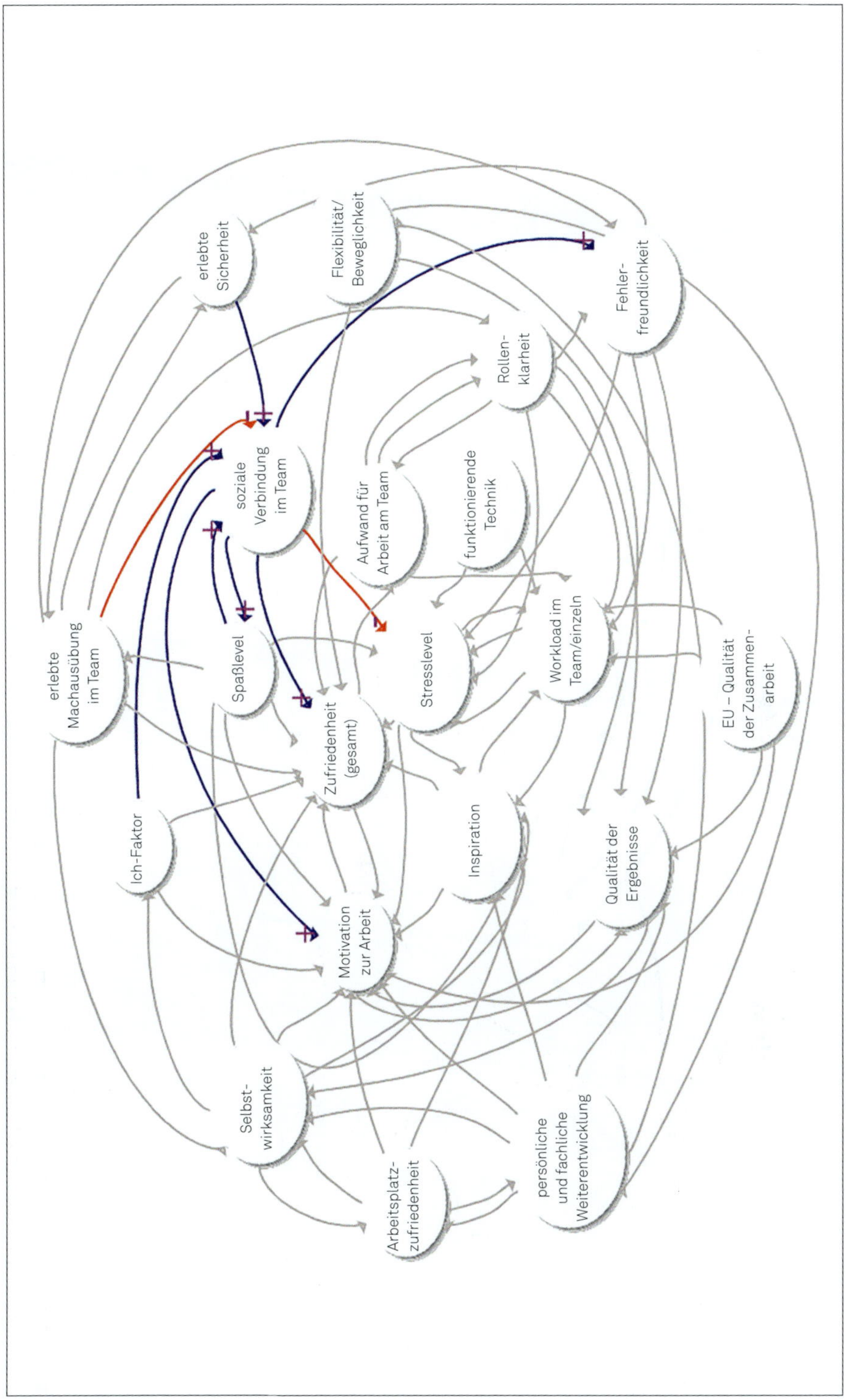

Abbildung 9.3: Verbindungen, die von der Variable „soziale Verbindung im Team" auf andere Variablen oder von anderen Variablen auf diese wirken

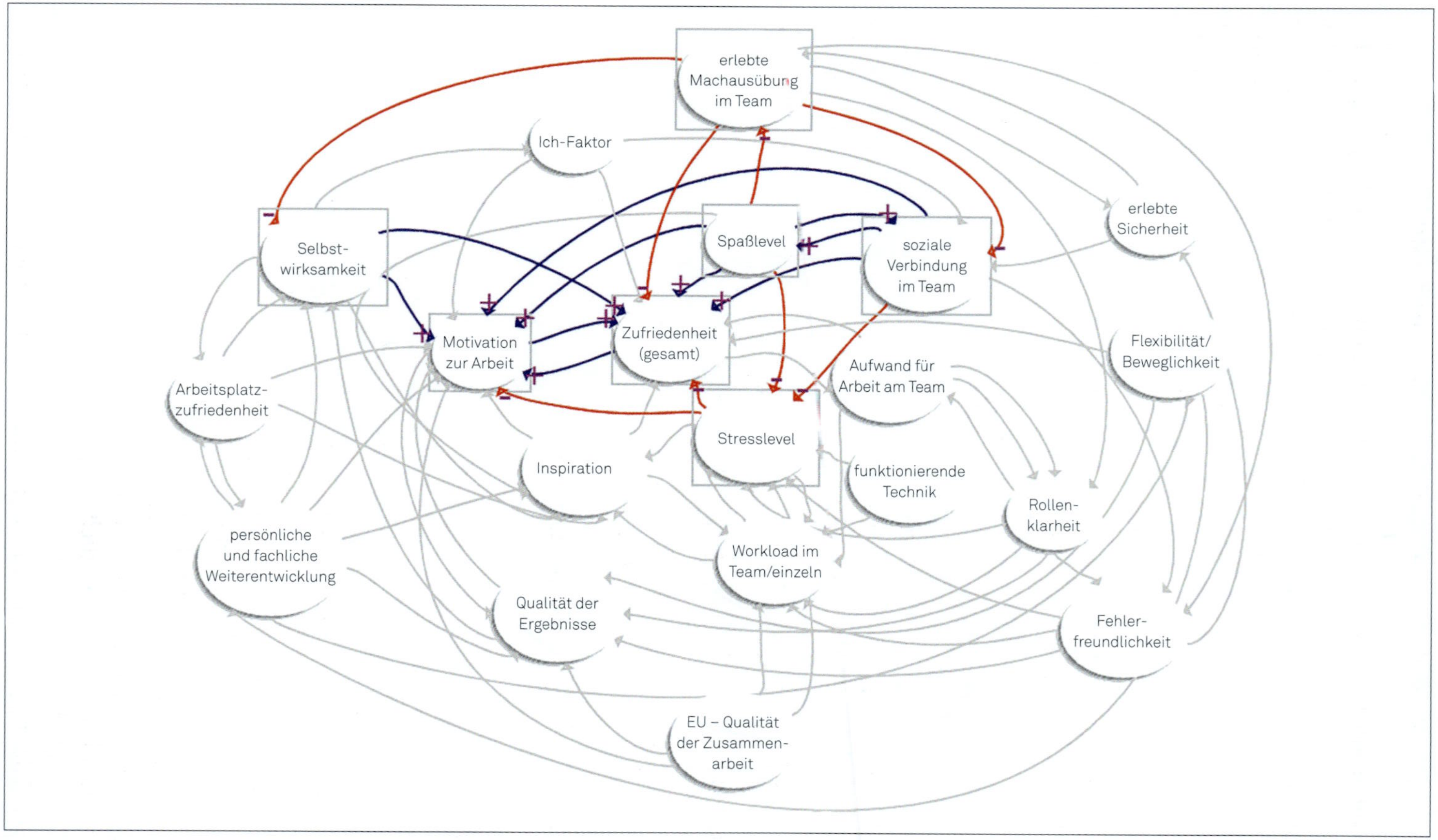

Abbildung 9.4: Teilsystem des gesamten Modells, welches die Relationen zwischen „Selbstwirksamkeit", „Arbeitsmotivation", „Zufriedenheit", „Spaßlevel", „Stresslevel", „erlebter Machtausübung im Team" und „sozialer Verbindung im Team" beinhaltet

9.4 Der Prozessfragebogen für das Team

Das gemeinsam erarbeitete Systemmodell wurde nun in einen Fragebogen überführt. Die Moderatoren können auch in diesem Arbeitsschritt Beispiele für Formulierungen anbieten, um die Teammitglieder beim Abfassen der konkreten Items zu unterstützen. Sie achten auch darauf, dass möglichst keine Bewertungen in die Item-Formulierung aufgenommen werden (z.B. „Der Workload war heute (sehr gering/sehr hoch)“ statt „Heute bestand eine Überlastung durch den Workload“). Auf diese Weise werden die Teammitglieder mit den Fragen vertraut gemacht, die sie in der Folgezeit in ihrem Fragebogen täglich beantworten. Implizite Bewertungen oder einschränkende Vorannahmen, die ggf. in bestimmten Formulierungen stecken, werden eliminiert, wodurch größere Offenheit entsteht. Es können auch von den Beratern vorgeschlagene Formulierungen vom Team angepasst werden, was in aller Regel positive Auswirkungen auf die Akzeptanz und Compliance beim Ausfüllen des Fragebogens hat.

Der gemeinsam entwickelte Fragebogen umfasste 22 Items, die drei Faktoren zugeordnet waren: unterstützende Bedingungen (U), einschränkende Bedingungen (E), und Ressourcen (R). Die Items des Team-Prozessbogens sind im folgenden Kasten aufgelistet.

Die Items des Team-Prozessbogens

Die Fragen wurden auf Visuellen Analogskalen (Slider) beantwortet, die für jede Frage ein definiertes Minimum und Maximum hatten (z.B. „Heute waren mir meine Rollen ... unklar/klar“, oder „Unsere soziale Verbindung im Team war heute ... sehr gering/sehr ausgeprägt“).

1. Meine Gesamt-Zufriedenheit war heute ... (R)
2. Meine Motivation zur Arbeit war heute ... (R)
3. Meine Inspiration war heute ... (R)
4. Mein Stresslevel war heute ... (E)
5. Mein persönlicher Workload war heute ... (E)
6. Unser Workload im Team war heute ... (E)
7. Die Technik funktionierte heute ... (E, umgepolt)
8. Die Fehlerfreundlichkeit in unserem Team war heute ... (U)
9. Heute waren mir meine Rollen ... (unklar/klar) (U)
10. Heute war der Aufwand für die Arbeit am Team ... (U)
11. Unsere soziale Verbindung im Team war heute ... (U)
12. Heute war unser Spaßlevel ... (U)
13. Mein Sicherheitsgefühl war heute ... (U)
14. Meine Flexibilität/Beweglichkeit war heute ... (U)
15. Die Qualität der Ergebnisse war heute ... (U)
16. Die Qualität der Zusammenarbeit mit der EU war heute ... (E, umgepolt)

17. Heute war die erlebte Machtausübung ... (E)
18. Meine Gesamtverfassung war heute ... (R)
19. Ich fühlte mich heute wahrgenommen. (U)
20. Meine Selbstwirksamkeit war heute ... (R)
21. Meine Zufriedenheit mit dem Arbeitsplatz war heute ... (U)
22. Meine Erfahrungen heute haben zu meiner persönlichen und fachlichen Weiterentwicklung beigetragen. (U)

Neben der Klarheit der Übertragung der Variablen in den Prozessfragebogen ist es wichtig, dass die Teammitglieder eine technische Instruktion zur Anwendung des SNS erhalten. Sie können die SNS-App aus dem App-Store downloaden und werden informiert, in welchem täglichen Zeitfenster sie den Fragebogen zugesandt bekommen, wie sie die Slider zur Beantwortung der Fragen nutzen können und warum es wichtig ist, das Ausfüllen des Fragebogens täglich und damit hochfrequent zu machen. Auch die Nutzung der Tagebuchfunktion wird erklärt. Sie ermöglicht es, Verknüpfungen von Ereignissen, Handlungen und Emotionen mit Bewertungen vorzunehmen, und hilft, Kriterien zu bilden und zu konkretisieren, anhand derer Entscheidungen und Zielsetzungen begründet und verfolgt werden können.

9.5 Prozessreflexion mit dem Team: Auswertungen und deren Wirkungen

Die erste Prozessreflexion erfolgte ca. vier Wochen nach der Erstellung des Systemmodells und wurde online durchgeführt. Dabei wurden im Team folgende Themenbereiche diskutiert:

- Sind irgendwelche technischen Schwierigkeiten aufgetreten? (Ziel: Behebung technischer Probleme bei der Anwendung)
- Sind die Fragebögen vollständig ausgefüllt worden? (Ziel: Wichtigkeit des lückenlosen Ausfüllens deutlich machen, Nachjustierung bei vielen „Missings" vornehmen)
- Welche Erkenntnisse sind während des Ausfüllens entstanden? (Ziel: Erfahrungen/Erkenntnisse beim Ausfüllen bzw. in der nachgängigen Reflexion aktivieren)

Die Aktivierung des Fragebogens in der App hat in einem Fall Schwierigkeiten bereitet. Ansonsten lief die App technisch beanstandungslos. Technische Stabilität ist für eine hochfrequente Nutzung des Prozessfragebogens eine wesentliche Voraussetzung. Zudem muss der Nutzen des Ausfüllens im Teambewusstsein verankert sein, insbesondere in eigenaktiven Teams, in denen eine Verpflichtung zum Ausfüllen des Fragebogens nicht top-down vorgegeben wird. Anderenfalls kann die Motivation für ein lückenloses Ausfüllen nicht sicher aufrechterhalten werden.

Die Slider zur Bewertung der Items wurden unterschiedlich gesetzt, denn die Mitarbeitenden gingen von unterschiedlichen Schwellenwerten aus. Dies ist darauf zurückzuführen, dass das Verständnis der Items nicht immer einheitlich war und Einschätzungen von subjektiven Bezugssystemen abhängig sind. Bei der Bewertung mit einem sehr hohen oder tiefen Wert setzte ein Teil der Mitarbeitenden den Slider maximal hoch bzw. tief an, während andere im gleichen Fall keinen Maximalwert wählten, da für sie das Maximum unerreichbar erschien und deswegen stets noch Luft nach oben oder unten gelassen wurde. Ähnlich verhielt es sich bei Einschätzungen, die von einigen Teammitgliedern immer unter dem Mittelwert oder sogar im Bereich von Minimalwerten vorgenommen wurden, während andere im Bereich von 50 von 100 blieben. Beim Item „Stresslevel" bedeuteten tiefe Werte für einen Teil der Mitarbeitenden negativ konnotierte Langeweile und hohe Werte negativ konnotierten Stress, während für andere tiefe Werte ein niedriges Stresslevel, nicht aber Langeweile bedeuteten. Die genaue Abklärung von Bedeutungen kann nicht einheitlich und präzise genug vorgenommen werden. Zudem fiel auf, dass die Gesamtzufriedenheit des Teams im oberen Bereich (deutlich über der 50-Prozent-Marke lag), was als Ausdruck einer gelungenen positiven Teamentwicklung gedeutet wurde (vgl. Abbildung 9.5).

9.6 Zweite Prozessreflexion

Die zweite Prozessreflexion erfolgte vier Wochen später, ebenfalls online. Sie fand ohne den Teamleiter statt, der zu diesem Zeitpunkt im Urlaub weilte. Das Vorgehen begann mit einer offenen Frage: Welche Fragen wollt ihr gerne betrachten? Das Team interessierte sich zunächst für die Entwicklung des Items „erlebte Sicherheit". Trotz der vielen fachlichen Unsicherheiten und unbekannten Faktoren wurde die erlebte Sicherheit im Team als hoch eingestuft (vgl. Abbildung 9.6).

Außerdem hat sich gezeigt, dass gemeinsame Anwesenheit im Büro und umgekehrt die Abwesenheit eines Teils des Teams (z. B. krankheitsbedingte Abwesenheit, Weiterbildungen, Dienstreisen) einen erheblichen Einfluss auf die Bereiche „Arbeitsmotivation", „Stresslevel", „soziale Verbundenheit" und „Spaßlevel" hatten. Abbildung 9.7 zeigt die Entwicklung der „Arbeitsmotivation" der Teammitglieder. Das Team erkannte die Notwendigkeit, die Anwesenheit bzw. Abwesenheit und die Gründe hierfür ebenfalls im SNS zu erfassen, um eine Aussage darüber zu machen, aus welchen Gründen die genannten Bereiche beeinflusst werden. Hierfür war die Nutzung der Kommentarfunktion im Sinne eines Tagebuchs hilfreich, weil sie genau diese Zuordnung ermöglichte.

Das in den Diagrammen erkennbare ausgeprägte Sicherheitsempfinden (vgl. Abbildung 9.6) und die hohe Gesamtzufriedenheit des Teams (vgl. Abbildung 9.5) waren aufgrund der positiven Stimmung, welche über den gesamten Erhebungszeitraum hinweg anhielt, eher eine Bestätigung als eine Überraschung. Demgegenüber lie-

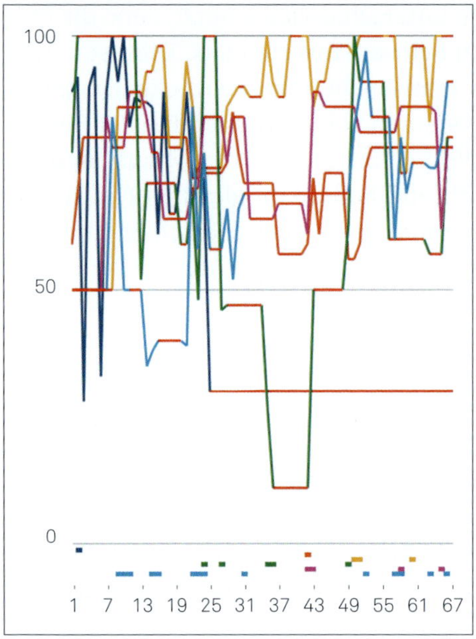

Abbildung 9.5:
Einschätzungen der „Gesamtzufriedenheit" des Teams im Erhebungszeitraum

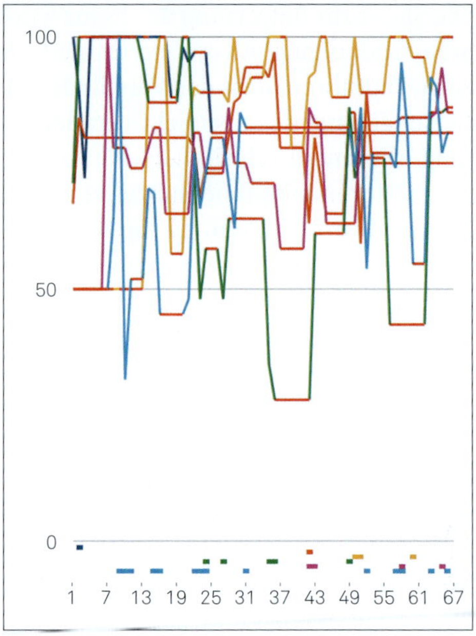

Abbildung 9.6:
Einschätzungen des „Sicherheitsgefühls" der Teammitglieder im Erhebungszeitraum

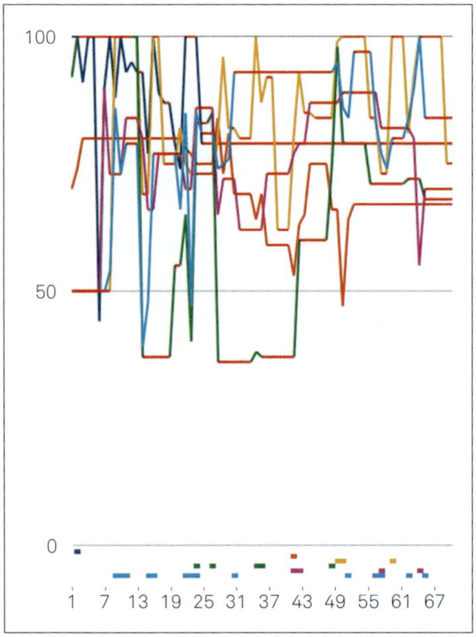

Abbildung 9.7:
Die Entwicklung der „Arbeitsmotivation" des Teams

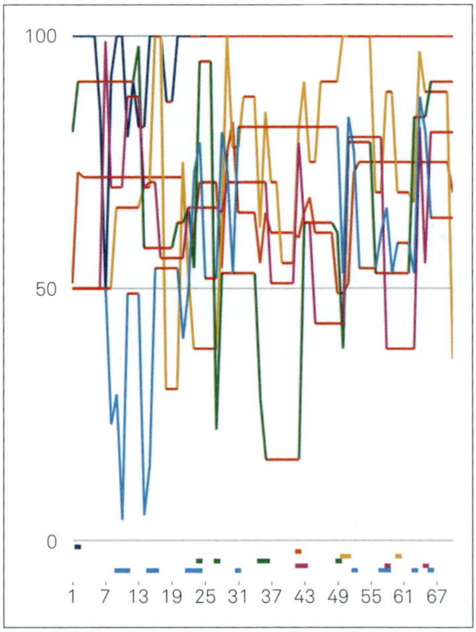

Abbildung 9.8:
Die Entwicklung der „Selbstwirksamkeit" der Teammitglieder

ferten die Zusammenhänge zwischen den einzelnen Variablen des Teamsystems neue Erkenntnisse. Während des Erhebungszeitraums trat kein erkennbarer Ordnungsübergang auf, der eine Musterveränderung – insbesondere in Bezug auf die Kernelemente des Systemmodells, das Sicherheitsempfinden und die Gesamtzufriedenheit – hätte erkennen lassen. Die Prozesserfassung mit dem SNS half dabei, Effekte des Stormings zu mildern und das Norming insofern zu begleiten, als sie aufzeigte, was für das Team wichtig und was weniger relevant war.

Während der zweiten Prozessreflexion thematisierten die Moderatoren einige Aspekte, die ihnen als Außenstehende aufgefallen waren, z.B., dass die Scores bei vielen wichtigen Items im oberen Bereich liegen. Hohe Scores waren bei vielen unterstützenden Faktoren wahrzunehmen, während Konferenzen und Schulungen von und mit externen Partnern oder die Diskussion über die Wirkung von Homeoffice und Absenzen (z.B. bei Fortbildungen und Kongressen) eher als belastend erlebt wurden. Eine wichtige Erkenntnis bestand darin, dass das Team sich am wohlsten fühlte, wenn alle Teammitglieder präsent waren.

Weiter war ein deutlicher Sprung eines neuen Teammitglieds in seiner „Selbstwirksamkeit“ erkennbar (vgl. Abbildung 9.8). Die neue Mitarbeiterin bestätigte, dass sie ihre Rolle gefunden und die Beschäftigung mit ihren Aufgaben zu Erfolgserlebnissen geführt hatte. Die bei der Systemmodellierung als „komplex“ beschriebene Zusammenarbeit mit der EU zeigte dagegen keine deutlichen Effekte in den Bewertungen.

Festgestellt wurde auch, dass ein Ressourceninterview auch nach der Systemmodellierung spezielle Variablen in ihrer Ressourcenqualität konkretisieren könnte, um sie für den weiteren Prozess verfügbar zu halten.

9.7 Erkenntnisse aus der Retrospektive

Rund zwei Monate nach dem Abschluss des Monitorings führte das Team eine interne Retrospektive durch. Dabei ergaben sich folgende Beobachtungen und Empfehlungen für eine zukünftige SNS-Nutzung:

- Die Erstellung des Systemmodells und des Prozessfragebogens hat wichtige Faktoren und Zusammenhänge für die Teamarbeit sichtbar gemacht, was von allen Teammitgliedern als wertvoll bewertet wurde.
- Die einleitende Vermittlung der Methode wurde von allen sehr positiv bewertet.
- Die Motivation zur Erstellung des Team-Systemmodells und zur Nutzung des SNS beruhte neben dem Erkenntnisinteresse auf dem Bewusstsein, hier an einer Pionierleistung beteiligt zu sein.
- Die zwei kurz aufeinander folgenden Workshops zur Systemmodellierung, die Formulierung der Wechselwirkungen und die Konkretisierung in Form eines Fragebogens wurden gleichzeitig auch als anstrengend empfunden.

- Die Bedienungsfreundlichkeit der SNS-App wurde unterstrichen, wobei die Erinnerungsfunktion (push-up message) teilweise als „nervig“ wahrgenommen wurde (Diese kann man übrigens problemlos abstellen oder erst gar nicht aktivieren).
- Die Anzahl der Items des Prozessfragebogens wurde als zu hoch eingeschätzt. In zukünftigen Anwendungen wäre es denkbar, mit nur einem Teil der Items zu arbeiten.
- Die Fragen wurden teilweise als zu allgemein wahrgenommen. In zukünftigen Anwendungen sollten von Anfang an oder nach einer kurzen Erprobungsphase Konkretisierungen und Veränderungen vorgenommen werden, um ein einheitliches und spezifisches Verständnis zu generieren.
- Das Erkenntnisziel des Prozessmonitorings sollte konkreter gefasst und weiter eingegrenzt werden, wodurch der Nutzen der Systemmodellierung und des Prozessmonitorings noch deutlicher würde.
- Das Team sollte befähigt werden, einen Prozessfragebogen im Fragebogen-Editor des SNS selbst zu erstellen, um die Flexibilität der Verwendung des SNS zu erhöhen.
- Die Anzahl der Items sollte möglichst gering gehalten werden.
- Methodisch gesehen ist die Aussagekraft des Prozessmonitorings bei engmaschiger, d.h. täglicher Ausfüllfrequenz optimal.
- Sehr bewährt hat sich ein Teamentscheid zur Nutzung des SNS, weil dadurch eine entsprechende Verbindlichkeit hergestellt wurde.

9.8 Weitere Planung

Der Einsatz des Prozessfragebogens lief während einer mehrwöchigen Pilotphase. Danach wurde wieder das analoge „Teambuch“ genutzt, das auch regelmäßige strukturierte Gespräche zwischen der Sektionsleitung und den Teammitgliedern vorsieht. Der Inhalt dieser Gespräche war in vielen Punkten vergleichbar mit den Items des Prozessfragebogens, z.B. ging es um Themen wie Sicherheit, Zufriedenheit, Rollenklarheit, Kompetenzen, Workload, soziale Verbindungen im Team und insbesondere die Frage nach den Bedürfnissen der Mitarbeitenden (z.B. bezüglich Arbeitszeitmodell, Arbeitsort, Weiterbildung). Es ist zu erwarten, dass der Bedarf nach einer empirischen Analyse der Teamdynamik in Zukunft wieder steigen und das SNS in zukünftigen Prozessen der Teamentwicklung wieder zum Einsatz kommen wird. Das Team könnte dabei neue relevante Fragestellungen in einem neuen Systemmodell mit anderen Variablen entwickeln und in einen Prozessfragebogen übertragen, um Informationen zu weiteren Handlungsoptionen zu gewinnen. Da in einem Zeitraum von etwa einem Jahr eine erhebliche Vergrößerung des Teams geplant ist (von sechs auf 25 Mitglieder), könnten Systemmodellierung und SNS-basiertes Prozessmonitoring mit folgenden Fragestellungen im On-Boarding-Prozess eingesetzt werden:

- Welche Faktoren tragen dazu bei, die neuen Teammitglieder gut zu integrieren?
- Welches sind die Erfolgsfaktoren aus vorangegangenen und aktuellen Prozessen, die zu hoher Teamzufriedenheit beitragen?
- Wie können wir es hinbekommen, dass die neuen Teammitglieder sich nicht nur an das Bestehende anpassen, sondern selbst neue Impulse einbringen und damit eine Offenheit des Systems für neue Anregungen entsteht?

9.9 Teamdynamik aus der Sicht der generischen Prinzipien

Um die Verbindung zwischen Theorie und Praxis herzustellen, werden im Synergetischen Prozessmanagement besonders die *generischen Prinzipien* herangezogen (Schiepek et al., 2013, 2015). Sie sind eine Art Navigationssystem für die Umsetzung der Theorie der Selbstorganisation komplexer Systeme (Synergetik, z.B. Haken & Schiepek, 2010) auf das Verständnis und die Gestaltung von Selbstorganisationsprozessen in individuellen und sozialen Systemen (z.B. auch in Teams).

Herstellung von Stabilität (generisches Prinzip 1). Das erste Prinzip befasst sich mit der Herstellung von Stabilität in Situationen, die von hoher Instabilität gekennzeichnet sind – und das sind Veränderungsprozesse fast immer. Die Frage ist dabei, wie Teams strukturelle und emotionale Sicherheit erleben können, wie eine notwendige Vertrauensbasis hergestellt und wie das Selbstwertgefühl der Teammitglieder und des Teams als Ganzes unterstützt werden kann. In unserem Fall hat das Team durch Entwicklungsmaßnahmen wesentliche Beiträge zu dem geleistet, was als „psychologische Sicherheit“ (Edmondson, 2020) bezeichnet wird:

1. *Einen Bezugsrahmen von gemeinsamen Glaubenssätzen und Grundannahmen schaffen, auf deren Grundlage das Team arbeitet* (Dilts & Feher, 2023). Das Team hat z.B. einen gemeinsamen Purpose definiert und die grundlegenden Teamwerte sowie damit verbundene Verhaltensweisen identifiziert und so eine gemeinsame Verständnis- und Vertrauensgrundlage aufgebaut. Geklärt wurde dabei auch der Umgang mit Fehlern (Fehlerfreundlichkeit) und mit Konflikten sowie die Handhabung von kritischen Ereignissen.
2. *Einladung zur Teilhabe.* Durch intensive und konsequente Involvierung hat das Team die Erfahrung gemacht, in entscheidenden Belangen einbezogen zu werden, z.B. beim Recruiting neuer Kollegen, bei der Aufgabenverteilung, in der Vertretung nach außen sowie bei der Festlegung von Arbeitsformen.
3. *Produktiv reagieren.* Durch aktives Zuhören und Lob soll Wertschätzung ausgedrückt und konstruktiv mit Fehlern umgegangen werden. Es wird besprochen, wie Fehler in Zukunft verhindert werden könnten. Das bedeutet aber auch, dass klare Verstöße gegen vereinbarte Regeln sanktioniert werden.

Die regelmäßige Anwendung von Praktiken, die dies am Leben erhalten und weiterentwickeln, leisten für die Herstellung von Stabilitätsbedingungen einen wichtigen Beitrag. So werden im Team Purpose und Werte regelmäßig überprüft, Entscheidungen zu den Rollen werden im Konsens getroffen und die Teamleitung führt regelmäßige Gespräche mit den Mitarbeitern zu Fürsorgethemen als Ergänzung zu den Teamentwicklungsmaßnahmen durch. Dadurch machen die Teammitglieder die Erfahrung von Selbstwirksamkeit sowie von Kontrollierbarkeit und Handhabbarkeit ihrer Anliegen; ihre persönlichen und ihre Teamressourcen entwickeln sich weiter, was wiederum ihren Selbstwert unterstützt.

Identifikation von (relevanten) Mustern im System (generisches Prinzip 2). Die Systemmodellierung macht relevante Muster auf anschauliche Weise deutlich; sie hilft, Abhängigkeiten und Wechselwirkungen zwischen wesentlichen Elementen zu verstehen und bildet die Dynamik im Zeitverlauf sehr nachvollziehbar ab. Zugleich werden die Einflussmöglichkeiten als Handlungsoptionen sowohl für die einzelnen Teammitglieder als auch für das Team als Gesamtes deutlich (vgl. auch Methoden wie SYMLOG [z. B. Marx, 2000] oder die soziale Architektur von Gruppen [SAG; Redlich, 2009]). Das „relevante System" wird zudem in Zusammenhang mit bestimmten Fragestellungen gebracht, wodurch aufgezeigt wird, in welchem Kontext die Systemelemente relevant sind. Die Systemelemente können mit einer Änderung der Fragestellung auch wechseln und müssen entsprechend angepasst werden.

Sinnbezug (generisches Prinzip 3). Angestrebt wird hier nicht nur die Klärung übergeordneter Sinnzusammenhänge einer Organisation oder Abteilung und entsprechender Zukunftsvisionen, sondern auch der Bezug zu den gemeinsamen und individuellen Entwicklungsaufgaben des Teams und der einzelnen Teammitglieder. Auch Lebenskonzepte der Teammitglieder spielen hier eine Rolle. Je mehr Überschneidungen und Andockmöglichkeiten sich ergeben, also Resonanzen zwischen Team-Purpose und persönlichem Purpose, umso leichter wird eine Identifikation fallen. Das Team hat in gemeinsamer Arbeit nicht nur einen Team-Purpose bestimmt, sondern in einer Art Teamverfassung auch Schritte und Maßnahmen zu dessen Umsetzung definiert, die wiederum laufend an die Bedürfnisse des Teams und seiner Mitglieder angepasst werden. Sind die Veränderungsentwürfe im beruflichen Kontext kompatibel mit den Lebensentwürfen der Teammitglieder (Kongruenzerfahrung), unterstützt dies die Arbeitsmotivation und die Teamidentifikation.

Energetisierung (generisches Prinzip 4). Die in der Synergetik „Kontrollparameter" genannten Mechanismen der Energiezufuhr in Systeme sind in menschlichen Entwicklungsprozessen nicht technischer Natur, wie etwa die Stromstärke, sondern beziehen sich oft auf Prozesse, die mit Motivation verbunden sind. Unsere Erfahrungen in vielen Change-Projekten zeigen, dass die Motivation besonders intensiv und anhaltend ist, wenn sie intrinsisch ist. Das heißt, dass es einen Wert haben muss, z. B. kundenorientiert zu handeln, sich als selbstwirksam zu erleben oder einen wichtigen Beitrag zu einem Prozess zu leisten, aber auch, eine klare Verbindung zu Anliegen und Zielen der Kundengruppen eines Teams zu haben. In der Regel sind Annäherungsziele motivierender als Vermeidungsziele, sie bringen ein Leuchten in unsere Augen und erfüllen uns mit positiven Emotionen.

Destabilisierung bestehender Muster und Oszillation zwischen verschiedenen Kognitions-Emotions-Verhaltensmustern („kritische Fluktuationen") im Vorfeld von Veränderungen (generisches Prinzip 5). Die Destabilisierung bestehender Muster wird häufig durch „Vorboten" angekündigt, z. B. die Erfahrung, dass bestimmte Wirklichkeitskonstruktionen, bestimmte Verhaltensweisen oder emotionale Verarbeitungen nicht mehr passend sind und sich dadurch eine Notwenigkeit zum Wandel ankündigt (vgl. Kotters „sense of urgency"). In unserem Fallbeispiel hat das Team durch seine neue Struktur in Verbindung mit agilen Praktiken die Tür zu neuen Erfahrungsräumen konsequent geöffnet, die nach und nach gefüllt wurden. Die Erfahrungen mit diesen neuen Räumen waren mit positiven Emotionen verbunden, die wesentlich zum Gelingen der Experimente beitrugen.

Kairos (generisches Prinzip 6). „Kairos" sind günstige Zeitpunkte, die erkennbar sind, wenn man die Zunahme von Komplexität, von Vernetzungsdichte und der Geschwindigkeit von Veränderungsprozessen beachtet. Im konkreten Fall haben sowohl Mitarbeitende als auch Führungskräfte an Weiterbildungen zu agilen Praktiken und zum Thema „Selbstorganisation" teilgenommen. Das Team hat von der Stammorganisation außerdem im Rahmen einer übergeordneten Roadmap zur Organisationsentwicklung den Auftrag erhalten, autonome Strukturen zu testen und die daraus folgenden Erfahrungen mit der Stammorganisation zu teilen. Auch die rechtlichen Rahmenbedingungen für flexibles und selbstgesteuertes Arbeiten in der Bundesverwaltung haben sich mit einer Revision der Bundespersonalverordnung im Juli 2021 deutlich erweitert. In nahezu allen Departementen der Bundesverwaltung und der Bundeskanzlei sind bereits heute unterschiedliche Ausprägungen autonomer und selbstgestalteter Arbeitsformen und Methoden anzutreffen.[1]

Gezielte Symmetriebrechung (generisches Prinzip 7). Imaginationen der erwünschten Zielzustände – in unserem Fall durch die Arbeit mit dem Teambuch – haben zu gewünschten Entwicklungen beigetragen. Alles, was die Antizipation erwünschter Verhaltensweisen begünstigt, ist geeignet, Übergänge im Sinne des Teams zu triggern.

Re-Stabilisierung (generisches Prinzip 8). Bewährt haben sich hierfür die Wiederholung der neuen Verhaltenselemente, deren Nutzung in unterschiedlichen Situa-

1 Siehe den Bericht des Bundesrates in Erfüllung des Postulates 21.4162, Marti Min Li vom 30. September 2021; https://www.parlament.ch/centers/eparl/curia/2021/20214162/Bericht%20BR%20D.pdf

tionen, positive Verstärkung durch Feedback, die Verankerung in neuen Prozessen und die Integration in die bestehenden Selbstkonzepte der Teammitglieder. Auch der Austausch mit anderen Organisationseinheiten in der Stammorganisation des Teams, die an dieser Art der Arbeit interessiert sind, festigt die eigenen Praktiken, weil man selbst zum Pionier und Vorreiter der neuen Entwicklung wird. So haben bereits alle Teammitglieder in Workshops, Klausuren oder im Rahmen von individuellen Anfragen ihre Erfahrungen geteilt und so zur Entwicklung anderer Organisationseinheiten und Kollegen beigetragen.

9.10 Zukünftige Anwendungsmöglichkeiten in der Teamentwicklung

Abschließend seien einige Möglichkeiten benannt, wie das Synergetische Prozessmanagement für Teamentwicklungsprozesse genutzt werden kann:

- Das SPM, insbesondere die idiographische Systemmodellierung eignet sich gut zum Einsatz in unterschiedlichen Teamphasen. Schon in der Forming-Phase könnte man viel schneller aufzeigen, welches die Erfolgsfaktoren für eine gute Abstimmung von Aufgaben und Beziehungen in Teams sind und wie erfolgskritische Bereiche mithilfe des SNS, des Ressourceninterviews, der Interaktionsmatrix (Schiepek et al., 2013; Schiepek et al., im Druck) und anderen Tools bearbeitet werden können (siehe ergänzend auch die soziale Architektur von Gruppen, z.B. Redlich, 2009, sowie das SYMLOG-Verfahren nach Bales, z.B. Marx, 2000). Dabei werden die Teammitglieder befähigt, diese Faktoren sowohl bewusster wahrzunehmen als auch gezielter zu gestalten. Ähnliches gilt für die Storming-Phase: Konfliktfördernde sowie lösungsfördernde Variablen und Strategien können bewusster identifiziert und zielgerichteter gestaltet werden. In der Norming-Phase können besonders Kernwerte des Teams und ihre Umsetzung fokussiert werden, aber auch Visionen, Purposes und Missionen eines Teams. In der Performing-Phase können allgemeine Leistungsfaktoren und sogar Hochleistungsvariablen aufgenommen werden (Katzenbach & Smith, 2003).
- Weitere Möglichkeiten bietet die Kombination der Systemmodellierung mit Methoden und Funktionen des SNS. Zum Beispiel kann die Methode der Interaktionsmatrix die Kooperation mit relevanten Stakeholder-Gruppen in den Fokus nehmen. Auch bereits validierte Parameter, wie sie in standardisierten Fragebögen vorliegen, können zum Monitoring der Teamdynamik eingesetzt werden.
- Die Flexibilität der Systemmodellierung und des SNS für unterschiedliche Fragestellungen, die sich auf die wechselnden Bedürfnisse und Erfordernisse eines Teams beziehen, macht beides zu äußerst vielseitigen Instrumenten im Bereich von Teamentwicklung und Teamcoaching. Die wechselnden Herausforderun-

gen in zunehmend komplexeren Change-Prozessen (z.B. durch Digitalisierung, KI, VUCA) machen eine Beschleunigung von Lernzyklen und transparente Wirk- und Erfolgsfaktoren zum Schlüssel für die Entwicklung individueller Selbstwirksamkeit und kollektiver Intelligenz.
- Eine häufige Konfliktquelle in Organisationen ist die Zusammenarbeit von Teams, Abteilungen oder Bereichen. Hierbei ergeben sich viele Einsatzmöglichkeiten beim Schnittstellen-Management, wodurch bestenfalls durch Antizipation von Teamdynamiken eine sinnvolle Prävention geleistet werden kann. Auch Systemspiele mit und ohne Computersimulationen können hierbei eingesetzt werden (Schiepek & Manteufel, 1998). An der Fachhochschule der Nordwestschweiz (FHNW) wurden Systemspiele z.B. zur Simulation von Organisationsfusionen eingesetzt.
- Im Teamaufbau, in der Förderung von Nachwuchs-Führungskräften oder auch bei der Implementierung von Nachfolgeregelungen können Systemmodellierung und Prozessmonitoring bei der Umsetzung von Mentoring-Konzepten sinnvoll eingesetzt werden.
- Kollegiales Coaching und Intervision sind weitere Bereiche, in dem Einsatzmöglichkeiten bestehen für kollegiales Problemlösen, Wissenstransfer und Wissensaustausch.
- Mit der bewussten Verwendung der generischen Prinzipien können weitere Bereiche der Teamentwicklung in den Fokus genommen werden, z.B. die Unterstützung und Begleitung von agilen Teams oder teamübergreifende Kooperationen in ambidexten Organisationen, wenn unterschiedliche Erfolgslogiken verfolgt werden sollen.

Dank: Mit Dank und Anerkennung seien hier die Mitglieder des Teams genannt: Salomé Blum, Christian Baumann, Mirjam Plisson, Stefania Marasco, Flurin Cajöri.

Literatur

Dilts, R. & Feher, M. (2023). *The power of mindset change.* New York: Mindsetmaps International.

Eberling, W. (2020). Die Generische Prinzipien als Roadmap für agile Teams und agile Organisationen – Selbstorganisiertes Arbeiten mit agilen Frameworks neu erklären und gestalten. In K. Viol, H. Schöller & W. Aichhorn (Hrsg.). *Selbstorganisation – ein Paradigma für die Humanwissenschaften. Zu Ehren von Günter Schiepek und seiner Forschung zu Komplexität und Dynamik in der Psychologie* (S. 565–582). Cham: Springer International. https://doi.org/10.1007/978-3-658-29906-4_32

Edmondson, A. (2020). *Die angstfreie Organisation.* München: Vahlen. https://doi.org/10.15358/9783800660681

Haken, H. & Schiepek, G. (2010). *Synergetik in der Psychologie. Selbstorganisation verstehen und gestalten* (2. Aufl.). Göttingen: Hogrefe.

Häusling, A. (Hrsg.). (2018). *Agile Organisationen*. Freiburg: Haufe.

Katzenbach, J.R. & Smith, D.K. (2003). *Teams: Der Schlüssel zur Hochleistungsorganisation*. München: Redline Verlag.

Marx, C. (2000). *Das Beobachtungsverfahren SYMLOG in der Praxis*. Wiesbaden: Deutscher Universitäts-Verlag. https://doi.org/10.1007/978-3-322-87385-9

Oesterreich, B. & Schröder, C. (2020). *Agile Organisationsentwicklung. Handbuch zum Aufbau anpassungsfähiger Organisationen*. München: Vahlen. https://doi.org/10.15358/9783800660773

Redlich, A. (2009). *Die soziale Architektur von Gruppen in der Teamentwicklung*. Arbeitsgruppe Beratung und Training, Fachbereich Psychologie, Universität Hamburg.

Robertson, B. (2016). *Holacracy. Ein revolutionäres Management-System für eine volatile Welt*. München: Vahlen. https://doi.org/10.15358/9783800650880

Rüther, C. (2018). *Soziokratie, S3, Holakratie, Frederic Laloux' „Reinventing Organizations". New Work*. Norderstedt: BoD.

Schiepek, G. & Cremers, S. (2003). Ressourcenorientierung und Ressourcendiagnostik in der Psychotherapie. In H. Schemmel & J. Schaller (Hrsg.), *Ressourcen. Ein Hand- und Lesebuch zur therapeutischen Arbeit* (S. 147–193). Tübingen: DGVT.

Schiepek, G., Eckert, H., Aas, B., Wallot, S. & Wallot, A. (2015). *Integrative psychotherapy. A feedback-driven dynamic systems approach*. Boston, MA: Hogrefe International Publishing.

Schiepek, G., Eckert, H. & Kravanja, B. (2013). *Grundlagen systemischer Therapie und Beratung. Psychotherapie als Förderung von Selbstorganisationsprozessen*. Göttingen: Hogrefe.

Schiepek, G. & Manteufel, A. (1998). *Systeme spielen: Selbstorganisation und Kompetenzentwicklung in sozialen Systemen*. Göttingen: Vandenhoeck & Ruprecht.

Schiepek, G. & Matschi, B. (2013). Ressourcenerfassung im therapeutischen Prozess. *Psychotherapie im Dialog, 14,* 56–61. https://doi.org/10.1055/s-0033-1337098

Schiepek, G., Walterskirchen, G. & Oelkers-Ax, R. (im Druck). Die Erfassung interpersoneller Prozessmuster mit dem Synergetischen Navigationssystem (SNS). *Familiendynamik*.

Strauch, B. & Reijmer, A. (2018). *Soziokratie. Kreisstrukturen als Organisationsprinzip zur Stärkung der Mitverantwortung des Einzelnen*. München: Vahlen.

10 Idiographische Systemmodellierung in der Jugendhilfe

Markus Keller

10.1 Anwendungskontext

Das hier beschriebene Fallbeispiel kommt aus dem Kontext der Jugendhilfe. Die Jugendhilfe muss sich einerseits vielen Herausforderungen stellen (z.B. Ressourcenknappheit, hohe Nachfrage, Fachkräftemangel), andererseits sieht sie sich als ein dynamisches Arbeitsfeld, das neue Ideen und Methoden aufgreift und in dem sich unterschiedliche Ansätze der Veränderung von Systemen (Familien, Einzelpersonen etc.) in verschiedenen beruflichen und privaten Lebensbereichen begegnen (Mielenz & Keller, 2022, S. 264). In diesen Gestaltungsräumen versteht sich die Jugendhilfe als eine Art „Brückenbauer" zwischen sich verstärkt ausdifferenzierenden und spezialisierenden Kontexten, wie es etwa in den Systemen „Schule" und „Medizin" zu erleben ist (Kleve, 2016, S. 27).

Anhand eines Beispiels werde ich die Einsatzmöglichkeiten, Chancen und Grenzen der idiographischen Systemmodellierung in unserem Erfahrungsbereich darstellen. Es wird verdeutlicht, dass es in der Jugendhilfe nicht immer sofort gelingt, die für eine Systemmodellierung erforderliche Rekursivität von Variablen durchgehend fallbegleitend aufzuzeigen, da die Kinder und Jugendlichen sowie oftmals auch die beteiligten Erwachsenen nicht unbedingt diejenigen sind, die eine Hilfe aktiv einfordern. Möglicherweise stellt dies implizit einen wichtigen Teil der idiographischen Arbeitsweise mit Systemen in der Sozialen Arbeit dar (vgl. Schiepek, 2016, S. 38–39). Die beschriebenen Prozesse finden in der Jugendhilfe oft in einem nicht klinischen, häufig auf konkrete Alltagsthemen (Thiersch, 2020) fokussierten Rahmen der Klienten statt. Dabei sind wir in unserer Organisation darauf bedacht, passende Zeitpunkte zu nutzen, zu denen wir unsere Klienten als anfragende „Kunden" (de Shazer, 2004, S. 102) erleben.

10.2 Fallbeispiel

Informationen zum Hilfekontext

Das hier dargestellte Beispiel stammt aus einem ambulanten Beschulungs- und Betreuungsangebot. Dabei handelt es sich um das sozialpädagogische Format der „ambulanten Hilfe zur Erziehung“ mit einer systemisch-familienorientierten Ausrichtung. Das Angebot wird in unseren eigenen Räumlichkeiten – ggf. auch aufsuchend – umgesetzt. Hierbei werden Schüler beschult und begleitet, die im allgemeinen oder sonderpädagogischen Schulangebot aktuell nicht (mehr) unterrichtet werden können oder bei denen ein Schulplatzverlust droht. Unsere Arbeit mit den Schülern ist überwiegend bedarfsorientiert und an ihren individuellen Möglichkeiten im Einzelsetting oder in Klein- oder Kleinstgruppen ausgerichtet. Neben der Rückführung in den allgemeinen Schulkontext oder dem Erwerb eines Schulabschlusses geht es in einigen Fällen auch um die grundlegende Klärung von Perspektiven, wie mittel- bis langfristig eine stabile und für den jungen Menschen erfolgreiche schulische sowie persönliche Entwicklung möglich sein könnte.

Der Klient, der in unserem Fallbespiel Tim genannt wird, war zum Zeitpunkt der Durchführung der Systemmodellierung 15 Jahre alt. Neben Streitigkeiten mit Geschwistern und familiären Auseinandersetzungen auf der Paar- und Elternebene waren vor allem Konflikte zwischen Tim und seinen Eltern die zentralen Problemfelder unserer Beratung und Begleitung. Im Anschluss an eine stationäre Jugendhilfemaßnahme kam es dazu, dass Tim für mehrere Monate ohne Beschulung zu Hause blieb, wonach er die Möglichkeit zur Beschulung in unserem Kontext erhielt.

Systemmodellierung

Im Rahmen einer Unterrichtssituation äußerte Tim den Wunsch, dass er gerne *zufriedener* wäre. Wir machten ihm den Vorschlag, das Synergetische Navigationssystem (SNS) zu nutzen, um mit ihm sein Anliegen zu reflektieren und gemeinsam eine Idee dazu zu entwickeln, wie er sein Anliegen erreichen könnte. Für uns ist es von zentraler Bedeutung, die eigenen Anliegen der Klienten aufzugreifen, um die Wirksamkeit der Hilfen durch ein beteiligungsorientiertes Vorgehen so gut wie möglich zu unterstützen (Macsenaere & Esser, 2015; Grossmann, 2005).

Wir unterbrachen also die laufende Unterrichtssequenz, um das Anliegen von Tim in den Mittelpunkt zu stellen. Zunächst erörterten wir, welche Aspekte beim Thema „Zufriedenheit“ aus seiner Sicht eine Rolle spielen und in welcher Beziehung diese zueinander stehen, um eine erste Idee zu möglichen Wechselwirkungen zu entwickeln. Dabei orientierten wir uns an der Methode der idiographischen

Systemmodellierung (Schiepek, 1986; vgl. auch Kapitel 1) und passten das Vorgehen spontan an die entsprechende Situation an. Tim war mit der Arbeitsweise von „Mindmaps" vertraut. So entstand eine Art Mindmap für ihn, welche Wechselwirkungen und Variablen erkennen ließ. In unserem Kontext ist dabei der Begriff der „Wirkungs-Hypothesen-Karte" *(Why-Karte)* entstanden, da es sich um eine Darstellung vermuteter Zusammenhänge handelt. Der Begriff ist in erster Linie einem einfacheren Verständnis geschuldet.

Ausgangspunkt war das Anliegen, mehr „Zufriedenheit" zu erlangen. In dem Versuch, den Begriff „Zufriedenheit" genauer zu erfassen oder den empfundenen Mangel an Zufriedenheit zu erkennen, zeigte sich, dass es gar nicht so leicht war, dies zu konkretisieren. Im Zuge des Vorgehens entstanden aber Formulierungen, die gewissermaßen Indikatoren für Zufriedenheit darstellten. Zufriedenheit bedeutete für den jungen Menschen, sagen zu können: „Ich bin stolz auf mich" oder „Heute war ein guter Tag" (vgl. Abbildung 10.1). Derartige Formulierungen wurden auch als Item in den Prozessfragebogen aufgenommen.

Im nächsten Schritt interviewten wir Tim zu Alltagssituationen, Gefühlszuständen oder Mindsets, die sich nach seiner Einschätzung oder seinem Erleben auf seine Zufriedenheit auswirkten oder damit zusammenhingen. Als hilfreich erwies sich dabei, ihn die Situationen einfach schildern zu lassen, Rückkopplungen und Reaktionen zu erfragen sowie diese als Variablen im Systemmodell festzuhalten. Das Augenmerk lag dabei auf der Beschreibung der erlebten Situationen und den dafür bedeutsamen Aspekten.

Tim benannte vor allem wiederkehrende Situationen, die überwiegend auf den familiären Kontext bezogen waren und von ihm als konflikthaft erlebt wurden. Im Zuge des Gespräches wurden weitere Variablen benannt, die sich sowohl auf die Variable „Zufriedenheit" als auch auf „Konflikte" bezogen, die aber auch Wechselwirkungen mit weiteren Variablen hatten.

Im Verlauf des Interviews und der Erstellung unserer Variante eines Systemmodells kamen neben konflikthaften Aspekten auch wichtige Ressourcen zum Vorschein. Sich sportlich zu betätigen und Zeit mit Freunden zu verbringen, waren für ihn besonders bedeutsam. Bemerkenswert für uns war es zu erleben, wie Tim beim Einzeichnen von positiven (blaue Pfeile) und negativen (rote Pfeile) Verstärkungen für sich bereits Erkenntnisse über ungünstige Feedbackschleifen und Ambivalenzen gewann (vgl. Abbildung 10.1). Es zeigte sich, dass z. B. die „Zeit mit Freunden" die „Zufriedenheit" positiv verstärkte. Wenn dies allerdings ohne Absprache mit den Eltern geschah, führte es zu einer negativen Verstärkung der Variable „Aufträge/Vorgaben der Eltern beenden können" und somit aus seiner Sicht zu einer Verstärkung von „Konflikten". Die Erarbeitung von Systemmodellen, so können wir im Rückblick sagen, ist aus unserer Sicht und Erfahrung immer mit einem Erkenntnisgewinn verbunden, sowohl bei Fachkräften als auch bei den Jugendlichen.

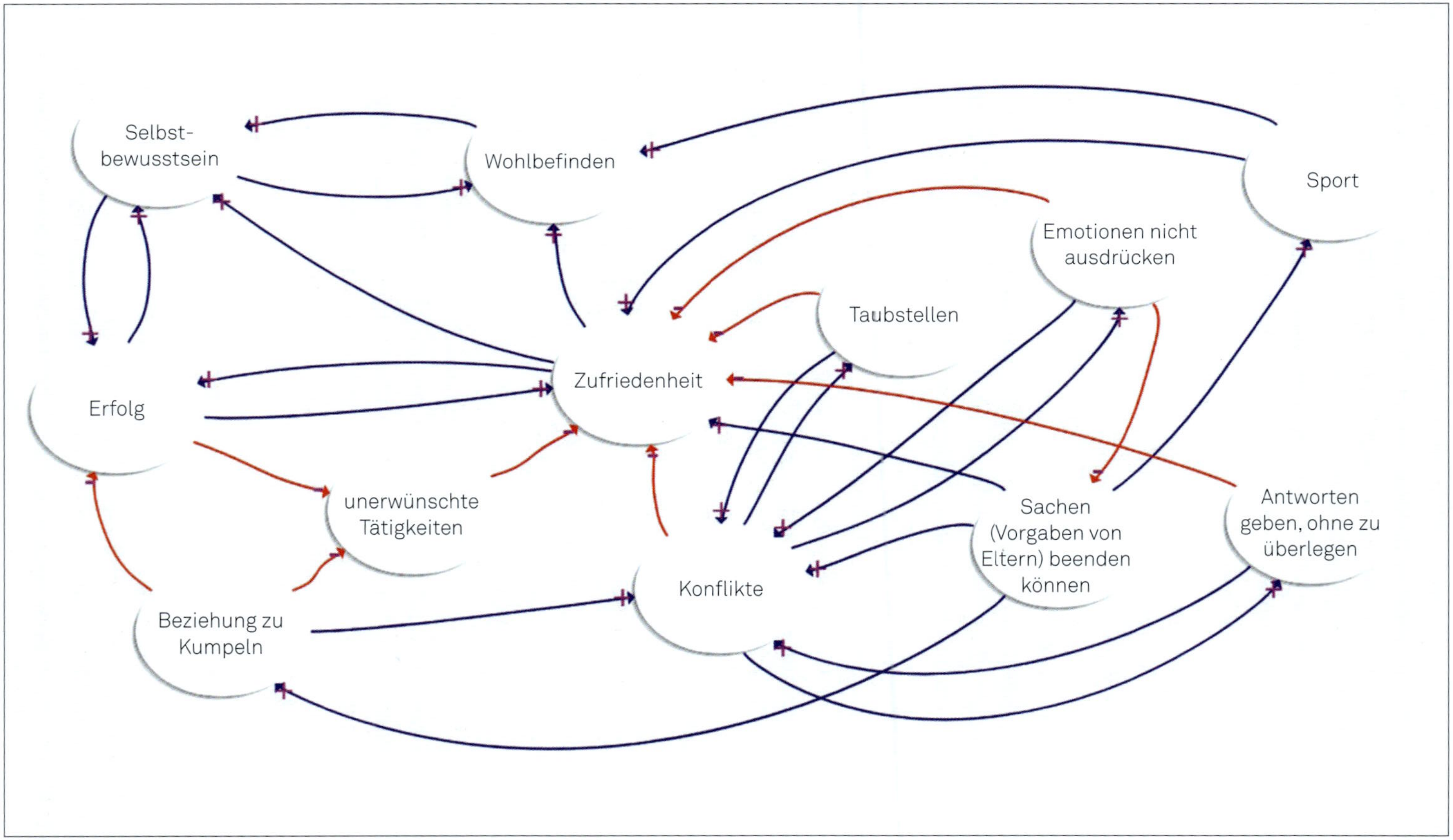

Abbildung 10.1: Idiographisches Systemmodell von Tim zum Thema „Zufriedenheit". Positive Verstärkungen werden mit einem durchgehenden blauen Pfeil dargestellt, negative mit einem roten Pfeil.

Wie eingangs erwähnt, wurde in diesem Beispiel kein in sich geschlossener, rekursiver Kreislauf abgebildet. So konnte Tim beispielsweise zu diesem Zeitpunkt (noch) nicht beschreiben, was das „Taubstellen" (gegenüber den Eltern) positiv oder negativ verstärkt (vgl. Abbildung 10.1). Tim beschrieb mit „Taubstellen" sein Verhalten, auf „Aufforderungen, Fragen und Vorgaben der Eltern" bewusst nicht zu reagieren. Ähnlich verhielt es sich bei der Variable „Antworten (geben), ohne zu überlegen". In der Erstellung unserer Form der Systemmodellierung fanden wir es bemerkenswert, dass Tim diese wie auch andere von ihm negativ konnotierte Variablen mit einer gewissen Unaufgeregtheit benennen konnte. Rechtfertigung und Schuldzuweisungen traten hier nicht auf bzw. zugunsten einer sachlichen Analyse in den Hintergrund. Diese gemeinsame Erkundung ermöglichte es Tim zu berichten, dass er (aktuell) die eigenen „Emotionen nicht ausdrücken" könne.

Wir erstellten die Systemmodellierung mithilfe des Modellierungs-Tools SysMod (vgl. Kapitel 12). Dadurch hatte Tim zum einen die Möglichkeit, sich aktiv mit einem modernen digitalen Medium am Beratungsprozess zu beteiligen. Zum anderen boten sich dadurch weitere Optionen an, die ihn einluden, mit seinen Variablen zu „spielen". So färbten wir etwa positiv und negativ konnotierte Variablen unterschiedlich ein und clusterten diese.

Fragebogenentwicklung

Im nächsten Schritt erstellten wir gemeinsam mit Tim auf der Basis des Modells einen Fragebogen mit insgesamt 26 Items. Dieser bestand aus „Standarditems" (ein Fragenpool unserer Organisation, der üblicherweise genutzt wird, um das Erleben von Emotionen sowie Alltags- bzw. Familiensituationen zu kodieren) und persönlichen Items, die aus der Modellierung entstanden. Bei der Formulierung der Items versuchten wir eher die Lösungsvariante von Items gegenüber problemfokussierten Formulierungen zu wählen. So wurde beispielsweise aus der Variable „Emotionen nicht ausdrücken" das Item „Heute konnte ich meine Gefühle ausdrücken". Das Einrichten der SNS-App war für Tim problemlos auf seinem Smartphone möglich, sodass er seinen Fragebogen einfach hierüber ausfüllen konnte.

Erstes Feedbackgespräch

Nach ca. drei Wochen Ausfüllen führten wir ein erstes Auswertungsgespräch durch. Am eindrucksvollsten war zunächst die sprunghafte Entwicklung der Verläufe ab dem Zeitpunkt der kontinuierlichen, täglichen Einträge (vgl. Abbildung 10.2, blaue Linie). Ein möglicher Motivator für das tägliche Ausfüllen ließ sich jedoch nicht mehr rekonstruieren.

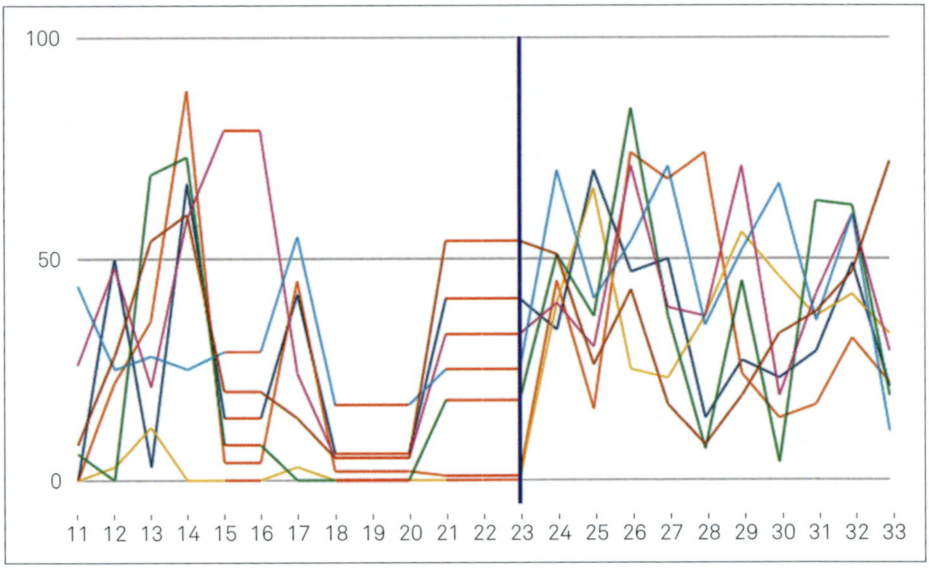

Abbildung 10.2: Verläufe der Items „Trauer“ (blau), „Angst“ (gelb), „Einsamkeit“ (violett), „Zufriedenheit“ (dunkelrot), „Wut“ (hellrot), „Wohlbefinden“ (grün) und „Gefühle ausdrücken“ (hellblau) über einen Zeitraum von etwa drei Wochen. In der ersten Phase der SNS-Nutzung fehlten zahlreiche Einträge (erkennbar an den waagrechten Linien), ab der vertikalen Markierung füllte Tim den Prozessfragebogen täglich aus. X-Achse: Messpunkte in Tagen. Y-Achse: Ausprägung der Items (die Visuellen Analogskalen werden dabei in Werte von 0 bis 100 übertragen).

Für Tim wurde dadurch deutlich, dass die eigenen Einschätzungen und „Bewertungen“ im SNS sichtbar werden. Im weiteren Verlauf der ersten Auswertung nutzten wir die Diagramme als Anlass, um über verschiedene Themen ins Gespräch zu kommen. So lag der Fokus in vorangegangenen Hilfegesprächen und Berichten eher auf seinem Problemverhalten. Durch die Items, die im Rahmen der Systemmodellierung entstanden waren, konnten nun auch Beziehungsthemen und Bedürfnisse begreifbar dargestellt werden. Es kamen Themen zum Tragen, die sonst für Tim nicht so sehr im Vordergrund standen. Es zeigte sich beispielsweise, dass sich Tim in der Familie mehr Unterstützung und Verständnis wünschte (vgl. Abbildung 10.3).

Zweites Feedbackgespräch

Nach einem Klinikaufenthalt, in dem die SNS-Nutzung pausieren musste, wollte Tim im zweiten Feedbackgespräch, ca. zwei Wochen nach dem Klinikaufenthalt, das Item „Ich fühle mich heute zufrieden“ der Zeiträume vor und nach der Reha vergleichen (vgl. Abbildung 10.4). Wir richten uns in Reflexionsgesprächen am

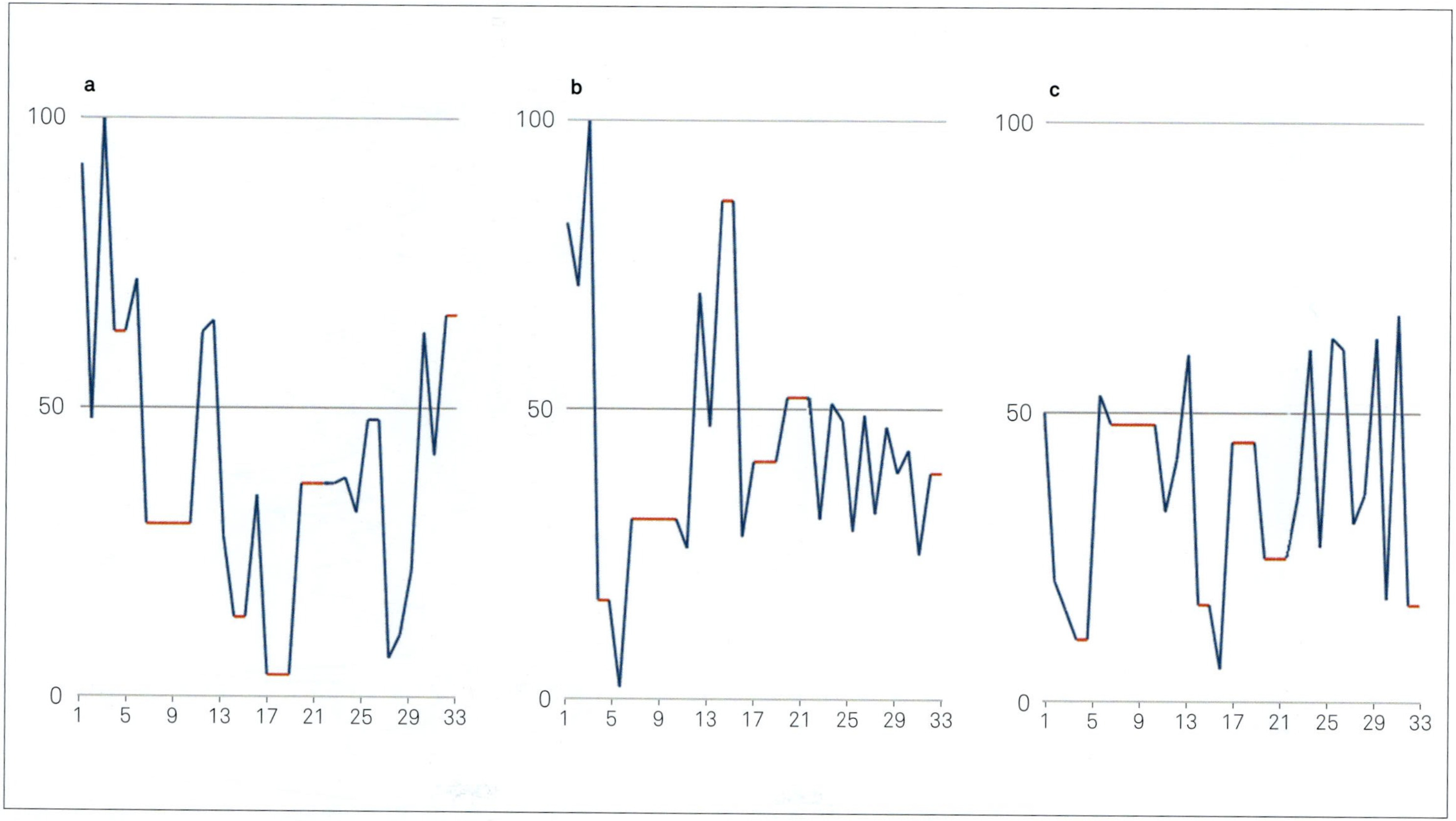

Abbildung 10.3: Verläufe der Items (a) „Heute gab es Streit zu Hause", (b) „Heute hatte ich den Eindruck, zu wenig Unterstützung zu erhalten" und (c) „Heute hatte ich das Gefühl, dass meine Mutter/mein Vater mich versteht". X-Achse: Messpunkte in Tagen. Y-Achse: Ausprägung der Items (die Visuellen Analogskalen werden dabei in Werte von 0 bis 100 übertragen).

Fokus und Interesse der Klienten aus, was sich auch in diesem Fall als sinnvolles Vorgehen erwies.

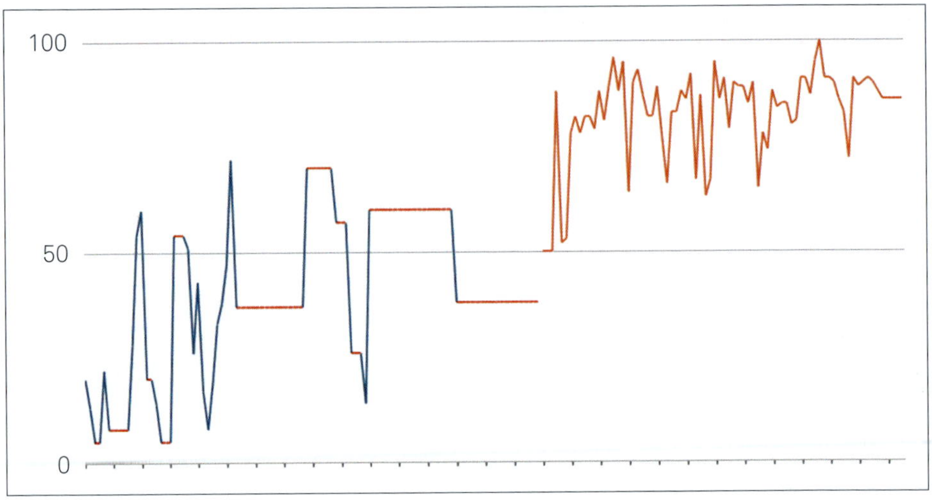

Abbildung 10.4: Verläufe des Items „Ich fühle mich zufrieden" vor der Reha (blaue Linie) und nach der Reha (rote Linie). X-Achse: Messpunkte in Tagen. Y-Achse: Ausprägung der Items (die Visuellen Analogskalen werden dabei in Werte von 0 bis 100 übertragen).

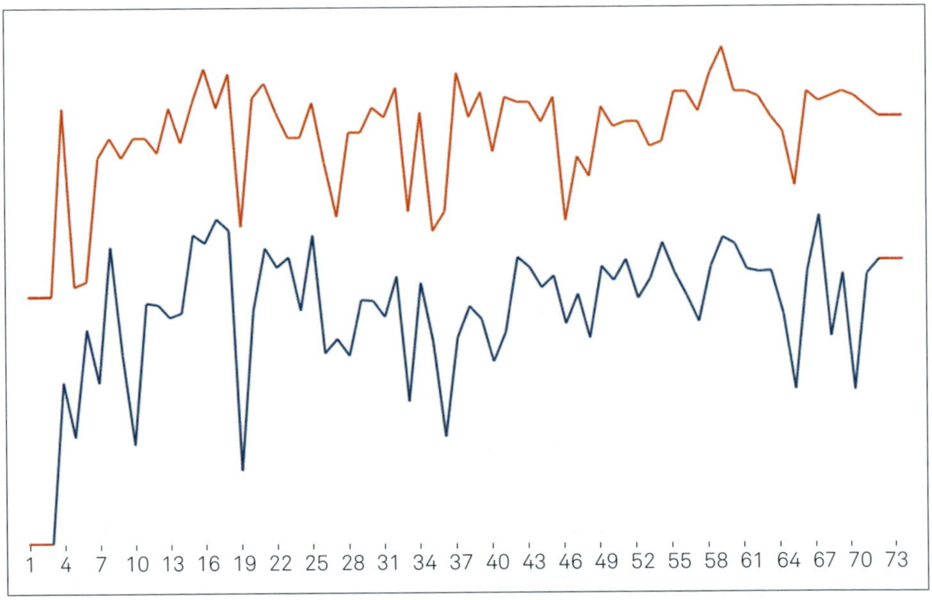

Abbildung 10.5: Item „Ich fühle mich zufrieden" (rot) und Faktor „Zufriedenheit" (blau) in einem Diagramm

Neben der Tatsache, dass eine tägliche Beantwortung vorlag, war es für Tim wichtig zu sehen, dass die „Zufriedenheit" trotz Schwankungen insgesamt deutlich stärker ausgeprägt erschien als vor dem Reha-Aufenthalt. Dies entsprach auch seinem Empfinden. Es zugleich auch in den Kurvenverläufen gespiegelt zu bekommen, fühlte sich für ihn zusätzlich bestärkend an. Durch die visuelle Bestätigung des eigenen Erlebens sowie die Selbstreflexion dessen schien sein Zutrauen in die eigene Wahrnehmungsfähigkeit zu steigen. Um zu überprüfen, ob wir den Faktor „Zufriedenheit", der mit sechs Items im Fragebogen repräsentiert war, gut erfasst hatten, wählten wir zusätzlich das Kontrollitem „Ich fühle mich zufrieden" (vgl. Abbildung 10.5). Der nahezu synchrone Verlauf von Faktor und Item stellte für Tim und uns als Team eine Bestätigung dar, dass wir die zentralen Themen, die sich auf seine Zufriedenheit auswirkten, durch die Systemmodellierung gut erfasst hatten.

Drittes Feedbackgespräch

Die Diagramme zeigten eine Stabilität des positiven Verlaufes. Auf die Frage, wie Tim dies gelungen sei, meldete er zurück, dass er Bedürfnisse und Gefühle nun

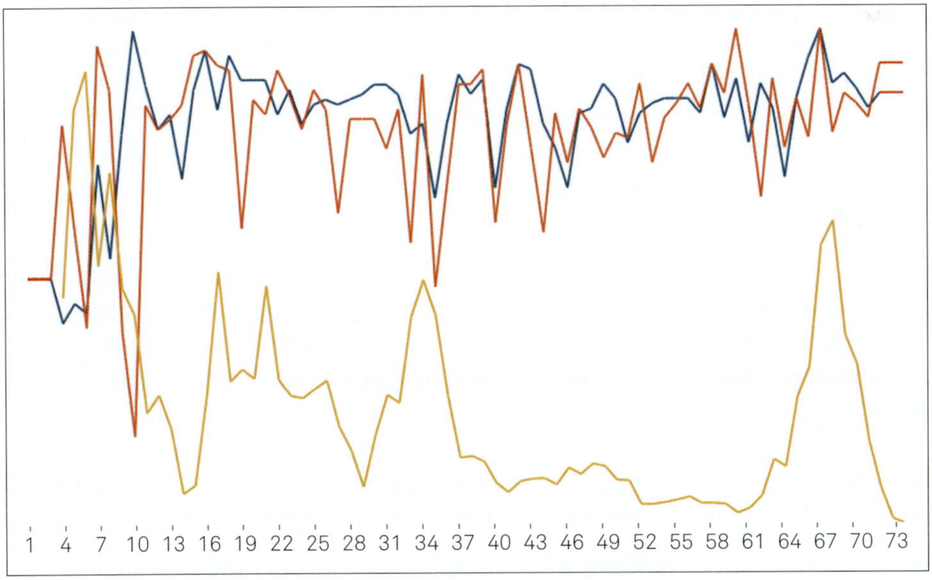

Abbildung 10.6: Verläufe der Items „Heute konnte ich meine Gefühle ausdrücken" (blau), „Heute hatte ich das Gefühl, dass meine Mutter/mein Vater mich versteht" (rot) sowie die Dynamische Komplexität des Faktors „Zufriedenheit" (gelb). Der Kennwert der Dynamischen Komplexität kombiniert die Amplitude, die Frequenz und die Verteilung der Werte einer Zeitreihe über die Skala, berechnet in einem Gleitfenster von sieben Messwerten Breite. X-Achse: Messpunkte in Tagen. Y-Achse: Ausprägung der Items (die Visuellen Analogskalen werden dabei in Werte von 0 bis 100 übertragen).

leichter äußern könne. Dadurch würde sich das Gefühl verstärken, „verstanden zu werden“ (vgl. Abbildung 10.6). Durch das SNS wäre immer wieder eine Reflexion darüber möglich geworden, was er selbst in seinem Einflussbereich tun könne. Dies reflektierte er vor allem im Hinblick auf die Themen und Fragestellungen, die in der Systemmodellierung besprochen worden waren.

Wir entschieden uns gemeinsam mit Tim dafür, den SNS-Prozess an dieser Stelle erst einmal zu beenden und ggf. zu einem späteren Zeitpunkt oder mit einem anderen Anliegen erneut zu beginnen.

10.3 Chancen und Grenzen der idiographischen Systemmodellierung im Rahmen der Jugendhilfe

Für Tim und die involvierten Fachkräfte war die Erstellung einer idiographischen Systemmodellierung eine gute Möglichkeit, einen Prozessfragebogen individualisiert und ausgerichtet auf die Themen, Anliegen und Bedürfnisse eines jungen Menschen zu erstellen. Das partizipative Vorgehen unterstützt ein wirkungsorientiertes Arbeiten und entspricht den Anforderungen des Kinder- und Jugendstärkungsgesetzes (KJSG) und des SGB VIII. Die SNS-Nutzung fördert bei jungen Menschen auch Selbstreflexion und Selbstwirksamkeitserleben. Über das SNS lassen sich Veränderungen sowie Entwicklungen und Stabilisierungen bildlich darstellen. Durch das kooperative Vorgehen findet auch eine aktive Einbeziehung und Mitwirkung der jungen Menschen statt.

Durch die Erarbeitung einer auf die Situation und den Bedarf angepassten Form der idiographischen Systemmodellierung kann sich ein junger Mensch aktiv in die Prozessgestaltung einbringen. Hierdurch entstehen im SNS nicht nur valide Daten, sondern diese Daten (Informationen) werden in einem kooperativen Prozess auch gemeinsam erarbeitet. Durch diese Form der Zusammenarbeit „auf Augenhöhe“ wird die Beteiligung (Partizipation) der Klienten gefördert (Schiepek & Oelkers-Ax, 2022; Schiepek et al., 2022). Gleichzeitig gelingt es so, die Beratung konsequent auf den Fokus und die Interessen der Klienten auszurichten.

Es zeigt sich in unserem Kontext, dass eine Umsetzung der idiographischen Systemmodellierung oft methodische Anpassungen auf den Alltag der Klienten und die Herausforderungen in der Jugendhilfe verlangt, da wir in unserem Feld der Beratung und Begleitung stets wachsam und offen für günstige Zeitpunkte in der Kooperation mit den Klienten sein müssen. Unserer Erfahrung nach fördert das SNS und die Erarbeitung von idiographischen Systemmodellen die Partizipation der Klienten im Hilfeprozess und ist zugleich auch Voraussetzung dafür. So stellt die idiographische Systemmodellierung insbesondere in Verbindung mit dem SNS eine bereichernde und ergänzende methodische Möglichkeit zur Unterstützung von Selbstwirksamkeit und Selbstreflexion für unterschiedliche Jugendhilfekontexte dar – auch dann, wenn es sich wie in unserem Fall um eine professionelle Improvisationsleistung handelt, die zum Grundverständnis und zum Auftrag der Jugendhilfe gehört.

Literatur

de Shazer, S. (2004). *Der Dreh*. Heidelberg: Carl-Auer.

Grossmann, K. P. (2005). *Die Selbstwirksamkeit von Klienten*. Heidelberg: Carl-Auer.

Kleve, H. (2016). *Komplexität gestalten*. Heidelberg: Carl-Auer.

Macsenaere, M. & Esser, K. (2015). *Was wirkt in der Erziehungshilfe?* München: Ernst Reinhardt.

Mielenz, T. & Keller, M. (2022). Digitale Prozessbegleitung in der Jugendhilfe. *Familiendynamik, 47*(4), 264–274. https://doi.org/10.21706/fd-47-4-264

Schiepek, G. (1986). *Systemische Diagnostik in der Klinischen Psychologie*. Weinheim: Beltz/PVU.

Schiepek, G. (2016). Systemische Praxis lernen. *Systeme, 30*(1), 33–53.

Schiepek, G., de Felice, G., Desmet, M., Aichhorn, W. & Sammet, I. (2022). How to measure outcome – a perspective from the complex dynamic systems approach. *Counselling & Psychotherapy Research, 22*(4), 937–945. https://doi.org/10.1002/capr.12521

Schiepek, G. & Oelkers-Ax, R. (2022). Evaluation 2.0. Evaluation und Wirksamkeit von Psychotherapie neu denken. *Familiendynamik, 47*(4), 294–307.

Thiersch, H. (2020). *Lebensweltorientierte Soziale Arbeit – revisited*. Weinheim: Beltz Juventa.

11 Vom Routine Outcome Monitoring zum Routine Process Feedback: Empirische und klinische Befunde aus zehn Jahren idiographischer Systemmodellierung

Benjamin Aas, Merlijn Olthof, Florens Goldbeck, Nora Daniels-Wredenhagen, Konstantin Hegewald, Robin van den Bergh, Florian Pommerien-Becht, Rineke Bossenbroek, Silvia Scholz, sysTelios Think Tank & Anna Lichtwarck-Aschoff[1]

In diesem Beitrag werden zwei Studien zu idiographischer Systemmodellierung und personalisierter Prozessbegleitung vorgestellt. Als Teil der stationären Behandlung an der sysTelios Klinik Siedelsbrunn erstellten mehr als 400 Klienten gemeinsam mit ihren Therapeuten über zehn Jahre hinweg eine Systemmodellierung. Während ihres Klinikaufenthaltes füllten sie mithilfe des Synergetischen Navigationssystems (SNS) täglich aus den Systemmodellen resultierende personalisierte Prozessfragebögen aus. Eine qualitative Untersuchung der Systemmodelle mittels thematischer Inhaltsanalyse zeigte, dass die Modelle sehr individuell waren und eine große, über klassische Symptomatik hinausgehende Bandbreite an Themen enthielten. Auch die Prozessdaten wiesen sehr individuelle Verlaufsmuster auf, die sich in einem nächsten Schritt in übergeordnete Veränderungsprofile (z. B. kontinuierliche oder diskontinuierliche, sprunghafte Entwicklungen) klassifizieren ließen. Profile mit sprunghaften Entwicklungen gingen dabei mit besseren Behandlungsergebnissen einher. Die vorliegenden empirischen Befunde machen nicht nur deutlich, dass sich auf Basis idiographischer Systemmodelle mit anschließender personalisierter Prozessbegleitung Forschungsfragen bearbeiten lassen, die über klassische Gruppenvergleiche hinausgehen, sondern auch, dass sich die Methodik in den klinischen Alltag übertragen lässt. Auf diese Weise wird ein Beitrag zur Präzisions-Psychotherapie (personalisierte Psychotherapie) geleistet, der eine Brücke zwischen Wissenschaft und Praxis schlägt.

1 Wir danken allen Mitarbeitenden der sysTelios Klinik und allen Klientinnen und Klienten, die an den Studien teilgenommen haben. Wir danken auch allen weiteren Forscherinnen und Forschern, die zu den Studien beigetragen haben: Anna Bosman, Serena Daalmans, Fred Hasselman, Daniela Lamoth, Roy Otten, Günter Schiepek, Guido Strunk, Rianne Weggemans, Els Weinans. Merlijn Olthof, Rineke Bossenbroek und Anna Lichtwarck-Aschoff wurden durch ein NWO VIDI Stipendium (VI.Vidi.191.178) unterstützt.

11.1 Vom Routine Outcome Monitoring zum Routine Process Feedback

Die Forschung zur Evidenz (Wirksamkeit) der Psychotherapie konzentriert sich traditionell auf die Effekte von Interventionen, wobei randomisierte kontrollierte Studien (RCTs) als Goldstandard gelten. In Deutschland ist auf der Basis dieser Studien neben psychodynamisch orientierter Psychotherapie und Kognitiver Verhaltenstherapie inzwischen auch die Systemische Therapie wissenschaftlich und kassenrechtlich anerkannt. Ein Verfahren, das sich auf der Grundlage von Gruppenstudien als wirksam erwiesen hat, ist jedoch nicht unbedingt für den einzelnen Klienten wirksam. Metaanalysen zeigen, dass nur etwa jede dritte behandelte Person nachhaltig und klinisch signifikant von Psychotherapie profitiert und sich dieser Anteil bei Berücksichtigung strenger Kriterien auf ca. 15 % reduziert (Cuijpers et al., 2023). Um zu wissen, ob ein einzelner Klient von einer Therapie profitiert, braucht es eine andere Art von „Beweis", und zwar den Nachweis einer persönlichen Veränderung.

Vor diesem Hintergrund gewinnt in den letzten 10 Jahren das „Routine Outcome Monitoring" (ROM) in der psychotherapeutischen Gesundheitsversorgung an Bedeutung und ist in einigen Ländern, z. B. den Niederlanden oder Tschechien, verpflichtender Teil der ambulanten Therapie. Das Routine Outcome Monitoring (ROM) erlaubt einen Vergleich von Behandlungsverläufen und -ergebnissen mittels standardisierter Fragebögen. Die Kritikpunkte an ROM, mit üblicherweise wenigen Messzeitpunkten und dem Einsatz standardisierter Fragebögen, sind jedoch vielfältig (Hafkenscheid & van Os, 2016; Schiepek et al., 2020; Schiepek, de Felice et al., 2022). ROM-basierte Statistiken wie Mittelwerte, Standardabweichungen und Reliabilität werden in der Regel auf Gruppenebene berechnet, was bedeutet, dass für Einzelpersonen keine valide Interpretation möglich ist (Ergodizitätsproblem; Molenaar, 2004). Wenige und seltene Messzeitpunkte sind nicht in der Lage, individuelle, spontane und komplexe Musterveränderungen zu erfassen, womit deren Aussagekraft für die Begründung individueller Hypothesen und Entscheidungen (*shared decision making*) minimal und im schlechtesten Fall irreführend ist (Schiepek et al., 2022). Große Abstände zwischen den Messzeitpunkten machen es zudem wahrscheinlich, dass sich die Bedeutung der Fragen in der Zwischenzeit verändert hat *(response shifts)*. Dies ist aus klinischer Sicht mitunter ja gewünscht, aber verletzt die Annahme der Messinvarianz (Invarianz des Messinstruments), welche eine der Grundannahmen für den Einsatz standardisierter Fragebögen ist. ROM konzentriert sich zudem auf allgemeine, meist symptomale Kriterien der Outcome-Erfassung, obwohl individuelle Kriterien (z. B. persönliche Ziele und andere relevante Variablen) Veränderungen spezifischer erfassen und damit größere klinische Relevanz haben. Ein weiterer wichtiger Kritikpunkt besteht darin, dass Klienten und Therapeuten ROM oft als Belastung und nicht als nützlich für die tägliche Praxis empfinden (z. B. Aafjes-van Doorn & Meisel, 2023).

Inzwischen kann man davon ausgehen, dass Prozessmonitoring in der psychotherapeutischen Versorgung durch Individualisierung und höhere (!) Messfrequenzen informativer und praxisrelevanter wird (van Os et al., 2019). Um für Klienten, Therapeuten, Kliniken und auch für die Wissenschaft gewinnbringend zu sein, ist die Weiterentwicklung von ROM hin zu einem Routine Process Feedback (RPF) erforderlich. In diesem Beitrag stellen wir Ergebnisse eines personalisierten Prozessmonitorings auf der Grundlage der idiographischen Systemmodellierung vor (z. B. Schiepek, Eckert et al., 2016; Schiepek, Aichhorn et al., 2016; zum Vorgehen der Systemmodellierung vgl. Kapitel 1). Wir berichten hier über zwei bereits veröffentlichte Studien zur Systemmodellierung bei Klienten mit Angststörungen und depressiven Störungen, die im sysTelios Gesundheitszentrum Siedelsbrunn behandelt wurden.

11.2 Idiographische Systemmodellierung

Die Methode der idiographischen Systemmodellierung, wie sie in der sysTelios Klinik angewendet wird, besteht im Wesentlichen aus folgenden Schritten: In einem halbstrukturierten, ko-kreativen Gespräch erstellen Therapeut und Klient eine Liste von Variablen, die für die aktuelle Situation und die Ziele des Klienten relevant sind. Der Klient legt dann ein Fokuskonzept bzw. eine Fokusvariable seines Erlebens fest, von dem ausgehend das idiographische Netzwerk erwächst. Der Therapeut verwendet folgende Fragen, um die gesammelten Konzepte zu verbinden:

- Welche anderen Konzepte hemmen oder fördern das Fokuskonzept?
- Welche anderen Konzepte werden durch das Fokuskonzept gehemmt oder gefördert?

Das Fokuskonzept könnte z. B. „Meine Erschöpfung wahrnehmen“ sein. Dann werden andere Konzepte, die „Meine Erschöpfung wahrnehmen“ fördern oder hemmen, mit Pfeilen hinzugefügt, die ihren Einfluss anzeigen. So kann z. B. „Sich schlecht fühlen“ „Meine Erschöpfung wahrnehmen“ erhöhen (Pfeil mit „+“ zeigt fördernde Wirkung an) und „Sport treiben“ kann dies verringern (Pfeil mit „-“ zeigt hemmende Wirkung an). Zusätzlich zu diesen eingehenden Pfeilen wird der Einfluss der Erschöpfung auf andere Konzepte in Form von ausgehenden Pfeilen hinzugefügt. So kann beispielsweise die „Schlafqualität“ abnehmen, wenn „Meine Erschöpfung wahrnehmen“ zunimmt.

Für jedes Konzept (jede Variable), das dem Netzwerk hinzugefügt wird, wird derselbe Prozess der Suche nach damit in einem Wirkzusammenhang stehenden Konzepten (Variablen) wiederholt; somit rückt jeweils jede Variable in den Fokus und der Klient übt, die Aufmerksamkeit aktiv zu lenken. Der iterative Prozess des Hinzufügens, Überarbeitens und Löschens von Konzepten und Verbindungen stellt sicher, dass allmählich ein Netzwerk von Verbindungen mit direkten und indirekten

Rückkopplungsschleifen entsteht. Der Prozess endet, sobald es keine isolierten Variablen („Sackgassen“) mehr gibt und Klient wie Therapeut feststellen, dass das Netzwerk eine ausreichend vollständige Fallbeschreibung darstellt. Klient und Therapeut sind in der Definition der Konzepte völlig frei, wobei darauf hingearbeitet wird, dass diese in Variablen, also in veränderbaren Größen formuliert werden (z. B. „liebevolle Gefühle gegenüber dem Partner“ sind veränderbar, „Partner“ jedoch nicht) und die Anzahl der erwünschten Variablen (z. B. Kompetenzen) und unerwünschten Variablen (z. B. Symptome) ausgewogen ist. Sobald das Netzwerk fertiggestellt ist, werden die Variablen in Items eines Fragebogens übersetzt, die täglich auf einer Visuellen Analogskala beantwortet werden. Während des stationären Aufenthalts an der sysTelios Klinik werden die Fragen in der Regel gegen Ende des Tages per Computer oder App über das Synergetische Navigationssystem (SNS) von den Klienten ausgefüllt (Schiepek, Eckert et al., 2016; Schiepek, Aichhorn et al., 2016; Schiepek, 2022). Die Daten und Auswertungen (dargestellt in Diagrammen) werden von den Therapeuten nach eigenem Ermessen als Informationsquelle für Feedback-Sitzungen genutzt, die alle zwei bis drei Wochen stattfinden. Die Therapeuten erhalten Schulungen zur Nutzung des SNS und darüber, wie Zeitreihen von individualisierten Items für ein klinisches Gespräch genutzt werden können.

11.3 Studien zu den Inhalten der Systemmodelle und deren Verlaufsmustern

Zur Durchführung der im Folgenden dargestellten Studien wurde die Methode der Systemmodellierung in der sysTelios Klinik bei mehr als 450 erwachsenen Klienten mit Angststörungen und/oder Störungen aus dem depressiven Formenkreis angewendet. Auf Basis der Systemmodelle und deren Inhalt fokussierten wir uns auf folgende Forschungsfragen (van den Bergh et al., 2024):

1. Wie unterschiedlich sind die Variablen der Systemmodelle der verschiedenen Klienten?
2. Lassen sich gemeinsame Themen in den Variablen erkennen?

Die täglichen Erhebungen der individualisierten Items wurden herangezogen, um folgende Forschungsfragen zu untersuchen (Olthof et al., 2023):

1. Sind bestimmte Veränderungsprofile (z. B. plötzliche oder kontinuierliche Veränderungen) in den persönlichen Verläufen erkennbar?
2. Wie hängen die Veränderungsprofile mit den Behandlungsergebnissen zusammen?

Im vorliegenden Beitrag konzentrieren wir uns auf die Implikationen für die Veränderungsmessung und die Praxis. Für weitere, insbesondere methodische Details verweisen wir auf die Originalpublikationen (van den Bergh et al., 2024; Olthof et al., 2023).

Methodik

In die Analysen flossen die Systemmodelle von 483 Klienten ein (58.8 % weiblich; Altersspanne: 16 bis 76 Jahre; $M=46.43$ Jahre; $SD=12.71$), die zwischen 2012 und 2019 in der Klinik behandelt wurden. Davon lagen von 404 Klienten auch tägliche Fragebogendaten von ausreichender Qualität vor, um ihre Veränderungsprofile zu untersuchen. Kriterien hierfür waren ein Antwortzeitraum von mindestens zwei Wochen, ein Fragebogen mit nicht weniger als drei persönlichen Items und eine Compliance-Rate von mindestens 80 %, also mindestens an acht von zehn möglichen Erhebungszeitpunkten auch ausgefüllt zu haben. Alle Teilnehmer hatten als Primärdiagnose eine Angststörung oder eine Störung aus dem depressiven Formenkreis. Auf Basis des hypno-systemischen Klinikkonzepts wurden Behandlungsansätze aus verschiedenen therapeutischen Richtungen angeboten. Die täglichen Gruppen- und Einzelsitzungen der Gesprächstherapie wurden von Psychotherapeuten durchgeführt, die eine psychodynamische, verhaltenstherapeutische oder systemische Ausbildung hatten. Darüber hinaus wurden nonverbale Verfahren von ausgebildeten Musiktherapeuten, Kreativtherapeuten, körperorientierten Therapeuten und Physiotherapeuten angeboten. Die durchschnittliche Behandlungsdauer betrug 53 ($SD=16$) Tage.

Systemmodellierung. Alle Klienten nahmen innerhalb der ersten zwei Wochen nach Klinikaufnahme an einer ein- bis dreistündigen Sitzung zur Erstellung eines Systemmodells teil. Diese Modellierungssitzungen wurden von einem Therapeuten als ko-kreative Therapiesitzungen angeboten. Die auf den Systemmodellen basierenden personalisierten Fragebögen wurden täglich abends von den Klienten über die Webanwendung des SNS (Laptop, Tablet oder App) beantwortet (Schiepek, 2022). Die Klienten hatten durchschnittlich 13 Fragen ($SD=7$) in ihrem personalisierten Fragebogen und füllten den Fragebogen durchschnittlich 36 Tage lang aus ($SD=15$).

Outcome-Erfassung. Als standardisierte Messinstrumente für den Therapieerfolg wurden das ICD-10-basierte Symptom-Rating (ISR; Tritt et al., 2014) und die Depressions-Angst-Stress-Skalen (DASS-21; Lovibond & Lovibond, 1995; Nilges & Essau, 2021) verwendet und jeweils am Beginn und am Ende der Behandlung ausgefüllt. Das ISR basiert auf dem ICD-10 (WHO, 2004) und bildet ein breites Spektrum an psychopathologischen Symptomen auf mehreren Subskalen ab. Die DASS-21 bestehen aus 21 Items zur Messung von Depression, Angst und Stress und sind eine Kurzversion der DASS mit 42 Items (Lovibond & Lovibond, 1995).

Prozesserfassung. Die beiden anderen Instrumente bzw. Prozessmaße wurden, wie die persönlichen Items, täglich während der Therapie mit einem Prozessfragebogen gemessen. Hierfür wurden Items des Therapie-Prozessbogens (TPB; Schiepek et al., 2019; Schiepek, Schöller et al., 2022) ins hypno-systemische Therapiekonzept der Klinik adaptiert und erweitert, woraus der Hypnosystemische Fragebogen (HSF) resultierte. Dieser befindet sich derzeit in psychometrischer Validierung und ist bei den Autoren dieses Beitrags erhältlich. Ein Prozessmaß bezog sich auf die tägliche Symptomschwere. Das Item „Heute waren meine Symptome ...“ wurde beantwortet auf einer Visuellen Analogskala von 0 („völlig abwesend“) bis 100 („sehr stark ausgeprägt“). Zudem wurde die Fähigkeit, eine „innere Beobachtungshaltung“ einnehmen zu können, kontinuierlich erfasst, also die Fähigkeit, eigene Gedanken, Gefühle, Motivationen, Erwartungen und Handlungen aus der inneren „Vogelperspektive“ wahrzunehmen (Beitman & Soth, 2006). Eine selbstreflexive Beobachtungshaltung – mit vier Items des HSF gemessen – spiegelt eines der wichtigen Behandlungsziele der Klinik wider und spielt möglicherweise als Resilienz-Faktor eine wichtige Rolle bei der langfristigen Aufrechterhaltung von Therapieerfolgen. Für den Prä-Post-Vergleich wurden die Mittelwerte dieser beiden Prozessmaße bezogen auf die erste und die letzte Woche des Klinikaufenthalts genutzt.

Datenanalyse

Zur Bearbeitung der ersten beiden Forschungsfragen wurden die Variablen in den Systemmodellen gezählt und dann qualitativ mittels thematischer Analyse (TA; Braun & Clarke, 2021) analysiert, um gemeinsame Themen zu identifizieren (für Details siehe van den Bergh et al., 2024). Für die beiden prozessorientierten Forschungsfragen wurden die täglichen Einschätzungen der persönlichen Items bzw. die daraus resultierenden Zeitreihen analysiert (für Details siehe Olthof et al., 2023). Die Analyse der Zeitreihen der persönlichen Fragebögen erfolgte für jede Person getrennt. Zunächst wurde eine Hauptkomponentenanalyse (*Principal Component Analysis,* PCA) durchgeführt, um die multivariaten Zeitreihen (eine Zeitreihe pro Frage) für jede Person auf eine einzige univariate Zeitreihe zu reduzieren. Die Überlegung dabei ist, dass die PCA die größte Varianz im persönlichen Prozess einer Person „abschöpft“ und daher eine gute Zusammenfassung des Veränderungsprozesses eines Klienten liefert. Zudem konnten wir auf diese Weise die persönlichen Prozesse der Klienten in ähnlicher Weise abbilden, ungeachtet der großen Unterschiede zwischen den Klienten hinsichtlich des Inhalts, der Anzahl der Fragen und der Messzeitpunkte.

Mit der PCA-Analyse erhalten wir für jeden Klienten eine univariate Zeitreihe, die seinen persönlichen Veränderungsprozess kondensiert. Diese „Meta-Zeitreihe“ ist für jeden Klienten inhaltlich einzigartig, da sie aus den persönlichen Items jeder Person besteht. Gleichzeitig lassen sich diese Zeitreihen aber im Hinblick auf Veränderungsprofile zwischen Personen vergleichen, nämlich hinsichtlich der Frage, ob die Veränderungen abrupt oder eher kontinuierlich stattfinden. Um diese Veränderungsprofile zu charakterisieren, wurden Regressionstechniken zur Bestimmung der Unterschiede zwischen den Veränderungsprofilen eingesetzt.

Ergebnisse

Wie vielfältig sind die Variablen in den Systemmodellen? Die Systemmodelle von 483 Klienten umfassten insgesamt 4 908 Variablen. Davon waren 4 272 (87 %) spezifisch, d. h. nur jeweils ein einziger Klient erwähnte sie in der jeweiligen Form. 481 Variablen (10 %) wurden mehr als einmal, aber weniger als fünfmal erwähnt, und lediglich 155 (3 %) der Variablen wurden fünfmal oder öfter erwähnt. Am häufigsten kam die Variable „Angst" vor, die bei 17.8 % aller Klienten in den Modellen enthalten war.

Das Ergebnis zeigt, dass auf idiographischen Systemmodellen basierende Fallbeschreibungen ein sehr hohes Maß an Individualität aufweisen, trotz weitgehend ähnlicher Diagnosen. Kurz gesagt, kein Klient gleicht dem anderen (Schiepek, 2019). Diese Ergebnisse unterstreichen die Bedeutung von persönlichen Bottom-up-Fallbeschreibungen, da sie eine immense Fülle von Information enthalten, die in standardisierten Klassifikationen (z. B. im DSM-5 oder im ICD-11), in Top-down-Fallbeschreibungen oder in Fallbeschreibungen mit Symptomnetzwerken nicht enthalten ist.

Lassen sich in den Variablen gemeinsame Themen erkennen? Obwohl die Variablen der idiographischen Modelle sehr individuell sind, lassen sich auf abstrakterer Ebene gemeinsame Themen identifizieren. So sind beispielsweise die Begriffe „Angst" und „Wut" unterschiedlich, aber auch verwandt, da es sich bei beiden um Emotionen handelt. Mithilfe einer thematischen Analyse wurden über alle Variablen hinweg sieben übergeordnete Themen identifiziert: Autonomie, Verbundenheit, Emotionen, Selbstfürsorge, Identität, Selbstwirksamkeit und Körperlichkeit. Diese übergeordneten Themen mit entsprechenden Subthemen sind in Abbildung 11.1 dargestellt. Ein detailliertes, interaktives Bild der thematischen Karte mit allen zugrunde liegenden Unterthemen findet sich unter https://osf.io/afc7b/.

Die sieben extrahierten Themen decken ein sehr breites Spektrum ab, das über bloße Symptombeschreibungen, wie im ICD-10 und im DSM-5, weit hinausgeht. Da vor allem abstraktere, erfahrungsbezogene und existenzielle Themen wie Identität, Autonomie, Verbundenheit und Selbstwirksamkeit mit der thematischen Analyse identifiziert wurden, unterstreichen die Ergebnisse die Bedeutung der Erfahrungsdimension und der existenziellen Dimension (der Art und Weise, wie man sich zu Erfahrungen verhält) von psychischer Gesundheit (de Haan, 2020; van Os et al., 2019).

Sind bestimmte Veränderungsprofile in den persönlichen Fragebogendaten identifizierbar? Nach einer statistischen Klassifikation aller Verlaufsdaten ließen sich auf Basis der PCA fünf Veränderungsprofile identifizieren: keine Veränderung (n=55; 14 %), allmähliche Veränderung (n=52; 13 %), ein Shift (n=233; 58 %), umgekehrter Shift (n=39; 10 %) und mehrfache Shifts (n=25; 6 %). Damit weisen fast drei Viertel der

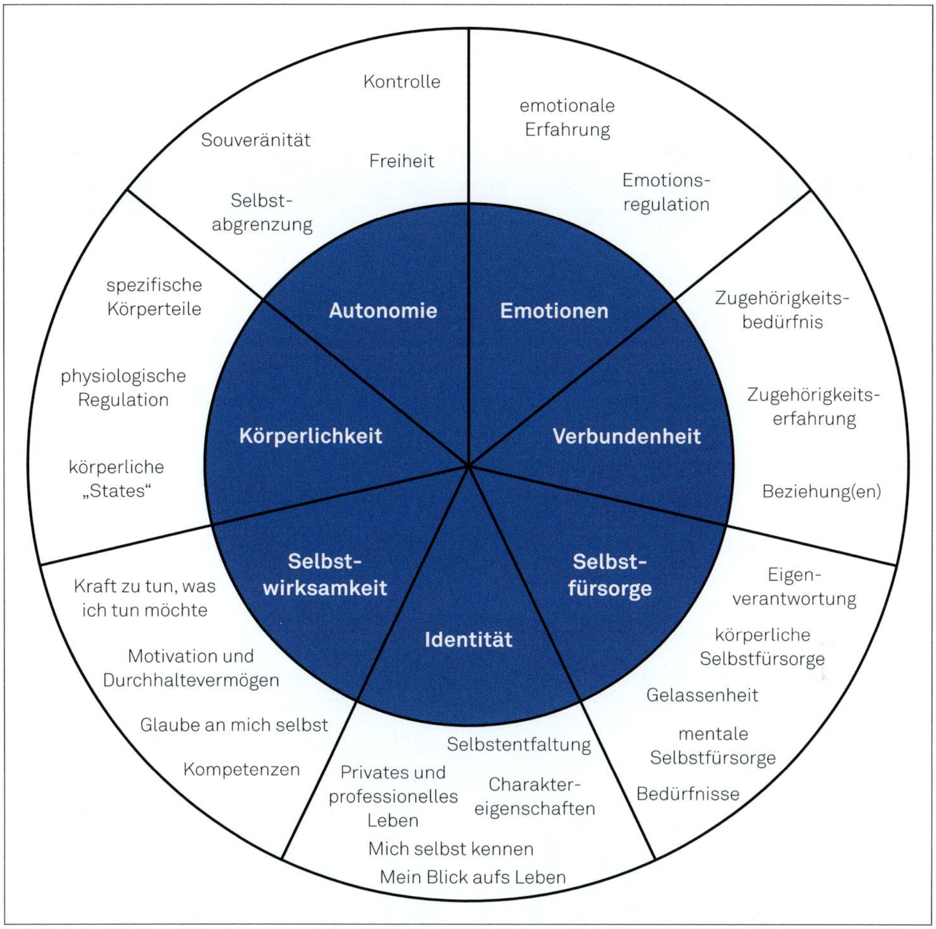

Abbildung 11.1: Die übergeordneten Themen und die entsprechenden Subthemen der idiographischen Systemmodelle, resultierend aus der thematischen Analyse

Klienten Verläufe ihrer Zeitreihen auf, die von raschen, nichtstationären Veränderungen gekennzeichnet sind. „Umgekehrte Shifts“ sind plötzliche Veränderungen (z. B. ein plötzlicher Anstieg in den Zeitreihen), die sich später wieder umkehren; „mehrfache Shifts“ bezeichnen wiederholte plötzliche Veränderungen in dieselbe Richtung (z. B. zweimal ein plötzlicher Anstieg in den Zeitreihen). Beispiele für die fünf Veränderungsprofile sind in Abbildung 11.2 dargestellt.

Tabelle 11.1 enthält die Items, die in der PCA-Analyse am stärksten in dem jeweiligen Profil geladen haben, d. h. am stärksten mit dem Veränderungsprofil korreliert sind. Die Tabelle zeigt, dass mit einem bestimmten Profil – je nach Klient – durchaus unterschiedliche Items mit einem PCA-Profil assoziiert sind, sich also der jeweilige Veränderungsprozess in unterschiedlichen Inhalten abbildet.

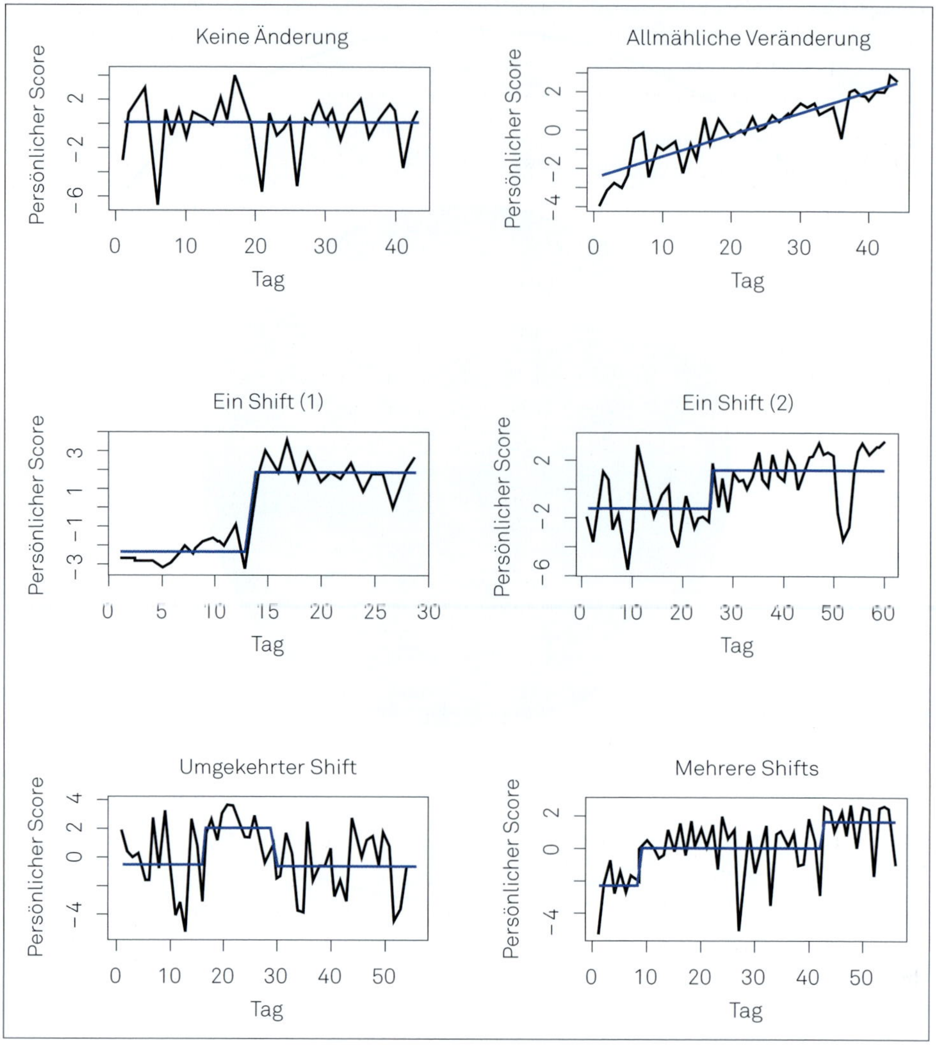

Abbildung 11.2: Zeitreihen und Veränderungsprofile für sechs Beispielklienten. Der persönliche Score (y-Achse) repräsentiert die erste Hauptkomponente des persönlichen Fragebogens des jeweiligen Klienten (basierend auf einer PCA). Die blaue Linie veranschaulicht das jeweilige Veränderungsprofil (keine Veränderung, allmähliche Veränderung, ein Shift [in zwei Diagrammen dargestellt], umgekehrter Shift, mehrfache Shifts).

Obwohl bei dieser Vorgehensweise auf standardisierte Diagnostik verzichtet und der Individualität jedes Klienten Rechnung getragen wird, lassen sich statistisch fundierte, allgemeine Aussagen darüber machen, wie Veränderungen ablaufen und damit auch zwischen Therapieverläufen vergleichen. Das am häufigsten vorkommende Veränderungsprofil „ein Shift" lässt sich z. B. gut mit dem Konzept der *sudden gains* in Verbindung bringen, die meist einen plötzlichen Rückgang der

Tabelle 11.1: Variablen mit den höchsten PCA-Ladungen der in Abbildung 11.2 dargestellten Klienten. Die Beispielklientin mit allmählicher Veränderung hatte nur vier Fragen (Items) in ihrem personalisierten Fragebogen. Das „–“-Zeichen kennzeichnet eine negative Ladung des Items auf die erste Hauptkomponente.

Veränderungsprofil	Variablen der fünf wichtigsten Items
Keine Änderung	Geduld; aktiv und gesund leben; den aktuellen Zustand zulassen; Selbstwertgefühl; meinem Körper folgen
Allmähliche Veränderung	mich abgrenzen; Schwächen und Stärken; Gefühle zeigen; gut geschlafen
Ein Shift (1)	im Hier und Jetzt; anderen gegenüber Gefühle zeigen; Aufmerksamkeit von anderen annehmen; teilen, was wichtig ist; Gefühlen Raum geben
Ein Shift (2)	Selbstvertrauen; Zuversicht; fühle mich leicht; fühle mich schuldig; Angst balancieren
Umgekehrter Shift	Selbstbild; Emotionen ausdrücken können; Kreativität erleben; neugierig und offen; mich zeigen können
Mehrere Shifts	nicht wollen; mich selbst unter Druck setzen (–); mich selbst belasten (–); Balance; Grenzen setzen

Hinweis: Die Tabelle enthält nur die Variablen aus den jeweiligen Systemmodellen und nicht die ausformulierten Items, um die Privatsphäre der Klienten zu schützen.

Symptomatik bezeichnen. Das Profil bezieht sich hier jedoch nicht allein auf die Symptomatik, sondern resultiert aus dem Zusammenspiel mehrerer persönlich relevanter Komponenten (Variablen) des psychischen Systems eines Klienten. Allerdings ist es auch möglich, dass eine mittels PCA identifizierte plötzliche Veränderung in Form einer plötzlichen Verschlechterung auftritt (*sudden losses;* Olthof et al., 2020).

Betrachtet man die Datenlage insgesamt, ist bemerkenswert, dass mit $n = 66$ nur relativ wenige Klienten eine Compliance von unter 80 % aufweisen. Hiermit werden frühere Ergebnisse bestätigt, die zeigen, dass hochfrequente Erhebungen keineswegs zu einer geringen Compliance (erhöhten Fehlwerten) führen und somit auch im klinischen Alltag gut durchführbar sind (Michaelis et al., 2022; Schiepek, Aichhorn et al., 2016).

Wie hängen die Veränderungsprofile mit dem Behandlungsergebnis zusammen? Ein Vergleich der Veränderungsprofile mit dem Therapieergebnis machte deutlich, dass die Profile „mehrere Shifts“, „ein Shift“ und „allmähliche Veränderung“ mit einem stärkeren Rückgang der Symptome und einer größeren Zunahme der inneren Beobachtungshaltung verbunden waren, verglichen mit der Referenzgruppe der Klienten mit dem Profil „keine Veränderung“. Klienten mit mehreren Shifts hatten im Durchschnitt bessere Behandlungsergebnisse auf allen vier Outcome-Maßen (ISR, DASS-21, Schweregrad der Symptome und innere Beobachtungshaltung) als Klienten mit dem Profil „keine Veränderung“. Klienten mit allmählicher Veränderung hatten bessere Behandlungsergebnisse in den DASS-21 und in den Prozessmaßen, aber nicht im ISR. Klienten mit dem Profil „ein Shift“ hatten bessere Behandlungsergebnisse in den Prozessmaßen (Symptomschwere und innere Beobachtungshaltung), aber nicht im ISR und in den DASS-21. Die Gruppe mit „umgekehrtem Shift“ unterschied sich in keinem Outcome-Maß von der Gruppe ohne Änderung. Diese Klienten haben möglicherweise einen Übergang in ein verändertes Kognitions-Emotions-Verhaltensmuster durchlaufen, sind danach aber wieder in ihren ursprünglichen Zustand zurückgefallen.

Für die innere Beobachtungshaltung fanden wir ähnliche Verbesserungsmuster wie bei der täglichen Symptomschwere. Persönliche Veränderungen hängen also nicht nur mit einer Abnahme der Symptomausprägung, sondern auch mit einer Zunahme der Fähigkeit zur inneren Beobachtung zusammen. Insgesamt zeigen die Ergebnisse, dass Klienten, die während der Therapie persönliche Veränderungen erfahren, auch bessere Behandlungsergebnisse erzielen.

11.4 Prozessbegleitung persönlicher Veränderungen

Die beiden Studien zeigen, dass eine personalisierte Prozessbegleitung auf Basis einer Fallkonzeption mittels idiographischer Systemmodellierung in der Lage ist, der Individualität von Klienten gerecht zu werden und ihre persönlichen Veränderungen zu erfassen. Die Systemmodelle sind hochgradig individualisiert – idiographisch eben – und umfassen eine breite Palette von Themen, die sich auf menschliche Grundbedürfnisse wie Autonomie, Verbundenheit, Selbstfürsorge und Selbstwirksamkeit beziehen. Infolge dieser Individualität sind auch die daraus abgeleiteten Prozessfragebögen individualisiert und in der Lage, persönliche Veränderungen abzubilden. Die Kombination aus idiographischer Systemmodellierung, Entwicklung eines personalisierten Prozessfragebogens, hochfrequenter Prozesserfassung auf Basis eines solchen Fragebogens und regelmäßiger Prozessreflexion in den Sitzungen wird als Synergetisches Prozessmanagement (SPM; Schiepek, Eckert et al., 2016) bezeichnet (vgl. auch Kapitel 1 und 13). Die Mehrheit der Klienten erlebte während der Therapie messbare Veränderungen, die zum Ende der Therapie veränderten persönlichen Kognitions-Emotions-Verhaltensmustern entsprachen.

Mit der beschriebenen Vorgehensweise wird deutlich, dass ein vollständig individualisierter Zugang zu Diagnostik und Fallkonzeption ohne standardisierte Fragebögen möglich ist, ohne auf nomothetische, also generalisierbare empirische Resultate, z. B. hinsichtlich der Verlaufsmuster, verzichten zu müssen. Die statistische Auswertung der individualisierten Zeitreihen erlaubt eine Klassifikation von Veränderungsprofilen, die wiederum als Indikatoren für den Therapieerfolg gelten und somit als Outcome-Maß dienen können. Wir konnten feststellen, dass Klienten mit den Veränderungsprofilen „ein Shift", „mehrere Shifts" und „allmähliche Veränderung" tendenziell eine stärkere Symptomreduktion und eine größere Zunahme der Fähigkeit zur inneren Beobachtungshaltung aufweisen als Klienten ohne Veränderung im Prozess.

Die Vorteile des dargestellten Vorgehens (SPM) können wie folgt zusammengefasst werden:

- Die idiographische Systemmodellierung ist auf den einzelnen Klienten zugeschnitten. Aus den Modellen resultieren personalisierte Prozessfragebögen, die für den jeweiligen Klienten relevant sind, was sich unter anderem in einer hohen Compliance auch bei täglichen Messungen niederschlägt. Unpassende oder irrelevante Items, wie sie häufig in standardisierten Fragebögen enthalten sind, kommen nicht vor.
- Die idiographische Systemmodellierung nutzt das „Fachwissen" der Therapeuten *und* Klienten optimal. Während beim ROM „externe" Experten festlegen, welche standardisierten Fragebögen verwendet werden, sind beim SPM der Klient und der Therapeut selbst die Experten dafür, was gemessen werden soll. Das Erfahrungswissen der Klienten, die klinische Expertise der Therapeuten und die Kommunikation zwischen den Beteiligten stehen im Mittelpunkt. Dies macht das SPM zu einer transdiagnostischen Methode, die bei jedem Klienten (auch bei komorbiden oder komplexen Problemen) angewandt werden kann.
- Im SPM werden die Klienten nur mit sich selbst verglichen (intraindividuelle Referenz). Damit wird die Anwendung von Gruppenstatistiken auf das Individuum vermieden. Obwohl Populationsstatistiken in der Forschung zur psychischen Gesundheit nützlich sein können, z. B. in randomisierten Studien, unterscheiden sich interindividuelle Varianz und intraindividuelle Varianz. Damit sind verallgemeinernde Schlüsse vom Gruppenniveau nicht aufs Individuum anwendbar (und umgekehrt) und somit z. B. die Verwendung von Normwerten für den Einzelfall mitunter nicht möglich (Ergodizitätsproblem; Molenaar, 2004).
- Das SPM bildet nicht nur das Therapieergebnis ab, sondern auch den Prozess, sodass Informationen darüber in Echtzeit für die therapeutische Entscheidungsfindung und das Feedback genutzt werden können. Hierbei spielt das SNS eine entscheidende Rolle. Da täglich gemessen wird, entsteht ein detailliertes Bild davon, wie sich die persönliche Befindlichkeit eines Klienten von Tag zu Tag ändert. So kann der Therapeut beispielsweise auf eine plötzliche Veränderung reagieren (74 % der untersuchten Fälle sind von solchen gekennzeichnet), indem er versucht, eine erwünschte Veränderung zu unterstützen und einen Rückfall zu verhindern (z. B. Schiepek, Eckert et al., 2016). Das SPM schafft damit eine Rahmung für die Therapie, indem es Monitoring und Feedback für Therapeut und Klient bereitstellt.

- Auch wenn sich das SPM auf den Prozess konzentriert, ist eine Verknüpfung mit dem Therapieergebnis (Outcome im Sinne eines Prä-Post-Vergleichs) durchaus möglich. Items aus der Systemmodellierung lassen sich durch standardisierte Fragebögen ergänzen und Symptomveränderung kombiniert sich mit einem breiten Spektrum an persönlich relevanten Themen. Auf diese Weise kann ein Standard-Therapieergebnis individuell interpretiert werden. Auch nicht symptombezogene Veränderungen können ein wichtiges Ergebnis sein (wenn z. B. eine Person besser mit Symptomen umgehen kann, ohne dass sich die Symptome reduziert haben). Für eine Interpretation ist also die Perspektive der Klienten unabdingbar, was im Übrigen auch für standardisierte Fragebögen gilt (Truijens et al., 2021). Die Einbeziehung der Klienten ist eine notwendige Voraussetzung für die valide Erfassung des Therapieergebnisses und dessen Utilisierung für den therapeutischen Prozess, unabhängig von der verwendeten Methode.

11.5 Validität

Ein möglicher Einwand gegen das personalisierte Vorgehen ist, dass die persönlichen Fragebögen nicht auf klassische, psychometrische Weise validiert sind. Dies bedeutet jedoch nicht, dass Fragebögen, die auf einer Systemmodellierung im Einzelfall beruhen, per definitionem nicht valide sind. Die Validität eines Fragebogens hängt in der Regel davon ab, ob er das misst, was er zu messen beabsichtigt. Da im Rahmen des SPM Klient und Therapeut selbst bestimmen, was der Fragebogen messen soll, sind sie auch die geeigneten Experten, um zu bestimmen, welche Fragen dafür verwendet werden. Während standardisierte Fragebögen unterschiedliche Interpretationen zulassen (Truijens et al., 2021), wird im Rahmen einer Systemmodellierung detailliert herausgearbeitet, was mit den einzelnen Fragen gemeint ist.

Ein weiterer Aspekt der Validität betrifft die Frage, ob die Fallbeschreibungen und folglich die Fragebögen klinisch relevante Informationen über den psychotherapeutischen Prozess enthalten. Dass die persönlichen Veränderungsprofile mit standardisierten Maßen in Beziehung stehen, deutet darauf hin, dass dies tatsächlich der Fall ist. Verändert sich ein Klient während der Therapie signifikant und dauerhaft in Bezug auf die Variablen der Fallbeschreibung, steht dies in Verbindung mit einer stärkeren Symptomreduktion und einer deutlicheren Zunahme der inneren Beobachtungshaltung. Dieses Ergebnis spricht für die Validität einer Fallkonzeption mithilfe der idiographischen Systemmodellierung als Methode zur Identifizierung dessen, was im therapeutischen Prozess eines einzelnen Klienten wichtig ist.

Eine Frage zur Validität, die diese Studie nicht beantwortet, ist die nach der Validität der spezifischen Veränderungsprofile aus Sicht der einzelnen Klienten. Wir konnten die Klienten nicht fragen, ob sie ihren Veränderungsprozess z. B. als plötzlich oder allmählich erlebt haben. Zukünftige Forschung über die Beziehung zwischen den Mustern in den Prozessdaten und den Erfahrungen von Klienten und Therapeuten ist daher erforderlich (siehe z. B. Truijens et al., 2023). Auch ist evident, dass Veränderungsmuster nicht nur lineare Übergänge (Trendänderungen, Niveauänderungen) aufweisen, sondern auch Musterwechsel vorkommen, die sich nicht auf Niveauunterschiede beziehen, also z. B. Musterwechsel von eher regelmäßigen zu unregelmäßigen Rhythmen oder von einem chaotischen Regime zu einem anderen (chaoto-chaotische Phasenübergänge). Derartige nichtlineare Übergänge kann der Pattern Transition Detection Algorithm (PTDA; Viol et al., 2022) identifizieren.

11.6 Fazit

Insgesamt umfasst das SPM eine Fallbeschreibung mit idiographischer Systemmodellierung, Prozess- und Outcome-Monitoring und dessen Integration in die Prozessgestaltung der Therapien. Im Gegensatz zu klassischem ROM mit standardisierten Fragebögen werden die Fragebögen im SPM entsprechend der persönlichen Fallbeschreibung anhand der Expertise des Therapeuten und des Erfahrungswissens des Klienten gestaltet. Die häufigen Messungen stellen sicher, dass die erhobenen Daten in der Therapie verwendet werden können (Aas et al., 2018; Michaelis et al., 2022; Schiepek, 2022; Schiepek, Eckert et al., 2016; Schiepek, Aichhorn et al., 2016). Insgesamt haben die Ergebnisse dieser Studie ebenso wie jahrelange Erfahrungen in verschiedenen Einrichtungen (siehe die Beiträge in diesem Band) gezeigt, dass die Methode klinisch relevante, individuelle Prozesse abbildet und ROM zu einem Routine Process Feedback (RPF) weiterentwickelt werden kann. Wir hoffen, dass die Ergebnisse Therapeuten, Klienten und Forscher in der Anwendung personalisierter Prozessbegleitung bestärken und damit einen Beitrag zur Überbrückung vermeintlicher Unterschiede zwischen Wissenschaft und Praxis geleistet wird.

Literatur

Aafjes-van Doorn, K. & Meisel, J. (2023). Implementing routine outcome monitoring in a psychodynamic training clinic: It's complicated. *Counseling Psychology Quarterly, 36*(3), 446–465. https://doi.org/10.1080/09515070.2022.2110451

Aas, B., Schiepek, G., Stöger-Schmidinger, B., Aichhorn, W. & Goditsch, H. (2018). Psychodrama für PatientInnen mit ausgeprägten strukturellen Störungen im stationären Setting. Anwendung, Forschung und Validierung eines Psychodramafragebogens. *Zeitschrift für Psychodrama und Soziometrie, 17*(2), 319–331. https://doi.org/10.1007/s11620-018-0448-7

Beitman, B.D. & Soth, A.M. (2006). Activation of self-observation: A core process among the psychotherapies. *Journal of Psychotherapy Integration, 16*(4), 383–397. https://doi.org/10.1037/1053-0479.16.4.383

Braun, V. & Clarke, V. (2021). One size fits all? What counts as quality practice in (reflexive) thematic analysis? *Qualitative Research in Psychology, 18*(3), 328–352. https://doi.org/10.1080/14780887.2020.1769238

Cuijpers, P., Miguel, C., Ciharova, M., Quero, S., Plessen, C.Y., Ebert, D. et al. (2023). Psychological treatment of depression with other comorbid mental disorders: Systematic review and meta-analysis. *Cognitive Behaviour Therapy, 52*(3), 246–268. https://doi.org/10.1080/16506073.2023.2166578

de Haan, S. (2020). An enactive approach to psychiatry. *Philosophy, Psychiatry and Psychology, 27*(1), 3–25. https://doi.org/10.1353/ppp.2020.0001

Hafkenscheid, A. & van Os, J. (2016). ROM measurements in mental health care: Users need to be aware of the problems and pitfalls. *Tijdschrift voor Psychiatrie, 58*(5), 388–396.

Lovibond, P.F. & Lovibond, S.H. (1995). The structure of negative emotional states: Comparison of the Depression Anxiety Stress Scales (DASS) with the Beck Depression and Anxiety Inventories. *Behaviour Research and Therapy, 33*(3), 335–343. https://doi.org/10.1016/0005-7967(94)00075-U

Michaelis, R., Edelhäuser, F., Hülsner, Y., Trinka, E. & Schiepek, G. (2022). Personalized high frequency monitoring of a process-oriented psychotherapeutic approach to seizure disorders: Treatment utilization and participants' feedback. *Psychotherapy, 59*(4), 629–640. https://doi.org/10.1037/pst0000430

Molenaar, P.C.M. (2004). A manifesto on psychology as idiographic science: Bringing the person back into scientific psychology, this time forever. *Measurement: Interdisciplinary Research & Perspective, 2*(4), 201–218.

Nilges, P. & Essau, C. (2021). DASS. Depressions-Angst-Stress-Skalen – deutschsprachige Kurzfassung [Verfahrensdokumentation und Fragebogen mit Auswertung]. In Leibniz-Institut für Psychologie (ZPID) (Hrsg.), *Open Test Archive*. Trier: ZPID.

Olthof, M., Hasselman, F., Aas, B., Lamoth, D., Scholz, S., Daniels-Wredenhagen, N. et al. (2023). The best of both worlds? General principles of psychopathology in personalized assessment. *Journal of Psychopathology and Clinical Science, 132*(7), 808–819. https://doi.org/10.1037/abn0000858

Olthof, M., Hasselman, F., Strunk, G., van Rooij, M., Aas, B., Helmich, M.A. et al. (2020). Critical fluctuations as an early-warning signal for sudden gains and losses in patients receiving psychotherapy for mood disorders. *Clinical Psychological Science, 8*(1), 25–35. https://doi.org/10.1177/2167702619865969

Schiepek, G. (2019). Kein Klient ist „der Fall" von irgendwas – Das Spannungsfeld von individueller Fallkonzeption, Prozesssteuerung und Verallgemeinerung. In M. Rufer & C. Flückiger (Hrsg.), *Essentials der Psychotherapie* (S. 83–95). Bern: Hogrefe.

Schiepek, G. (2022). Prozessfeedback und Prozesssteuerung in der Psychotherapie. Erfahrungen mit dem Synergetischen Navigationssystem (SNS). *Psychopraxis Neuropraxis, 25*, 323–331. https://doi.org/10.1007/s00739-022-00843-3

Schiepek, G., Aichhorn, W., Gruber, M., Strunk, G., Bachler, E. & Aas, B. (2016). Real-time monitoring of psychotherapeutic processes: Concept and compliance. *Frontiers in Psychology for Clinical Settings, 7*, 604. https://doi.org/10.3389/fpsyg.2016.00604

Schiepek, G., de Felice, G., Desmet, M., Aichhorn, W. & Sammet, I. (2022). How to measure outcome – a perspective from the complex dynamic systems approach. *Counselling & Psychotherapy Research, 22*(4), 937–945. https://doi.org/10.1002/capr.12521

Schiepek, G., Eckert, H., Aas, B., Wallot, S. & Wallot, A. (2016). *Integrative psychotherapy: A feedback-driven dynamic systems approach.* Boston, MA: Hogrefe International Publishing.

Schiepek, G., Gelo, O., Viol, K., Kratzer, L., Orsucci, F., de Felice, G. et al. (2020). Complex individual pathways or standard tracks? A data-based discussion on the trajectories of change in psychotherapy. *Counselling & Psychotherapy Research, 20*(4), 689–702. https://doi.org/10.1002/capr.12300

Schiepek, G., Schöller, H., Aichhorn, W., Kratzer, L., Goditsch, H. & Viol, K. (2022). Prozessmonitoring in der Psychotherapie: Der Therapie-Prozessbogen und seine psychometrischen Eigenschaften. *Familiendynamik, 47*(3), 210–224. https://doi.org/10.21706/fd-47-3-210

Schiepek, G., Stöger-Schmidinger, B., Kronberger, H., Aichhorn, W., Kratzer, L., Heinz, P. et al. (2019). The Therapy Process Questionnaire. Factor analysis and psychometric properties of a multidimensional self-rating scale for high-frequency monitoring of psychotherapeutic processes. *Clinical Psychology & Psychotherapy, 26,* 586–602. https://doi.org/10.1002/cpp.2384

Tritt, K., von Heymann, F., Zaudig, M., Zacharias, I., Söllner, W. & Löw, T. (2014). Entwicklung des Fragebogens „ICD-10-Symptom-Rating" (ISR). *Zeitschrift für Psychosomatische Medizin und Psychotherapie, 54*(4), 409–418. https://doi.org/10.13109/zptm.2008.54.4.409

Truijens, F., De Smet, M. M., Desmet, M. & Meganck, R. (2021). Validity of data as a precondition for evidence: A methodological analysis of what is taken to count as evidence in psychotherapy research. *Philosophy, Psychiatry & Psychology, 28*(2), 115–128. https://doi.org/10.1353/ppp.2021.0018

Truijens, F., De Smet, M. M., Vandevoorde, M., Desmet, M. & Meganck, R. (2023). What is it like to be the object of research? On meaning making in self-report measurement and validity of data in psychotherapy research. *Methods in Psychology, 8,* 100118. https://doi.org/10.1016/j.metip.2023.100118

van den Bergh, R., Olthof, M., Goldbeck, F., Hegewald, K., Pommerien-Becht, F., Daniels-Wredenhagen, N. et al. (2024). The content of personalized network-based case formulations. *Journal of Contemporary Psychotherapy* [Advance online publication].

van Os, J., Verhagen, S., Marsman, A., Peeters, F., Bak, M., Marcelis, M. et al. (2019). The experience sampling method as a mHealth tool to support self-monitoring, self-insight, and personalized health care in clinical practice. *Depression and Anxiety, 34*(6), 481–493.

Viol, K., Schöller, H., Kaiser, A., Fartacek, C., Aichhorn, W. & Schiepek, G. (2022). Detecting pattern transitions in psychological time series – A validation study on the Pattern Transition Detection Algorithm (PTDA). *PLOS ONE, 17*(3), e0265335. https://doi.org/10.1371/journal.pone.0265335

World Health Organization (WHO). (2004). *ICD-10: International statistical classification of diseases and related health problems, tenth revision* (2nd ed.). Retrieved from https://iris.who.int/handle/10665/42980

12 PsySim/SysMod^{Web} – Ein graphisches Werkzeug für die idiographische Systemmodellierung auf dem Bildschirm

Helmut Schöller & Günter Schiepek

12.1 Anspruch und Kriterien

Aus den Erfahrungen der klinischen Arbeit mit idiographischer Systemmodellierung auf dem Flipchart hat sich der Wunsch entwickelt, die oft in mehreren Stunden Arbeit entstandenen Modelle auch elektronisch erfassen zu können. Damit würden Änderungen der Systemstruktur wie das Löschen und Hinzufügen von Elementen oder Pfeilen während der Modellierung leichter durchzuführen sein und die Formulierung von Variablen könnte (auch mehrmals) verändert werden. Auch das Größenwachstum und die Komplexitätszunahme der Graphiken wären leichter zu handhaben.

Mit dem Graphik-Tool sollten die Elemente eines Systemmodells zusammen mit den Pfeilen, die zu einem Element führen und von diesem weg, verschoben werden können, um Überschneidungen zwischen Pfeilen möglichst gering zu halten. Die Ellipsen um die Elemente sollten einzufärben sein, z.B., um thematische Gruppen von Elementen zu markieren, und Teilstrukturen eines komplexen Modells sollten farblich hervorgehoben werden können, während der Rest im Hintergrund ausgegraut wird. All dies sind Möglichkeiten, die mit Systemmodellen auf Papier nicht gegeben, aber nun mit dem elektronischen Tool verfügbar sind.

In der Reflexion über die Bedeutung eines Modells ist es wünschenswert, damit flexibel arbeiten zu können. Neuen Einsichten über die Bedeutung einzelner Elemente könnte z.B. durch Verschieben auf der Arbeitsfläche Rechnung getragen werden. Gruppierungen von Elementen wären hilfreich, Ergänzungen und Zusammenfassungen sollten möglich sein. Kurz: Die Systemstruktur sollte veränderbar sein. Zudem können schon einfache statistische Auswertungen der Systemstruktur bedeutsame Hinweise für die therapeutische Arbeit liefern, z.B. eine Statistik darüber, wie viele eingehende und ausgehende Pfeile ein Element enthält. Daraus könnte man Schlüsse ziehen hinsichtlich der Frage, ob es sich um eher „aktive“ oder „passive“ Elemente handelt. Die Modelle können gespeichert werden und stehen damit für weitere wissenschaftliche Auswertungen zur Verfügung.

Zunächst entstand ein Prototyp für die Modellierung auf dem Bildschirm unter Verwendung von Microsoft Excel mit einem umfangreichen VBA-Script in Excel (H. Schöller). In Gesprächen mit Klienten und Therapeuten kristallisierten sich weitere Kriterien für die Entwicklung eines elektronischen Tools heraus, die unsere eigenen Vorstellungen über die Entwicklung des webbasierten Modellierungsprogramms ergänzten:

- Die Anwendung sollte eine anonyme Erstellung eines Systemmodells ermöglichen.
- Eine Basisversion sollte kostengünstig oder kostenfrei mit möglichst geringen technischen Hürden verfügbar sein.
- Das Tool sollte so einfach und intuitiv zu bedienen sein, wie viele es aus der Arbeit auf einer Flipchart mit dem Stift gewohnt waren.
- Die Arbeit an einer Fallkonzeption (Modellierungssitzung) sollte bestmöglich unterstützt werden, unabhängig davon, ob der Klient oder ob der Therapeut an der Tafel steht und zeichnet.
- Die „Haptik“ der Modellierungssituation (mit dem Stift auf einer großen Fläche) sollte so gut wie möglich erhalten bleiben.
- Die Modellierung sollte im Stehen am Bildschirm durchgeführt werden können, auf dem die Klienten mit dem Stift zeichnen können. Gleichzeitig sollte der Therapeut hilfreich unterstützen können, z.B. von seinem PC aus.
- Die Bedienung mit einem Tablet sollte ebenso möglich sein wie die Verwendung eines PC-Bildschirms mit oder ohne Touchscreen.
- Das Ergebnis, also die Graphik, sollte unter größtmöglicher Berücksichtigung von Datenschutzkriterien gespeichert werden können und für Reflexion, Nachbearbeitung und wissenschaftliche Auswertungen nachträglich bearbeitbar sein.

Auf Basis dieser Kriterien wurde in den letzten Jahren ein Graphik-Tool in Javascript entwickelt (H. Schöller), das auf der Seite www.psysim.at in einer ersten getesteten Version 1.1.0[1] kostenfrei verfügbar ist. Durch die Wahl der Website-Technologie ist das Programm jederzeit technisch niederschwellig verfügbar. Weder der Download von Installationsdateien noch irgendeine Art von Installationsvorgang sind erforderlich. Verlangt wird lediglich die Registrierung mit einer E-Mail-Adresse und die Wahl eines Benutzernamens. Um das anonyme Abspeichern sicherzustellen, ist an keiner Stelle im Prozess die Eingabe eines Realnamens notwendig. Allein durch die Bezeichnung einer gespeicherten Systemdatei ist es möglich, ein anonymes Kürzel für den aktuellen Klienten zu vergeben.

1 Stand zum Zeitpunkt der Veröffentlichung.

12.2 Hilfefunktionen und Bedienung

Das Tool wurde mithilfe des Übersetzungsdienstes www.deepl.com aus der Systemsprache Deutsch in die Sprachen Englisch (UK und US), Dänisch, Spanisch, Italienisch, Französisch, Niederländisch, Slowenisch und Rumänisch übersetzt. Bezüglich der Qualität dieser Übersetzungen freuen wir uns über Rückmeldungen und Korrekturen. Aufgrund des Feedbacks unserer Testnutzer haben wir umfangreiche Hilfefunktionen zur Verfügung gestellt (vgl. Abbildung 12.1). Diese bestehen aus

- Begleitdokumenten im sogenannten Help-Center,
- einer im Arbeitsbereich zugänglichen detaillierten Hilfe für jede einzelne Funktion in allen Systemsprachen.

Auf einer leicht zugänglichen Begleitdokumentation auf einer Hilfeseite (derzeit unter dem Namen „SysMod Help-Center", https://www.sysmod.at/helpcenter) finden sich

- allgemeine Informationen zum Programm (https://www.psysim.at/sysmod-das-webtool-zur-systemmodellierung-in-beratung-und-therapie),
- Videos zum Schnelleinstieg (https://sysmod.at/video/showquickstart.html),

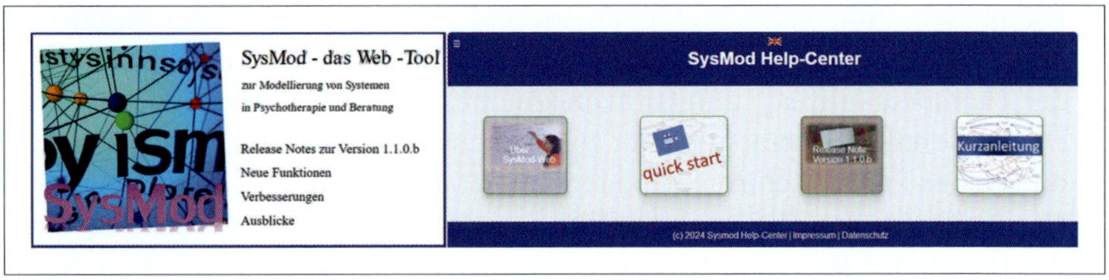

Abbildung 12.1: Links: Aktuelle Release-Note und Logo. Rechts: Das Help-Center von SysMod.

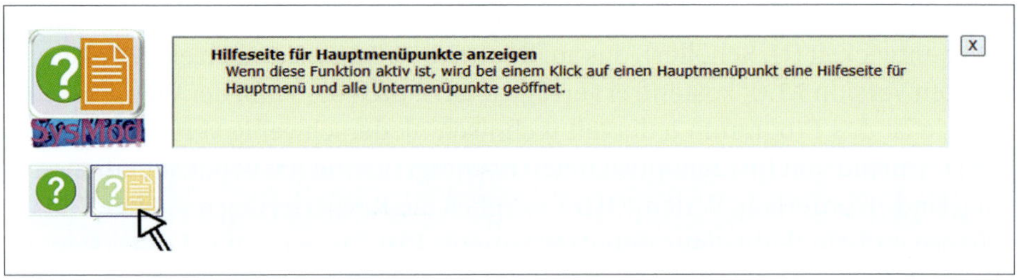

Abbildung 12.2: Schaltfläche zur Aktivierung der Hilfefunktion (linkes Fragezeichen, ohne Mauszeiger). Im Untermenü dieses Hauptmenüpunkts zeigt der Cursor auf die Schaltfläche „Informationen zu Hauptmenüs vollständig in eigener Hilfeseite anzeigen". Da der Mauszeiger über der Schaltfläche schwebt, die nicht aktiviert ist, wird die Graphik in der linken oberen Ecke des Programms angezeigt und der dazugehörige Hilfstext gelb unterlegt (rechts).

- alle Informationen zum jeweils aktuellen Release (https://www.sysmod.at/download/SysMod-Whatsnew_de.html),
- und eine Kurzanleitung (https://psysim.at/sysmod_test/download/SYSMOD-Web-ISM-Tool-Kurzanleitung-de.pdf).

Nach der Durchsicht der Begleitdokumentation, insbesondere der Videos zum Schnelleinstieg, dürfte es kein Problem sein, die Arbeit mit dem Tool zu beginnen. Der erste Schritt der Modellierung ist ein Doppelklick auf den Bildschirm (auf dem Touchscreen mit dem Finger) und voilà: Das erste elliptische Element für ein „Item“ wurde gezeichnet und die kreative Modellierungsarbeit kann beginnen.

Um während der Arbeit schnell Informationen über die Bearbeitung zu finden, sind für jede einzelne Funktion Kontexthilfen auf den Schaltflächen hinterlegt (vgl. Abbildung 12.2 und 12.3):

- *„Tooltips“:* Schlagwortartige Kurzinformationen in der aktuellen Systemsprache, erkennbar beim Gleiten mit der Maus über eine Schaltfläche.
- *Generelle Kontexthilfe:* Wenn diese mit der Schaltfläche „?“ (letzte Schaltfläche im Hauptmenü links) aktiviert ist, wird durch Anklicken aller Schaltflächen eine ausführlichere Detailinformation in der aktuellen Systemsprache angezeigt. Die normale Funktionalität ist bei aktiver genereller Kontexthilfe ausgeschaltet.
- *Anzeigen einer Hilfeseite für Hauptmenüpunkte:* Wird dieser Untermenüpunkt der generellen Kontexthilfe aktiviert, kann durch Doppelklick auf eine Schaltfläche des Hauptmenüs (linke Menüspalte) eine Hilfe für alle Schaltflächen des Untermenüs geöffnet und ausgedruckt werden.

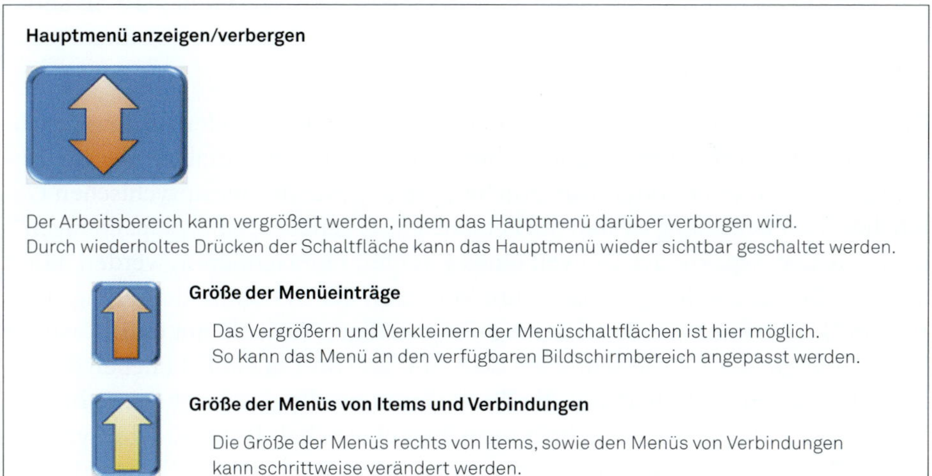

Abbildung 12.3: Bei aktivierter Schaltfläche wird eine Information zu einem gewählten Hauptmenüpunkt angezeigt. Dargestellt sind die Schaltflächen „Hauptmenü anzeigen/verbergen“ und die beiden Schaltflächen des zugehörigen Untermenüs.

12.3 Die Modellierungsarbeit mit dem Tool

Die folgende Auswahl von Anwendungsmöglichkeiten soll illustrieren, wie die Nutzung des Tools das „haptische" Gefühl beibehält, das entsteht, wenn man eine Graphik auf einer Flipchart erstellt. Im Stehen auf einer großen Fläche zeichnen zu können und immer wieder einige Schritte zurücktreten zu können, um sich das „Produkt" auch aus einer gewissen Distanz ansehen zu können, erzeugt ein anderes Körpergefühl als beim Reden im Sitzen. Dieses Körpergefühl wird von vielen Klienten als hilfreich erlebt und ist auch bei der Arbeit mit dem elektronischen Tool gegeben. Die Möglichkeiten der Verwendung eines Stifts oder des Zeigefingers zum Zeichnen auf einem Großbildschirm mit Touchscreen-Funktion sowie der handschriftlichen Eingabe von Text für die Benennung der Variablen unterstützen dies.

Das Modellierungs-Tool eröffnet Möglichkeiten, die über die Entwicklung von Systemmodellen auf Papier hinausgehen:

Systemelemente (Variablen) erstellen und beschriften

Zu Beginn der Modellierung werden mindestens zwei Elemente durch Doppelklick oder Zeichnen mit der Maus, dem Finger oder dem Stift auf dem Bildschirm erzeugt und beschriftet. Die einzelnen Elemente werden in Form von Ellipsen dargestellt. Beim Zeichnen genügt es, auf dem Bildschirm einen „Kringel" anzudeuten. Die Ellipse formt sich von selbst, wenn die Maus losgelassen wird. In ähnlicher Weise macht man das mit einem elektronischen Stift oder mit dem Finger auf dem Touchscreen.

Die Beschriftung kann mit der Tastatur (auch einer virtuellen) oder auf dem Touchscreen durch Schrifterkennung aus Schreibschrift erfolgen. Variablen wie „Selbstwertgefühl", „Freude" oder „Ansprüche", die Aspekte des intrapsychischen Geschehens, der Beziehung zu anderen Personen (z. B. „erlebte Nähe", „Spannungen") oder sonstige Aspekte der Umwelt eines Klienten repräsentieren, werden damit auf dem Bildschirm festgehalten (zum Vorgehen der Systemmodellierung siehe Kapitel 1). Man kann die Bezeichnung der jeweiligen Variable mit einer Tastatur in das Textfeld der Ellipse schreiben oder mit dem Stift in ein Feld neben der Ellipse. In diesem Fall überträgt die Texterkennung die geschriebene Schrift in Druckschrift. Die Größe der Schrift kann über eine Schaltfläche und die Symbole ▲ und ▼ über der Arbeitsfläche angepasst werden. Auch die Größe der Ellipsen kann verändert werden, indem man die kleinen Schaltflächen (Doppelpfeile) rechts unten neben der jeweiligen Ellipse mit der Maus anklickt und zieht.

Abhängigkeiten zwischen Systemelementen: Elemente mit Beziehungspfeilen verbinden

Abhängigkeiten und Verbindungen zwischen Systemelementen werden durch Pfeile repräsentiert. Diese fügt man mit der Maus (oder dem E-Stift oder dem Finger) ein, indem man Linien von einem Element zu einem anderen zieht. Beim Beenden des Vorgangs entsteht ein bogenförmiger (kurviger, gewölbter) Pfeil. Um eine solche Verknüpfung zu erzeugen, ist es nicht erforderlich, die Verbindungslinie direkt an der Ellipse zu beginnen oder zu beenden (was mit der Maus dennoch möglich ist). Sowohl Anfang als auch Ende der Linienführung einer gerichteten Verbindung können außerhalb der Quell- und der Zielellipse liegen. Das Programm verbindet den Pfeil automatisch mit dem nächstliegenden Punkt der verknüpften Elemente.

Für das Vergrößern und Verkleinern sowie zum Verschieben der Ellipsen gibt es Steuerelemente in einem Rahmen um jede Ellipse, der beim Selektieren sichtbar wird. Mit ein wenig Übung behält man die Übersicht darüber, wo die Felder zum Verschieben, Auswählen und zum Vergrößern der Ellipsen liegen.

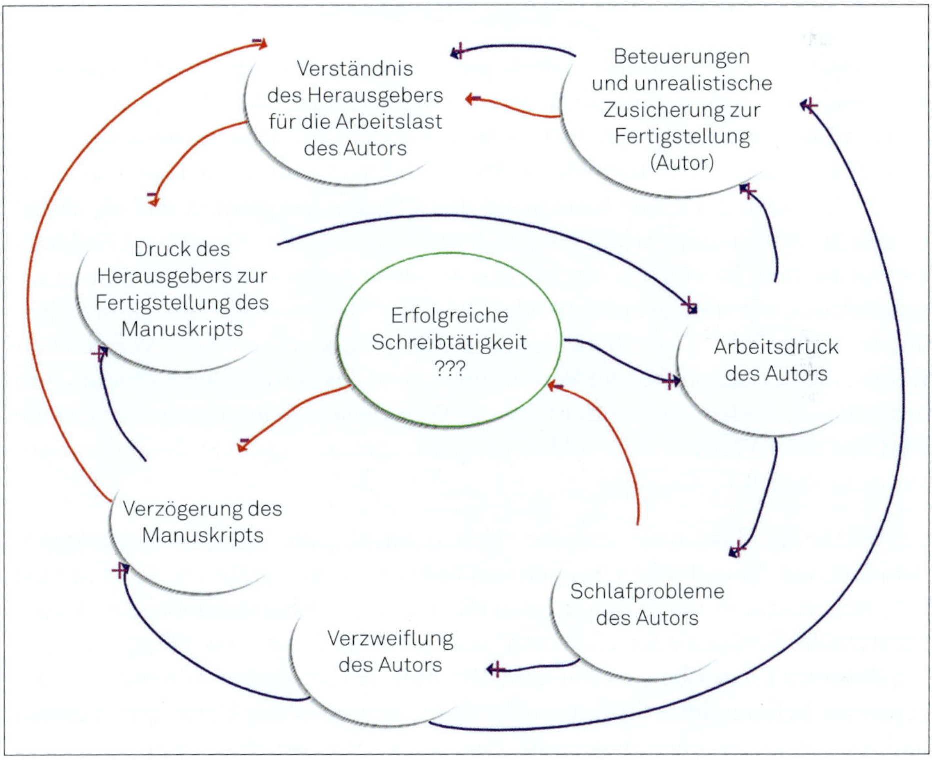

Abbildung 12.4: Hypothetisches Systemmodell, erstellt mit PsySim/SysMod^Web. (Ähnlichkeiten mit den Autoren dieses Buches sind rein zufällig.)

Eine neu gezeichnete Relation (geschwungener Pfeil) hat zunächst die Farbe Blau. Diese Farbe signalisiert, dass die Beziehung zwischen den verbundenen Elementen positiv ist. Das bedeutet: Wenn die Ausprägung der Quellvariablen erhöht wird, wird auch die Ausprägung der Zielvariablen erhöht und umgekehrt. Während die Kennzeichnung der Pfeilspitze mit einem „+“ eine gleichgerichtete Wirkrelation bedeutet, zeigt das „-“ eine negative Beziehung zwischen den Elementen an. In diesem Fall hat eine Verminderung der Ausprägung der Quellvariablen eine Erhöhung der Ausprägung der Zielvariablen zur Folge und umgekehrt. Ein Pfeilelement, das eine negative Wirkrelation anzeigt, ist (per Werkseinstellung) rot. Eine Veränderung der Relationen von „+“ nach „-“ und umgekehrt erfolgt über eine Schaltfläche in der Mitte der Verbindungspfeile, gekennzeichnet mit dem Symbol „+/-“. Damit können das Vorzeichen der Beziehung und die Farbe der Pfeilverbindung gleichzeitig geändert werden. Abbildung 12.4 gibt ein Beispiel für ein mit dem Tool gezeichnetes Systemmodell (für zahlreiche weitere Beispiele siehe Kapitel 1 bis 10).

Elemente verschieben und neu arrangieren, Teilstrukturen farblich hervorheben

Die Elemente eines Systemmodells können zusammen mit den Verbindungspfeilen, welche von einem Element zu einem anderen führen, verschoben werden. So können Elemente neu gruppiert und auch die Zahl von Überschneidungen zwischen Verbindungspfeilen möglichst klein gehalten werden. Die Lage von Quell- und Zielpunkten der Pfeile können auf den Ellipsen frei gewählt und die Mittelpunkte der Verbindungen können aus der Position wischen Quell- und Zielpunkt bewegt werden. Das Programm merkt sich solche Auslenkungen, damit man einstellen kann, wie stark gekrümmt oder „bauchig“ der jeweilige Pfeil geformt wird und wo er verläuft. (Tipp: Beim Halten der Strg-Taste während des Verschiebens werden die Andockpunkte der Verbindungspfeile des betroffenen Elements automatisch so geändert, sodass der kürzeste Weg zwischen den Elementen gewählt wird. Auf diese Weise ist eine vollkommene Neugestaltung des Systembilds in kurzer Zeit möglich.)

Sowohl die Randlinien als auch die Flächen der Ellipsen können eingefärbt werden, z. B., um thematische Gruppen von Elementen zu markieren. So ist es möglich, Teilstrukturen eines komplexeren Modells farblich hervorzuheben und damit thematische Gruppen oder „Faktoren“ zu markieren, was zur Erstellung eines personalisierten Prozessbogens mit dem SNS hilfreich ist. Zudem können temporär gerade nicht fokussierte Strukturen durch Ausgrauen in den Hintergrund gestellt und andere hervorgehoben werden. Eine solche Hervorhebung von Teilstrukturen oder von Variablen, die auf eine bestimmte Variable einwirken oder von einer bestimmten Variable wegführen, ist in der therapeutischen Arbeit von großer Bedeutung. Hiermit können psychologische Wirkzusammenhänge verdeutlicht werden, die das Verständnis von Funktionszusammenhängen eines Systems erleichtern, die Therapieplanung unterstützen und schlichtweg die Komplexität eines Modells reduzieren. Beispiele für die farbliche Hervorhebung von Teilstrukturen finden sich in Kapitel 3 (Abb. 3.2, 3.6), Kapitel 4 (Abb. 4.7, 4.8, 4.9), Kapitel 7 (Abb. 7.3, 7.4) und Kapitel 9 (Abb. 9.2, 9.3, 9.4). Der Export der aktuellen graphischen Darstellung ist ebenfalls möglich. So kann die Modellierung dokumentiert werden.

12.4 Einsatzmöglichkeiten in Beratung und Therapie

Das Modellierungs-Tool findet im Rahmen des Synergetischen Prozessmanagements (SPM) auch außerhalb der Einzelpsychotherapie Anwendung, z. B. in der Paartherapie (vgl. Kapitel 6), im Coaching (vgl. Kapitel 7), in der klinischen Arbeit mit Gruppen (vgl. Kapitel 5) oder in der Teamentwicklung (vgl. Kapitel 9). Der hochgradig individualisierte und auch intuitive Prozess der idiographischen Systemmodellierung verlangt den Prozessverantwortlichen (Therapeuten, Coaches, Trainer) Fingerspitzengefühl, Kompetenz und Erfahrung ab (Systemkompetenz). Dabei soll das vorliegende Tool den Prozess bei der Erfassung und Darstellung bestmöglich unterstützen.

13 Wir haben einen Traum: Synergetisches Prozessmanagement, idiographische Systemmodellierung und personalisierte Psychotherapie

Miran Možina

Ich lebe und arbeite als Psychiater und Psychotherapeut in einem Land, in dem der biomedizinische Ansatz im gesamten System der psychischen Gesundheitsversorgung dominiert. Die Medikalisierung[1] nimmt stetig zu, was nicht nur ein slowenisches Phänomen, sondern ein globaler Trend in den Gesellschaften des Spätkapitalismus ist (Slatnar, 2012; Sadler et al., 2009; Sadler, 2016; Thangadurai & Jacob, 2014). Die Medikalisierung der psychiatrischen Versorgung mit ihren zahlreichen Nachteilen sowohl für Patienten als auch für die Gesellschaft äußert sich in übermäßigen Diagnosestellungen, der Ausbreitung neuer psychiatrischer „Störungen" (z. B. wurde vor einigen Jahren Depression überdiagnostiziert, während aktuell das Aufmerksamkeitsdefizitsyndrom [ADS] zu einer Modediagnose geworden ist), übermäßiger Verschreibung und Verwendung von Medikamenten, iatrogenen Krankheiten, Stigmatisierung, suboptimalen Ausgaben öffentlicher oder privater Gelder sowie in unangemessenen Reaktionen auf das Problem (Duncan et al., 2017; de Beurs et al., 2018; Cuijpers, 2019). Obwohl das kategoriale Diagnosesystem psychischer Störungen von den weltweit wichtigsten psychiatrischen Vereinigungen und von renommierten Autoren kritisiert wird (z. B. The British Psychological Society, 2013; de Beurs et al., 2018; Cuijpers, 2019; Stein et al., 2022), sind transdiagnostische Systeme noch unterentwickelt und vernachlässigt (Fusar-Poli et al., 2019).

Kotov et al. (2017) betonen, dass mit überhandnehmenden psychiatrischen Diagnosestellungen alltägliche psychische Probleme zunehmend pathologisiert werden. Die zu Diagnosen zusammengefassten Merkmale weisen eine erhebliche Variabilität auf, es gibt unscharfe Grenzen zwischen Störungen und komorbiden Erkrankungen sowie eine erstaunliche Heterogenität von Einzelmerkmalen inner-

1 So hat sich beispielsweise der Verbrauch von Antidepressiva in Slowenien zwischen 2002 und 2015 verdreifacht (Srebrnjak, 2016) und der Aufwärtstrend hält bis heute an (Kostnapfel & Albreht, 2023).

halb von Diagnosen. Die Autoren sehen die Schwächen traditioneller Taxonomien vor allem in

- der Anwendung klinischer Kategorien auf weit verbreitete alltägliche Phänomene, was zu Informationsverlust und unspezifischen Beschreibungen führt;
- einer begrenzten Zuverlässigkeit kategorialer Diagnosen. Bei einem klinischen Test der Diagnosekriterien nach DSM-5 wurde deutlich, dass 40 % davon nicht einmal die Kriterien für geringe Zuverlässigkeit erfüllen, obwohl Einzelmerkmale von Störungen oft eine hohe Zuverlässigkeit aufweisen, wenn sie dimensional operationalisiert werden;
- der Heterogenität pathologischer Phänomene. Dem soll durch die Definition von Subtypen begegnet werden, die allerdings oft ebenfalls willkürlich und nicht wissenschaftlich begründet sind;
- der hohen Komorbidität psychischer Störungen. Dies macht Forschungsdesigns unscharf und erschwert die klinische Entscheidungsfindung. Unter anderem resultiert die hohe Komorbidität daraus, dass einzelne Erkrankungen in mehrere Diagnosen unterteilt werden, die folglich häufig gemeinsam auftreten, was auf die Notwendigkeit hinweist, die Grenzen zwischen Störungen neu zu definieren;
- der Tatsache, dass viele Patienten trotz offensichtlicher Notlage mit Versorgungsbedarf die Kriterien für eine psychische Störung nicht erfüllen, mit erheblichen Auswirkungen auf ihre Versorgung.

Obwohl die Weltgesundheitsorganisation (WHO, 1946) die menschliche Gesundheit als Zustand des körperlichen, geistigen und sozialen Wohlbefindens und nicht nur als Abwesenheit von Krankheit oder Gebrechen definiert, und obwohl die Entwicklung der psychosomatischen Medizin zum biopsychosozialen Modell (Engel, 1977) führte, hat sich der biomedizinische Ansatz bis heute durchgesetzt. Nach der WHO-Definition ist die Grundeinheit für präventive, kurative und rehabilitative Maßnahmen der *Mensch in seiner Umwelt,* weil er untrennbar in die Evolution der Natur und in seine soziokulturelle Umwelt eingebettet ist. Dennoch konnte der Reduktionismus der Biomedizin und die Dekontextualisierung des Lebens nicht verhindert werden. Die Komplexität biopsychosozialer Systeme wird auf molekulare Mechanismen reduziert. Der Fokus hat sich vom subjektiven Erleben des Menschen auf objektivierbare Krankheiten verschoben (Sturmberg, 2015).

Es fand eine allmähliche Verlagerung vom Subjektiven und Existenziellen zum Objektiven statt.

> Die Entwicklung randomisierter Designs zeigt einen Wandel von der Beziehung zwischen Experimentator und Subjekt (z. B. bei Wundt und seinen Schülern) über die Arzt-Patient-Beziehung zum Subjekt als Fremden (z. B. in der britischen Tradition des Empirismus) bis hin zu Doppelblind-Designs. Britische Sozialstatistiker führten die Idee ein, eine kontinuierliche Verteilung von Merkmalen zu verwenden, um Normabweichung zu definieren. Dies bildet die Grundlage der meisten Psychotherapiestudien, in denen auf einer kontinuierlichen Skala gemessene Symptome das Ergebnismaß darstellen. (Wampold & Imel, 2015, S. 31)

Damit einher ging auch eine Abkehr von Untersuchungen zu Selbstkonzepten und zur Persönlichkeitsentwicklung, wie in der frühen humanistischen Tradition (Rogers, 1957). Die Vorstellung von Psychotherapie als Chance für persönliches Wachstum oder für die Sinnstiftung im Leben wird in der aktuellen empirischen Psychotherapieforschung kaum berücksichtigt.

13.1 Die Dominanz des biomedizinischen Ansatzes der psychischen Gesundheit

Seit Mesmers Zeiten hat der enorme technologische Fortschritt den biomedizinischen Ansatz zu einem wahren „Goliath“ gemacht, wogegen andere Behandlungsansätze wie „David“ wirken. Weltweit hat er sich auch im Bereich der psychischen Gesundheit durchgesetzt, beruhend auf folgenden Annahmen:

- Kategoriale Diagnosen von psychischen Störungen sind der wichtigste Ausgangspunkt für die Behandlung;
- psychische Störungen sind das Ergebnis von Funktionsstörungen des Gehirns;
- der Schlüssel zur Genesung liegt in der medikamentösen Behandlung.

Obwohl alle drei Annahmen fragwürdig sind (Duncan et al., 2004), trugen sie in der zweiten Hälfte des 20. Jahrhunderts zum exponentiellen Wachstum des Einsatzes von Psychopharmaka und zur Verbreitung randomisierter klinischer Studien bei (Timmermans & Berg, 2003; Schiepek, 2008), die zum Goldstandard für Wirksamkeitsnachweise von Medikamenten, aber auch von Psychotherapie wurden (Healy, 2012; Meldrum, 2000). Trotz der anhaltenden Kritik am medizinischen Modell scheint es nicht so, als würde seine Vorrangstellung in naher Zukunft ins Wanken geraten (z. B. Engel, 1977; Schiepek, 2008; Deacon, 2013; Elkins, 2016; Možina, 1998, 2020a; Možina & Barnes, 2020; Tramonti et al., 2020). Die Profite der pharmazeutischen Industrie sind zu groß, um das reduktionistische Modell infrage zu stellen, obwohl inzwischen klar ist, dass Psychotherapie bei einem breiten Spektrum psychischer Störungen wirksamer (z. B. DeRubeis et al., 2005) und kosteneffizienter ist als Pharmakotherapie (z. B. The Centre for Economic Performance's Mental Health Policy Group, 2006; McHugh et al., 2007; Miklowitz & Scott, 2009). Auch bevorzugen Klienten offenbar Psychotherapie gegenüber Pharmakotherapie (Hazlett-Stevens et al., 2002; van Schaik et al., 2004; McHugh et al., 2013).

Olfson und Marcus (2010) zeigten in einer Studie zu den Trends in der ambulanten Psychotherapie der Vereinigten Staaten, dass im Zeitraum von 1998 bis 2007 pharmakologische Behandlungen zunahmen, während weniger Patienten Psychotherapie in Anspruch nahmen und zugleich mit weniger Sitzungen auskommen mussten. Im Laufe eines Jahrzehnts, in dem die Ausgaben für ambulante medizinische Behandlungen generell erheblich gestiegen sind, haben sich die Ausgaben für die ambulante psychiatrische Versorgung kaum verändert, während die Ausgaben für Psychotherapie deutlich zurückgegangen sind. Im gleichen Zeitraum erhielt eine wachsende Zahl ambulanter psychiatrischer Patienten Medikamente ohne Psychotherapie.

Lebowitz und Appelbaum (2019) haben auf die problematischen Folgen biomedizinischer Erklärungen psychischer Störungen hingewiesen, in denen neurobiologische und genetische Ursachen eine wichtige Rolle spielen[2]. Es wird oft vertreten, dass solche Erklärungen negative Einstellungen gegenüber Menschen mit psychischen Störungen abbauen könnten. Obwohl biomedizinische Erklärungen Schuldzuschreibungen für psychiatrische Symptome relativieren mögen, können sie auch negative Auswirkungen haben, z. B.

- Essentialismus, also die Tendenz, soziale oder psychische Merkmale als „natürlich" zu begreifen und ihnen einen inneren Wesenskern zuzuschreiben;
- verringertes Einfühlungsvermögen für Patienten mit Folgen für die therapeutische Beziehung;
- Behandlungspräferenz in Richtung Pharmakotherapie und anderer medizinischer Maßnahmen und geringeres Vertrauen in Psychotherapie;
- verringertes Vertrauen in die eigenen Fähigkeiten der Patienten (reduzierte Selbstwirksamkeit).

Die Probleme des medizinischen Modells resultieren nicht nur aus seinen erkenntnistheoretischen und konzeptionellen Limitierungen, sondern auch aus den „Krebsgeschwüren" des Gesundheitssystems, wie Verhaeghe (2016, S. 140–145) das nennt. Eines davon ist der neoliberale Trend, das Gesundheitswesen zu einem profitablen Geschäft zu machen. Strukturelle „Verbesserungen" führen zu einer zunehmenden Kontrolle der im Gesundheitswesen Tätigen. Es bleibt weniger Zeit für die Begegnung mit Patienten, und die Arbeit selbst steht immer weniger im Mittelpunkt, stattdessen Verwaltung, Management und Kontrolle. Unter dem Druck, Kosten zu senken, wird immer mehr für Dinge ausgegeben, die mit der Begegnung in Therapie und Pflege nichts zu tun haben. Eine Flut von Regeln und Vorschriften schafft undurchsichtige Kontrollsysteme und der wachsende Verwaltungsaufwand hemmt Kreativität und Produktivität. Da die Regeln zunehmend von Krankenkassen und der Verwaltung von Einrichtungen bestimmt werden, geht leicht auch die klinische und akademische Unabhängigkeit verloren.

---

2 Zumindest in den Vereinigten Staaten hat das Aufkommen der Direktwerbung für Psychopharmaka und anderer verschreibungspflichtiger Medikamente viel zur Übernahme biomedizinischer Konzeptualisierungen psychischer Störungen beigetragen. Im Jahr 1997 erlaubte die US Food and Drug Administration (FDA) die Werbung für Pharmazeutika über Rundfunkmedien. Insbesondere Werbespots für Antidepressiva wurden schnell alltäglich. In der Werbung werden häufig biochemische Erklärungen für Depression angeführt, um Menschen zu motivieren, Medikamente zur Korrektur eines angeblichen chemischen Ungleichgewichts einzufordern (Lebowitz & Appelbaum, 2019, S. 559). In der Tat scheinen Anfragen von Patienten nach bestimmten verschreibungspflichtigen Medikamenten – einschließlich beworbener Antidepressiva – die Verschreibungsentscheidungen von Ärzten erheblich zu beeinflussen (Kravitz et al., 2005).

13.2 Die große Psychotherapie-Debatte

Im Jahr 2001 veröffentlichte Bruce Wampold ein Buch mit dem Titel *The Great Psychotherapy Debate* (Wampold, 2001b), dem 2015 eine aktualisierte Ausgabe folgte (Wampold & Imel, 2015; deutsch: Wampold et al., 2018). Darin kritisierte er die Überzeugung, dass Psychotherapie am besten durch ein medizinisches Modell verstanden werden könne. Demgegenüber begründete er auf Basis einer umfassenden Befundlage das *kontextuelle Modell*, das völlig neue Einblicke in die Funktionsweise der Psychotherapie bietet. Er wies auf die Überbetonung von Interventionsmethoden in der empirisch gestützten Psychotherapie (Empirical Supported Treatments) hin und forderte die Untersuchung von gemeinsamen Faktoren, aus der sich das kontextuelle Modell seit den 1960er Jahren entwickelt hatte[3] (Frank, 1961).

Der biomedizinische Ansatz (vgl. Tabelle 13.1) mit seinem Dualismus von Körper und Geist begann sich mit der Entwicklung der modernen Medizin ab der Mitte des 19. Jahrhunderts durchzusetzen. Der Ursprung von Krankheit liege im Körper, und im Falle von psychischen Störungen handele es sich hauptsächlich um eine Störung biochemischer und/oder neurophysiologischer Prozesse. Die Diagnose beruht auf einer Identifizierung dieser körperlichen Ursachen und ist Grundlage für die Planung und Durchführung spezifischer Therapien. Die Behandlungsmethoden und -techniken sind von entscheidender Bedeutung, da sie einen erheblichen Einfluss auf das Ergebnis der Behandlung haben sollten. Sie könnten durch kontrollierte Studien (RCT-Designs) validiert werden und ihre Umsetzung sollte standardisiert sein, z. B. nach Manualen und Leitlinien erfolgen.

In seinem Überblick über 150 Jahre Psychotherapiedebatte skizziert Wampold die wichtigsten Entwicklungsströme des medizinischen und des kontextuellen Modells. Das dominante medizinische Modell ist mit der Entwicklung der modernen Medizin verbunden. Das stärker mit kulturellen Strömungen, traditionellen Heilpraktiken und Humanismus verbundene kontextuelle Modell bleibt dagegen trotz seiner langen Tradition und der Chance, dass es zum Kern einer modernen Psychotherapiewissenschaft werden könnte, im Hintergrund.

---

3 Die Psychotherapie-Debatte hat nicht nur zu einer Polarisierung zwischen wissenschaftlichen und philosophisch-epistemologischen Positionen geführt, sondern auch politische Konflikte um die Finanzierung von Psychotherapieleistungen geschürt (Laska, 2012) sowie Diskussionen um die normative Regulierung von Psychotherapie im Gesundheits- und Sozialwesen (Možina et al., 2018) und um die Einbeziehung der Psychotherapie in akademische Ausbildungsstrukturen entfacht (Pritz, 2011; Laubreuter, 2012, 2018; Fiegl, 2016).

Tabelle 13.1: Unterschiede zwischen dem biomedizinischen und dem biopsychosozialen/kontextuellen Modell

Biomedizinischer Ansatz	Biopsychosozialer, kontextbezogener Ansatz
Entwicklung der modernen Medizin (ab der Mitte des 19. Jahrhunderts)	Entwicklung breiterer kultureller Strömungen, traditionelle Heilpraktiken und Humanismus
Geist-Körper-Dualismus	Holismus
Biomedizinisches Modell	Biopsychosoziales Modell
Objektivismus; Positivismus; wissenschaftlicher Monismus	Konstruktivismus; Relativismus; dialogischer Pluralismus; systemische, hermeneutische und transformative Erkenntnistheorie
Dekontextualisierung	Kontextualisierung
Dualismus Krankheit/Gesundheit, Gesundheit als Abwesenheit von Krankheit	Gesundheit als Zustand körperlichen, geistigen und sozialen Wohlbefindens; Gesundheit als die Fähigkeit, mit Krankheit zu koexistieren und so die Möglichkeit des Überlebens und der Evolution zu erhöhen
Linear, somatogenetisch; monokausale Erklärungen/Ätiologiemodelle gestörter biochemischer und/oder neurophysiologischer Prozesse	Zirkuläre, biopsychosoziale, multikausale Erklärungen/Ätiologiemodelle
Schwerpunkt auf Pathologie, Pathogenese und Defizit	Schwerpunkt auf Salutogenese und auf Ressourcen, Widerstandsfähigkeit; Empowerment der Klienten
Symptom als Text ohne Kontext	Symptom als Zeichensetzung und Metapher; Bezug zu größeren Zusammenhängen
Tendenz zur Trivialisierung komplexer Systeme	Berücksichtigung der Nicht-Trivialität komplexer Systeme (Komplexitätswissenschaft)
Spezifität der Diagnose	Kontextbezogene Prozess- und Ergebnisbewertung (rückmeldungsgestützte Behandlung)
Spezifität der Behandlungen	Gemeinsamkeiten zwischen den Behandlungen
Ziel der medizinischen Behandlung ist es, Symptome zu lindern und pathogene Faktoren zu beseitigen	Zusätzlich zur Linderung akuter Symptome: Ziel der kontextbezogenen Behandlung ist die Steigerung der Lebensqualität und die Koevolution mit pathogenen Faktoren

Tabelle 13.1: Fortsetzung

Biomedizinischer Ansatz	Biopsychosozialer, kontextbezogener Ansatz
Subspezialisierung und Fragmentierung der Behandlung	Integration der Behandlungen
Erfolgreiche Linderung der akuten Symptome	Besser geeignet, chronische Probleme zu lösen und akute Symptome als Teil eines längeren, kontextabhängigen Entwicklungsprozesses zu verstehen
Überlegenheit eines psychotherapeutischen Ansatzes bzw. einer psychotherapeutischen Methode	Dodo-Bird-Verdikt ("everyone has won and all must have prices")
Die Technik der Psychotherapie ist entscheidend	Betonung der gemeinsamen Faktoren; entscheidend sind die Faktoren des Klienten und des Therapeuten sowie die therapeutische Beziehung
Empirisch gestützte Behandlungen; RCT-Designs	Praxisbezogene Forschung
Standardisierte Manuale	Maßgeschneiderte Therapie für jeden Klienten
Somatische Interventionen überwiegen	Dialogische Interventionen überwiegen
Trickkiste, Schwerpunkt auf Techniken	Weisheit, Betonung einer ganzheitlichen Therapie
Wissen als Tugend	Neugierde und Bewusstsein für begrenztes Wissen als Tugend

Das 19. Jahrhundert war geprägt von wissenschaftlichen und technischen Entwicklungen, die ein materialistisches Weltbild begründeten. Interessante „Anomalien" dieser Entwicklungen, z. B. Mesmer's Erkenntnisse, dass der Verlauf von körperlichen Symptomen durch Hypnose veränderbar ist, wurden weitgehend ignoriert. „Die Geist-Körper-Spaltung verbreitete sich, und das ultimative Soma wurde die Zelle. Die gesunde Zelle wurde als Quelle der Gesundheit angesehen, die kranke Zelle als Quelle der Krankheit" (Martin, 1978). Die Fortschritte der Medizin haben diese monokausale Auffassung noch verstärkt, z. B. die Entwicklung präventiver Impfungen durch Pasteur, die Zellpathologie von Virchow, die zur Wurzel der mo-

dernen Pathologie wurde[4], die Entdeckung der Erreger von Tuberkulose und Cholera durch Koch oder die Entdeckung des Syphiliserregers. Dabei wurde die Psychiatrie vor allem zur Neurologie und die Erklärung psychischer Störungen setzte vor allem auf somatische Ätiologiekonzepte.

Entscheidend für die Entwicklung der modernen Medizin war und ist das kartesianische Konzept der Welt als großer Maschine und des menschlichen Körpers als präziser Mechanismus mit einer Unterteilung in Körper und Seele. Die wissenschaftliche Medizin widmete sich wie die moderne Wissenschaft generell der systematischen Suche nach objektiven Erkenntnissen und schloss damit das Subjektive aus dem Bereich der empirischen Erfahrung aus. Der kartesianische Dualismus wurde zu einer Grundlage für die Kontrolle und Beherrschung von Natur und Mensch.

Aufgrund der Bedeutung, die naturwissenschaftliche Gesetze und wissenschaftliche Objektivität in der Medizin haben, traten die psychosozialen Dimensionen von Gesundheit und Krankheit, die von der medizinisch-technischen Diagnostik nicht erfasst werden können, in den Hintergrund. Es blieb kaum Platz für die intuitiven Methoden der traditionellen Heilkünste oder für andere Formen der Intuition. Der Patient wurde zum Fall, auf den bestimmte Methoden und Regeln angewandt werden, die mit wissenschaftlichen Modellen begründbar sind. Dies kann nur funktionieren, solange die subjektiven Dimensionen der Krankheit von ihren „objektiven" Merkmalen getrennt und Krankheit als ontologisch unabhängig von der subjektiven Erfahrung des Patienten behandelt werden kann. Die Hartnäckigkeit des dualistischen Modells ist erstaunlich, wenn man bedenkt, dass sich sogar in den „harten" Naturwissenschaften wie in der (Quanten-)Physik die Grenzen zwischen objektiver Welt und subjektiver Wahrnehmung der Welt auflösen (vgl. die Kopenhagener Deutung der Quantenphysik) und für die Naturbeschreibung die Beobachterperspektive essenziell wird (Heisenberg, 1971). Ähnlich können wir sagen, dass das, was die Medizin beobachtet, nicht „die" Krankheit ist, sondern ein durch die medizinische Brille konstruierter Zustand.

---

4 Es ist interessant, dass der berühmte deutsche Arzt Rudolf Virchow (1821–1902), der heute vor allem als Vater der modernen Pathologie bekannt ist, keineswegs engstirnig war. Er war auch der Begründer der Sozialmedizin und schuf die Grundlagen des öffentlichen Gesundheitswesens in Deutschland, indem er die wirtschaftliche und soziale Lage der Armen verbesserte und die Lebensbedingungen in bestimmten Städten sanierte. Er schlug ein Konzept der soziomedizinischen Verursachung vor, das die Rolle sozialer und umweltbedingter Faktoren bei der Ätiologie und Prävention von Krankheiten hervorhebt. In seinem bahnbrechenden Bericht über eine Typhusepidemie in Deutschland Mitte des 19. Jahrhunderts stellte er einen Zusammenhang zwischen der Epidemie und der Armut sowie den Lebensbedingungen her. Er schlug radikale soziale Reformen vor und erklärte, dass „Medizin eine soziale Wissenschaft und die Politik nichts weiter als Medizin im Großen" sei (Lange, 2021, S. 149). In der Mitte seines Lebens interessierte er sich zunehmend für die Anthropologie und wurde zu einem der führenden Anthropologen des 19. Jahrhunderts.

Foucault (2009) hat den Zusammenhang zwischen den Formen medizinischen Wissens mit Formen der Macht herausgearbeitet. Seiner Meinung nach ist die Frage, was Krankheit ist, eng mit der Frage verbunden, welche Funktionen medizinisches Wissen in sozialen Kontexten und in den Kontexten der medizinischen Professionalisierung hat. Die Definition von Krankheitssymptomen enthält bereits ein Urteil darüber, was wünschenswert ist und was nicht, womit institutionelle Macht mitbestimmt, was normativ akzeptabel ist und was Lebensqualität bedeutet. Krankheiten sind sensibel für das Verhältnis zwischen Natur und Kultur, aber auch für Klassen- und Geschlechterverhältnisse. Indem Krankheitssymptome dem Bereich der Natur zugeordnet werden, verbergen sie den Einfluss des medizinischen Wissens auf das Alltagsleben und die Verbindung des medizinischen Wissens mit vorherrschenden sozialen Werten.

Im Gegensatz dazu hat sich der kontextuelle Ansatz aus breiteren kulturellen Strömungen, traditionellen Heilpraktiken und dem Humanismus entwickelt (Wampold, 2001a). Er betont Ganzheitlichkeit (im Gegensatz zum Geist-Körper-Dualismus) und basiert auf einem biopsychosozialen Modell, das Gesundheit als einen Zustand des körperlichen, psychischen und sozialen Gleichgewichts definiert (Engel, 1977, 1979; Borrell-Carrió et al., 2004; Anchin, 2008; Tramonti et al., 2020). Er erklärt sowohl Gesundheit als auch Krankheit als Ergebnis eines multikausalen Zusammenspiels biopsychosozialer Faktoren. Anstelle kategorialer psychiatrischer Diagnosen entwickelt er Beurteilungs- und Diagnosemöglichkeiten, die das Individuum in seinem sozialen und kulturellen Kontext berücksichtigen (Duncan et al., 2017). Anstatt die Überlegenheit eines bestimmten psychotherapeutischen Ansatzes anzustreben, bezieht er sich auf die Ergebnisse von Metaanalysen, die das sogenannte „Dodo-Bird-Verdikt" begründen (verschiedene psychotherapeutische Ansätze sind aufgrund gemeinsamer Faktoren ähnlich wirksam), wobei Faktoren des Klienten, des Therapeuten und die therapeutische Beziehung von zentraler Bedeutung sind (Duncan et al., 2017). Statt standardisierte Manuale zu verwenden, passen Psychotherapeuten die Therapie an die Bedürfnisse und Merkmale des einzelnen Klienten an. Das kontextuelle Modell fördert die Vielfalt des Vorgehens, betont die Notwendigkeit, therapeutische Methoden an den Einzelfall und an den Prozess anzupassen und spricht für eine individualisierte, evidenzbasierte Praxis (Littel, 2010). Da unterschiedliche Klienten mit unterschiedlichen Problemen unterschiedliche therapeutische Methoden benötigen, müssen Therapeuten über verschiedene Methoden und ein breites Wissen verfügen, um ihr Vorgehen spezifisch gestalten zu können.

Das kontextuelle Modell eröffnet einen integrativen Kontext, in dem sich Dichotomien wie „quantitativ vs. qualitativ" oder „nomothetisch vs. idiographisch" nicht mehr ausschließen (Možina, 2021a; Schiepek & Pincus, 2023; Salvatore & Valsiner, 2011). Könnte man diese Entweder-Oder-Dichotomien auflösen, ließe sich das medizinische Modell auf einer neuen Abstraktionsebene in ein konstruktivistisch-kontextuelles Modell subsumieren (Možina, 2021b), entsprechend der von

Heinz von Foerster vorgeschlagenen Verschiebung von *analytischer Klarheit* zu *Vertrauen* und von *Objektivität* zu *Verantwortung* (von Foerster, zitiert nach Kordeš, 2005). In ähnlicher Weise hat Bradford Keeney seine „kybernetischen Komplementaritäten" (Keeney, 1983) und Francisco Varela den nicht dualistischen Sinn von „Trinität" entwickelt (Varela, 1976, S. 12, 62 und 64).

In der Polarität von objektivistisch zu konstruktivistisch könnte es eine Symmetrie geben, eine kybernetische Komplementarität, die verschiedene Rekursionen beinhaltet, vorstellbar als ineinander verschachtelte russische Puppen. Die rein objektivistische Perspektive verbleibt auf der Ebene einer Rekursion, die kein Bewusstsein einschließt, da es nur um objektivistische Regeln und Prämissen geht. Im Gegensatz dazu kann die konstruktivistisch-kontextuelle Perspektive nicht nur als hegelianisches Gegenstück zum medizinischen Pol verstanden werden, sondern als eine umfassendere Ebene der Rekursion, als eine größere russische Puppe, die kleinere medizinische Puppen einschließt. Dieser Sprung vom medizinischen zum konstruktivistisch-kontextuellen Verständnis könnte verhindern, dass man in technischen Behandlungen von Menschen mit „psychischen Störungen" stecken bleibt.

Mit diesem Wandel werden Medizin und Psychiatrie zu einer diskursiven, dialogischen, ja polylogischen Tätigkeit, die ihre erkenntnistheoretische Verantwortung wahrnimmt. Diese Verantwortung beinhaltet die Berücksichtigung von Kontextabhängigkeit, historischer Variabilität, zirkulären, multikausalen Erklärungen unter Einbeziehung des Beobachters (partizipative Position) und einen dialogischen Pluralismus (Gelo & Pritz, 2020).

In den letzten 25 Jahren hat sich die Sichtweise gemeinsamer Faktoren und integrierter Kontexte in der Psychotherapie entwickelt. Sie hat eine integrative Begrifflichkeit und einen Rahmen für die Operationalisierung klinischer Praxis geschaffen, unabhängig davon, welchen Ansätzen und Modellen der einzelne Psychotherapeut folgt (Duncan et al., 2010). Psychotherapeuten haben viele Freiheitsgrade, solange sie die relevanten gemeinsamen Faktoren (Klient, Therapeut, therapeutische Beziehung, Feedback des Klienten und auch die Wirkungen von Modellen/Techniken) berücksichtigen, die für den jeweiligen Klienten sinnvoll sind. Diese Wahlfreiheit der Methoden und Techniken begründet auch die Unabhängigkeit des Synergetischen Prozessmanagements (SPM; Haken & Schiepek, 2010; Schiepek et al., 2013) von Therapieschulen, ohne auf wertvolle Erfahrungen und Erkenntnisse verschiedener Verfahren und Schulen verzichten zu müssen.

Nach dem kontextuellen Modell funktioniert Therapie auf der Grundlage von Vertrauen und Verständnis zwischen Therapeut und Klient sowie der wahrgenommenen Fachkompetenz des Therapeuten. Wesentlich sind eine echte Beziehung, positive Erwartungen, Stärken und Ressourcen (Resilienz) des Klienten und die Erarbeitung von Aufgaben, Zielen und therapeutischen Maßnahmen (Wampold et al., 2018). Im Gegensatz zum medizinischen Modell besteht die Grundannahme darin, dass spezifische Interventionen oder Vorgehensweisen nicht direkt auf eine bestimmte Störung einwirken, sondern indirekt durch die Schaffung positiver Erwartungen und die Ermutigung des Klienten funktionale Kognitions-Emotions-Verhaltens-Muster entwickeln.

13.3 Integrative systemische Psychotherapie

In Übereinstimmung mit dem kontextuellen Ansatz haben Schiepek und Kollegen (2015; Schiepek & Pincus, 2023) eine *integrative (systemische) Psychotherapie* entwickelt. Dabei handelt es sich nicht um eine systemische Psychotherapieschule oder eine neue Schule der integrativen Psychotherapie (wie z. B. Richard Erskine's relationale integrative Psychotherapie oder Hilarion Petzold's integrative Gestaltpsychotherapie; Erskine, 2015; Petzold, 1992), sondern um ein Meta-Modell der Integration. Es befindet sich auf einer anderen Abstraktionsebene als bestehende psychotherapeutische Schulen und basiert auf den Komplexitätswissenschaften, vor allem der Synergetik und der Chaostheorie. Es „[...] enthält das Paradoxon, dass, solange seine Annahmen gültig sind (z. B. Nichtlinearität, sensible Abhängigkeit von Anfangsbedingungen und minimalen Fluktuationen, kritische Instabilität, Phasenübergänge usw.), die Dynamik und die systemische Struktur von Einzelfällen gerade wegen ihrer allgemeinen (nomothetischen) Gesetze in den Fokus rücken" (Schiepek et al., 2015, S. 75–76).

Dieses Metakonzept verbindet in Anlehnung an die strukturalistische Theorienauffassung (Stegmüller, 1973; Westmeyer, 1989) verschiedene Ebenen:

- die Ebene der Metatheorie oder des wissenschaftlichen Paradigmas, wobei auf mathematische Formalisierungen, Simulations- und Modellierungstechniken zurückgegriffen wird;
- die Ebene intendierter Anwendungen, d. h. auf bestimmte Phänomenbereiche konkretisierte Theorien (z. B. Psychotherapie, Neurodynamik);
- die Ebene der Erfassung (Messung), Datenanalyse und Datenpräsentation, die propositionales Wissen[5] und Kompetenzen zur Orientierung in komplexen Systemen, also deren Struktur und Dynamik umfasst;
- die Ebene von Erfahrungen und Erkenntnissen aus der klinischen Praxis, z. B. Methoden der Fallkonzeption und der Systemmodellierung, operatives (prozedurales) Wissen und Kompetenzen für die Umsetzung von Techniken, Prinzipien für das Prozessmanagement (generische Prinzipien), Real-Time-Monitoring der Systemdynamik (feedback-informierte Therapie), Qualitätsdokumentation und Qualitätsmanagement;

5 Der hier verwendete Begriff „propositionales Wissen" bezeichnet Informationen oder Erkenntnisse, die in einer hochgradig formalen Sprache wie der Mathematik und der Aussagenlogik dargestellt werden können. Seine Synonyme sind deskriptives oder deklaratives Wissen im Gegensatz zu implizitem oder prozeduralem Wissen.

- die Befunde des Prozessfeedbacks können in das Qualitätsmanagement einfließen und zur Grundlage für Optimierungen der Struktur-, Prozess- und Ergebnisqualität werden. Die mit dem Synergetischen Navigationssystem (SNS) erfolgten Aufzeichnungen des Therapieverlaufs und -ergebnisses können aggregiert werden, womit auch eine ökologisch valide Prozess-Ergebnis-Forschung in der Praxis möglich wird (vgl. die Feedbackpfeile in Abbildung 13.1).

Abbildung 13.1 zeigt die Struktur und die Komponenten des Synergetischen Prozessmanagements (Haken & Schiepek, 2010). In diesem Konzept werden Therapieeffekte nicht dekontextualisiert auf Interventionen oder das Behandlungsprogramm zurückgeführt, sondern kommen unter den Bedingungen des jeweiligen Einzelfalls und seiner Lebenswelt zustande (ökosystemische Betrachtung). Ein Echtzeit-Monitoring (mithilfe des SNS) gibt über die Entwicklung Auskunft und ermöglicht eine kooperative Prozesssteuerung unter Nutzung von quantitativen Daten (Selbsteinschätzungen) und qualitativen Daten (Tagebüchern).

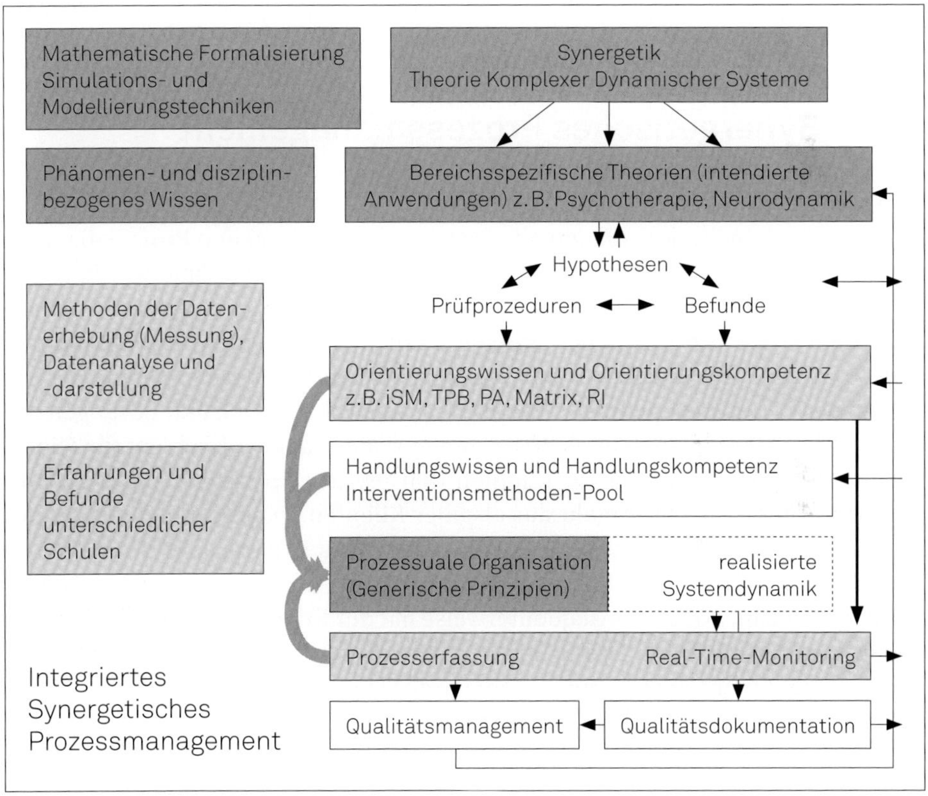

Abkürzungen: ISM: Idiographische Systemmodellierung; TPB: Therapie-Prozessbogen; PA: Plananalyse; Matrix: Interaktions-Matrix im SNS; RI: Ressourceninterview.

Abbildung 13.1: Struktur und Komponenten des Synergetischen Prozessmanagements (SPM) mit Bezug auf das Tätigkeitsfeld Psychotherapie (Haken & Schiepek, 2010, S. 442; Schiepek et al., 2013, S. 241)

Das Metakonzept des SPM interpretiert Psychotherapie als Management bzw. Gestaltung von Selbstorganisationsprozessen, wobei die Voraussetzungen hierfür von Therapeut und Klient gemeinsam geschaffen werden. Der Ausgangspunkt sind die Synergetik sowie mathematische Formalismen der Theorien komplexer dynamischer Systeme (Haken & Schiepek, 2010). Um den formalen Theorierahmen für seine Anwendung auf psychotherapeutische Veränderungsprozesse oder andere intendierte Anwendungen, z. B. die Musterbildung und Dynamik im Gehirn, zu konkretisieren, ist der Zugang zu phänomenspezifischem Wissen notwendig. In der strukturalistischen Theorienauffassung nennt man diesen Vorgang die Spezifizierung und Anreicherung des Theoriekerns zu intendierten Anwendungen. Erst daraus ist die Ableitung von Hypothesen möglich, die mit adäquaten Operationalisierungen und Messungen empirisch überprüft werden können. Für die Darstellung und Analyse von Daten, die im Psychotherapieprozess gewonnen werden, steht im SNS ein Spektrum von Methoden zur linearen und nichtlinearen Zeitreihenanalyse zur Verfügung.

13.4 Synergetisches Prozessmanagement

Im kontextuellen Ansatz des SPM steht der Klient im Mittelpunkt. Diagnostik – die hier vor allem Strukturdiagnostik (Systemmodellierung) und Prozessdiagnostik (Identifikation von dynamischen Mustern) ist – und Therapie werden vom Klienten und vom Therapeuten gemeinsam gestaltet. Metaanalysen haben gezeigt, dass das, was Klienten über ihre Probleme und ihr Leiden, ihre Ressourcen und Lösungen, aber auch über ein mögliches hilfreiches Vorgehen denken, stärker mit dem Therapieergebnis korreliert ist als die Erklärungen und Lösungen des Therapeuten (Wampold & Imel, 2015). Kategoriale Diagnostik scheint für Therapeuten wichtiger zu sein als für Klienten (Barnes, 2008; Carta et al., 2021) und sagt über Therapeuten oft mehr aus als über Klienten. Daher spricht man in der klientenzentrierten Perspektive davon, dass der Klient Experte, „Held" und Motor der therapeutischen Veränderung ist (Duncan et al., 2004; Duncan et al., 2010; Miller & Duncan, 2012). Konsequenterweise hat der Klient die Interpretationshoheit in den SNS-basierten Therapiegesprächen, in denen es darum geht, das Erleben des Klienten im Prozess auf Grundlage der Diagramme und Analysen, die im SNS bereitgestellt werden, nachzuvollziehen.

In der praktischen Umsetzung enthält das SPM folgende Schritte:

- ein Ressourceninterview;
- die Entwicklung eines idiographischen Systemmodells (das kann im Verlauf wiederholt werden), welches die Wirkzusammenhänge der Psycho- und Soziodynamik des Klienten verständlich macht;

- daraus resultierend die gemeinsame Entwicklung eines individuellen Prozessfragebogens für das tägliche Prozessmonitoring;
- regelmäßige Therapiesitzungen mit Feedback auf der Basis des aktuellen Datenprofils *(kontinuierliche kooperative Prozesssteuerung);*
- ambulante Nachsorge mit dem SNS als settingübergreifender Technologie.

Das SPM ist keine neue Psychotherapieschule, sondern ein Rahmenkonzept, das den optimalen Einsatz spezifischer therapeutischer Techniken in Abhängigkeit vom therapeutischen Prozess ermöglicht und somit zur Wirksamkeit jedes psychotherapeutischen Verfahrens beitragen kann. Es verwendet eine Reihe von Verfahren, die es ermöglichen, Netzwerkstrukturen und ihre Funktionsweise in den beteiligten Systemen darzustellen. Beispiele sind die idiographische Systemmodellierung, Prozessdiagnostik (z.B. mit dem Therapie-Prozessbogen als Standard-Fragebogen [Schiepek, Stöger-Schmidinger et al., 2019] oder mit personalisierten Fragebögen, die mit dem Fragebogen-Editor im SNS für den Einzelfall angelegt werden), Stabilitäts- und Kohärenzdiagnostik, welche den Stabilitätsgrad und die Synchronisation multipler Zeitreihen erfasst (diese Analysen können mit dem SNS problemlos durchgeführt werden), Verfahren der Plan- und Schemaanalyse (Caspar, 1996), Konfigurationsanalyse (Identifikation von „States of Mind"; Horowitz, 1987), oder das Ressourceninterview (Schiepek & Cremers, 2003). Das Ressourceninterview stellt ein positives Gegengewicht zur pathologieorientierten Diagnostik dar. Viele Klienten empfinden die positive Atmosphäre eines solchen Gesprächs als Erleichterung und Anspruch, sich auf ihre Fähigkeiten und Stärken zu besinnen und eine positive mentale Haltung (Ressourcentrance) einzunehmen. Es führt auch zum nächsten Schritt im SPM hin, die idiographische Systemmodellierung. Alle in Abbildung 13.1 genannten Methoden dienen dazu, Kognitions-Emotions-Verhaltens-Muster der Klienten in ihrem Lebensumfeld zu identifizieren und zu beschreiben.

13.5 Idiographische Systemmodellierung

Die Systemmodellierung ist ein ko-kreativer Prozess der Fallkonzeption zwischen Klient und Therapeut. Die Anwendungen gehen inzwischen über den Bereich der Psychotherapie (Einzel- und Paartherapie) hinaus, z.B. in Tätigkeitsfeldern wie Coaching, Beratung, Sozialarbeit, Teamentwicklung und Sport. Im Prozess der Modellierung wird – ausgehend von den Themen des Klienten – in einem Interview eine Liste mit den relevanten psychologischen und sozialen Aspekten des Systems erstellt. Es geht um ein breit angelegtes Bild des Lebens des Klienten, um seine Probleme, Problemlösungsversuche, Bewältigungsstrategien und auch um zwischenmenschliche Beziehungen. Alle Inhalte, die für den Klienten relevant sind, können angesprochen und in das Systemmodell aufgenommen werden. Die Notizen des Interviews enthalten die in der Modellierung verwendeten Variablen (zum Vorgehen siehe Kapitel 1). In einem nächsten Schritt findet eine dialog-konsensuelle Validierung der Variablen statt, um ein gemeinsames Verständnis zu entwickeln und die Formulierungen des Klienten aufzugreifen. Idealerweise decken die Variablen alle wichtigen biopsychosozialen Aspekte im Leben des Klienten ab – Kognitionen, Emotionen, Motive, Verhaltensweisen, psychologische Zustände usw. Anschließend werden die Verbindungen zwischen den Variablen graphisch dargestellt. Diese „Landkarte" ist dann das idiographische Systemmodell, das auf einer Flipchart oder einer elektronischen Tafel (vgl. Kapitel 12) visualisiert wird.

Idiographische Modelle zeigen Wechselwirkungen, Schleifen zwischen Variablen oder Rekursionen einer Variablen auf sich selbst (autokatalytische Effekte). Die Vernetzung der Variablen ermöglicht es, Zusammenhänge zu erkennen, die zuvor unbemerkt blieben oder nur als einseitige Ursache-Wirkungs-Beziehungen betrachtet wurden („x ist schuld an y"). Nach Abschluss der Modellierung erstellen Therapeut und Klient einen individualisierten Prozessfragebogen. Während des therapeutischen Prozesses können sich Therapeut und Klient in den Feedbackgesprächen sowohl auf das Modell als auch auf die Zeitreihen der Veränderungsdynamik beziehen. Das Vorgehen berücksichtigt also die zeitliche Dynamik der Variablen und die sich verändernde Struktur des Systems (Prozessmuster mehrerer Zeitreihen) und dient als Grundlage für die kooperative Entscheidungsfindung *(shared decision making)*. Zunächst ist keine Verallgemeinerung beabsichtigt, aber in einem zweiten Schritt können Klassifizierungen und Aggregationen individueller, hochkomplexer, nichtergodischer und unvorhersehbarer Trajektorien realisiert werden (Schiepek et al., 2022).

13.6 Synergetisches Navigationssystem (SNS)

Das Synergetische Prozessmanagement erfordert Informationen über die dynamischen Eigenschaften von Selbstorganisationsprozessen. Dies ist mit dem SNS möglich, mit dem sich kritische Phasen und Nichtstationaritäten (Musterwandel) in Therapie und Beratung identifizieren lassen (Schiepek, 2022). Gleichzeitig macht das Real-Time-Monitoring eine praxisbasierte Forschung möglich, die Prozess und Outcome erfasst und flächendeckend (also nicht nur in einzelnen Studien) durchgeführt werden kann – prinzipiell in allen Therapien. Die Prozesserfassung mit dem SNS ist nicht nur Messung und Datengenerierung, sondern gleichzeitig auch Intervention – Messung ist Intervention (Schiepek & Oelkers-Ax, 2022). Auf Basis der idiographischen Systemmodellierung lassen sich nicht nur klienten- und therapiespezifische Faktoren, sondern auch extratherapeutische Faktoren erfassen (Tramonti et al., 2024). Die Kombination aus täglichen Selbsteinschätzungen und regelmäßigen SNS-basierten Feedbackgesprächen in jeder oder jeder zweiten Sitzung erhöht die Transparenz des Prozesses und die Selbstwirksamkeit der Klienten, unterstützt die Veränderungsmotivation und wirkt sich positiv auf die Therapiebeziehung aus (das zeigen noch unveröffentlichte Daten einer Nutzerbefragung; siehe auch Schiepek, Kratzer et al., 2019). Die Compliance der Klienten ist in der Regel hoch und die Daten weisen hohe Validität auf (Schiepek et al., 2016).

Mit dem Prozessfeedback (mithilfe des SNS) ist es möglich, jede Therapie entsprechend dem aktuellen Entwicklungs- und Systemzustand des Klienten zu gestalten. Hierfür stehen die generischen Prinzipien als Heuristiken und Entscheidungskriterien zur Verfügung, die eine Art Filter zwischen den möglichen und den tatsächlich realisierten Interventionsmethoden und Vorgehensweisen darstellen (adaptive Indikation; Schiepek et al., 2013; Možina, 2023). In Abbildung 13.1 auf Seite 247 wird diese Filter- und Screeningfunktion durch Pfeile symbolisiert, die vom Prozessmonitoring, der Systemmodellierung (Orientierungswissen) und vom Pool der verfügbaren Interventionsmethoden zu den generischen Prinzipien verlaufen.

Der Klient wird aktiv in den Prozess einbezogen, sowohl in die Interpretation der Analyseergebnisse als auch in die Entscheidungen über das weitere Vorgehen *(shared decision making)*. So entsteht eine partnerschaftliche Zusammenarbeit, in der der Klient zum eigenständigen Prozessgestalter wird und schrittweise die Kontrolle über den Prozess übernimmt (Selbstmanagement). Dies wirkt sich positiv auf sein Selbstwirksamkeitserleben und sein Selbstwertgefühl sowie auf die therapeutische Beziehung aus.

13.7 Dimensionen der Integration im Rahmen der Komplexitätsforschung

Aus dem Konzept der integrativen Psychotherapie (SPM) lässt sich eine Synthese zwischen biomedizinischem und kontextuellem Ansatz entwickeln (Schiepek et al., 2013; Schiepek et al., 2015) Eine Integration dieser beiden Ansätze ist möglich, „[...] wenn veränderungsrelevante Muster und Strukturen als dysfunktionale Prozesse der Selbstorganisation oder als strukturelle ‚Kondensate' solcher Prozesse systemische Erklärungen finden, oder wenn Veränderungen systemisch erklärt und durch Rückkopplung ausgelöst werden können – im Sinne eines dynamischen Schaffens von Bedingungen für Selbstorganisation" (Schiepek et al., 2015, S. 74). Dabei kommen folgende Punkte zum Tragen:

- Therapie ist die Unterstützung von Selbstorganisationsprozessen;
- unspezifische Faktoren werden spezifisch, weil sie theoretisch klar definiert werden können (z. B. mithilfe der generischen Prinzipien oder einer synergetischen Therapietheorie; Schiepek et al., 2017; Schöller et al., 2018);
- es ist möglich, die systemischen Prozesse der Reorganisation mit komplexitätswissenschaftlichen und synergetischen Modellen zu erklären und durch Prozessmonitoring und -feedback zu unterstützen.

Neben einer Integration psychotherapeutischer Schulen enthält das SPM nach Schiepek auch eine Synthese weiterer Systemebenen und Dichotomien: Wissenschaft und Praxis (Scientist-Practitioner-Modell), biologische, mentale (psychologische) und soziale Systeme; quantitative und qualitative Methoden; Nomothetik und Idiographik; theoretische Erklärungen und klinisches Verständnis; störungsspezifische und personalisierte Psychotherapie[6] (vgl. Abbildung 13.2).

Psychotherapie ist nicht mehr nur angewandte Psychologie, sondern eine Profession an der Schnittstelle mehrerer wissenschaftlicher Disziplinen, wie Psychologie, Philosophie (Erkenntnistheorie, Methodologie, Neurophilosophie, Hermeneutik), Medizin (Psychiatrie, Psychosomatik), Biologie, Neurowissenschaften, Sozialwissenschaften sowie Methoden der linearen und nichtlinearen Zeitreihenanalyse, die aus der Physik und Mathematik stammen, und angewandte Informatik, in Zukunft sicher auch noch ergänzt durch KI und *machine learning*. Aus- und Weiterbildung beziehen sich dabei auf das Konzept der Systemkompetenz, d.h.

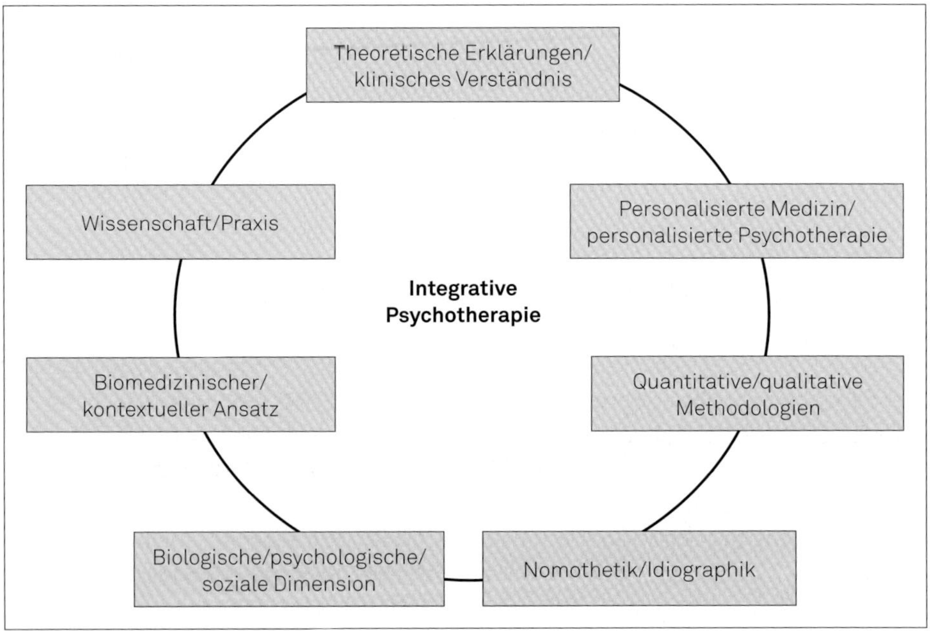

Abbildung 13.2: Integrative Psychotherapie an der Schnittstelle verschiedener Polaritäten und Ansätze

6 „Personalisierte Medizin" meint in bestimmten Kontexten eine auf Genomanalysen und RNA-Analysen basierende Anwendung von Pharmaka. Hier sprechen wir allerdings von personalisierter Psychotherapie in einem wesentlich weiteren Sinn unter Einbezug individueller diagnostischer Modelle (z.B. der idiographischen Systemmodellierung) und prozesssensitiver Therapiegestaltung. Der Klient wird als einzigartige Persönlichkeit in seinem sozialen Kontext betrachtet (Fisher, 2015; Fisher & Boswell, 2016; Schiepek, 2019; Somrak, 2015).

auf die Kompetenz, komplexe Systeme zu verstehen, zu modellieren, zu analysieren und mit ihnen umzugehen (Schiepek, 2020).

Das von Schiepek und Pincus (2023) vorgelegte Konzept der Integration beruht auf den Komplexitätswissenschaften (insbesondere Synergetik und Chaostheorie) und umfasst folgende Dimensionen:
- ein metatheoretisches und generisches Verständnis von Veränderungsprozessen (von der neuronalen bis zur sozialen Systemebene);
- eine formalisierte Theorie von therapeutischen Veränderungsprozessen und Persönlichkeitsentwicklung;
- eine integrative Methode der Fallkonzeption, wie in diesem Band dargestellt;
- die Möglichkeit, eine Vielzahl von Techniken und Verfahren mit Bezug auf grundlegende Veränderungsprinzipien (generische Prinzipien) zu nutzen (Eklektizismus mit Theoriebezug);
- Kriterien für Mikroentscheidungen bei der Navigation des therapeutischen Prozesses (generische Prinzipien);
- Real-Time Monitoring der Veränderungsdynamik in der klinischen Praxis;
- Outcome-Monitoring in naturalistischen Settings (in jedem Einzelfall);
- Kriterien für die Ausbildung, orientiert an der Systemkompetenz;
- Strategien für die Integration von Wissenschaft und Praxis.

Die von Schiepek und Pincus vorgeschlagene komplexitätswissenschaftliche Integration schließt die von Norcross und Goldfried (2005) skizzierten Wege der Psychotherapieintegration ein und bezieht sich auf diese, geht aber gleichzeitig in mehreren Hinsichten über diese hinaus:
- Die komplexitätswissenschaftliche Integration berücksichtigt alle spezifischen und unspezifischen Faktoren der Psychotherapie (Wampold & Imel, 2015; Wampold et al., 2018), formuliert aber ein Modell, das die nichtlinearen Wechselwirkungen zwischen wichtigen Faktoren berücksichtigt und mathematisch modelliert. Damit kann die Dynamik von Psychotherapien simuliert werden. Das Explanandum ist in dieser konkretisierten Theorie der Prozess (Schiepek et al., 2017; Schöller et al., 2018; vgl. Kapitel 1).
- Auch der technische Eklektizismus erhält einen Stellenwert, ist aber nicht beliebig wie ein Bauchladen – eben das wurde am Eklektizismus ja zu Recht kritisiert. Mit den generischen Prinzipien stehen stattdessen Heuristiken und Entscheidungskriterien für den Einsatz verschiedener Methoden und Techniken zur Verfügung, und mit dem Real-Time-Monitoring können die Trajektorien und aktuellen Systemzustände (z. B. stabile oder instabile Phasen, unterschiedliche Grade der Synchronisation) erfasst und berücksichtigt werden. Die Reichhaltigkeit therapeutischer Methoden und Interventionen ist damit theoretisch eingebunden und prozesssensitiv zu filtern (adaptive Indikation).
- Das Vorgehen entspricht dem Kriterium der theoretischen Integration, indem sowohl eine Metatheorie (Psychotherapie als selbstorganisierender Prozess) als auch eine konkrete theoretische Erklärung der Dynamik und der Ergebnisse

zur Verfügung stehen. Berücksichtigt man auch das konkrete Vorgehen der Fallkonzeption (u. a. die idiographische Systemmodellierung) und das daraus ableitbare personalisierte Prozessmonitoring, finden wir hiermit die komplette Methodik einer personalisierten Psychotherapie vor. In Zukunft wird ein *decision support tool* im SNS die Entscheidungsfindung erleichtern, ohne den Therapeuten in seiner Wahlfreiheit und Verantwortung einzuschränken.
- In Übereinstimmung mit den Kriterien der assimilativen Integration wird der Erfahrungsschatz der verschiedenen Psychotherapieschulen und Ausbildungshintergründe wertgeschätzt. Der systemische Hintergrund ist jedoch das metatheoretische und transdisziplinären Paradigma der *systems and complexity sciences*. Damit stünden neben der Psychotherapie im engeren Sinne auch Methoden und Erkenntnisse aus der Biologie und den Neurowissenschaften für Anwendungen auf kognitive, affektive und soziale Prozesse zur Verfügung.

Auf der Grundlage dieses Verständnisses von Integration schlagen Schiepek et al. (2013) und Schiepek et al. (2015) auch eine integrative Definition systemischer Therapien vor, die über das Verständnis einer systemischen Psychotherapieschule hinausgeht.

> *Systemische Therapie* ist in diesem Verständnis die Ermöglichung von Veränderungsprozessen von als defizitär oder dysfunktional beurteilten Zuständen eines Systems oder Netzwerks von Systemen (Strukturen und/oder Funktionen betreffend) mit Methoden, die ihre Verortung im Theoriespektrum komplexer, dynamischer und nichtlinearer Systeme haben. Entscheidender und integrativer Bestandteil von Therapie und Veränderung ist die prozessuale Erfassung der Systeme und ihrer Dynamik, also ein konsequentes Prozessfeedback. Der Therapie- und Veränderungsprozess selbst wird damit als dynamisches, selbstorganisierendes System konzipiert und erfasst.
>
> Eine solche offene Definition von systemischen Therapien bedeutet, dass
>
> 1. der Fokus der Behandlung Systemqualität besitzt (z. B. neuronale Systeme, psychische Strukturen, interpersonelle Systeme) und mit systemtheoretischen Methoden modellierbar ist,
> 2. a priori keine Einschränkung auf eine bestimmte Funktionsebene (z. B. auf eine biologische, eine psychische oder eine interpersonell-kommunikative) stattfindet,
> 3. systemische Therapien nicht auf Psychotherapie beschränkt sind – neurobiologische oder biomedizinische Behandlungen können in diesem Sinne ebenso systemisch sein wie psychologische oder soziale, und
> 4. im Anwendungsfeld der Psychotherapie keine A-Priori-Festlegung auf bestimmte Interventionsmethoden oder Therapieschulen erfolgt. (Schiepek et al., 2015, S. 79)

Mit einer solchen Definition bewegt sich Psychotherapie auf einer erweiterten Abstraktionsebene und wird zu einem Mitglied der größeren, transdisziplinären „Familie“ systemischer Therapien und vor allem eines biopsychosozialen Gesamtverständnisses des Menschen. Dies unterscheidet sich deutlich vom vorherrschenden Verständnis einer systemischen Therapieschule. Der hierfür erforderliche Wandel ist jedoch der Mühe wert, da er Möglichkeiten zur Überwindung etablierter Dualismen (vgl. Abbildung 13.2 auf Seite 252) und disziplinärer wie konfessioneller Grenzen eröffnet.

Im Moment findet das von Günter Schiepek vorgeschlagene Konzept einer integrativen systemischen Therapie einschließlich der hierfür existierenden methodischen und technologischen Möglichkeiten (z. B. idiographische Systemmodellierung, SNS, SPM als personalisiertes Vorgehen, wie es in diesem Band beschrieben wird) noch keine umfangreiche Anerkennung. Dass es praxisrelevant und in verschiedenen klinischen wie nichtklinischen Tätigkeitsfeldern nutzbar ist, wird in diesem Band umfassend und überzeugend dargestellt. Trotzdem wird das große Potenzial der Komplexitätswissenschaften in der Psychotherapieforschung und -praxis nur in relativ geringem Umfang genutzt. Vielleicht, so wäre zu hoffen, befindet sich das Feld der Psychotherapie aber bereits in einer Phase des Übergangs, und ein Paradigmenwechsel im Sinne von Kuhn (1967) steht bevor. Ein wichtiger Schritt auf dem Weg zu einem neuen, systemischen Paradigma wäre sicher, die hier vorgestellten Methoden (Fallkonzeption, Prozessfeedback und -reflexion), theoretischen Hintergründe und Praxiserfahrungen in die Lehre und in Aus- und Weiterbildungen zu integrieren. Zugleich wird es darauf ankommen, wie wir den Dialog über den konzeptuellen Pluralismus führen, der uns derzeit kennzeichnet.

13.8 Wir haben einen Traum ...

Seit ich 1999 begonnen habe, mit Günter Schiepek zusammenzuarbeiten, entfaltete sich in mir ein Traum, der mich inspiriert, motiviert und davon abhält, an der real existierenden Gesundheitsversorgung und am biomedizinischen Modell der Psychotherapie zu verzweifeln (Možina, 2020b). In diesem Traum kommen verschiedene Figuren vor, die sich gegenseitig zu Synergieeffekten einladen und wie in einem Systemmodell emergente Strukturen ermöglichen: gemeinsame Faktoren, der „Dodo Bird", das biopsychosoziale Modell, die Komplexitätswissenschaften, das Synergetische Prozessmanagement, die idiographische Systemmodellierung und die personalisierte Psychotherapie (Bartuska et al., 2008; Fisher, 2015; Haken & Schiepek, 2010; Jennissen et al., 2018; Olthof et al., 2020; Schiepek et al., 2013; Schiepek et al., 2015; Schiepek et al., 2017; Schiepek & Pincus, 2023; Schöller et al., 2018).

Es sieht allerdings so aus, als hätten wir noch einen weiten Weg vor uns und als würde die große Psychotherapie-Debatte noch eine ganze Weile andauern. Es wird Aufgeschlossenheit, Offenheit und Mut nötig sein, um sich dem Unbehagen der Ungewissheit zu stellen, die mit allen Phasen kritischer Instabilität oder Prozessen der Akkommodation bestehender Schemata (Piaget, 1995) einhergeht. Dabei wird angesichts unserer begrenzten Möglichkeiten sicher auch eine Haltung von Demut zuträglich sein.

Wir haben einen Traum ...

Literatur

Anchin, J.C. (2008). Pursuing a unifying paradigm for psychotherapy: Tasks, dialectical considerations, and biopsychosocial systems metatheory. *Journal of Psychotherapy Integration, 18*(3), 310–349. https://doi.org/10.1037/a0013557

Barnes, G. (2008). An introduction to dialogotherapy. *Kairos – Slovenian Journal of Psychotherapy, 2*(3/4), 25–60.

Bartuska, H., Buchsbaumer, M., Mehta, G., Pawlowsky, G. & Wiesnagrotzki, S. (2008). *Psychotherapeutic diagnostics: Guidelines for the new standard.* Heidelberg: Springer. https://doi.org/10.1007/978-3-211-77310-9

Borrell-Carrió, F., Suchman, A.L. & Epstein, R.M. (2004). The biopsychosocial model 25 years later: Principles, practice, and scientific inquiry. *Annals of Family Medicine, 2*(6), 576–582. https://doi.org/10.1370/afm.245

The British Psychological Society. (2013). *Classification of behaviour and experience in relation to functional psychiatric diagnoses: Time for a paradigm shift* (Division of Clinical Psychology Position Statement). Retrieved from: https://explore.bps.org.uk/content/bpsdeb/1/149/8

Carta, S., Možina, M. & Šugman Bohinc, L. (2021). Editorial about the social dimension of psychotherapy: The role of a psychotherapist in the social field. *Kairos – Slovenian Journal of Psychotherapy, 15*(3–4), 9–51.

Caspar, F. (1996). *Beziehungen und Probleme verstehen. Eine Einführung in die psychotherapeutische Plananalyse* (2. Aufl.). Bern: Huber.

Centre for Economic Performance's Mental Health Policy Group. (2006). *The depression report. A new deal for depression and anxiety disorders.* London: London School of Economics and Political Science.

Cuijpers, P. (2019). Targets and outcomes of psychotherapies for mental disorders: An overview. *World Psychiatry, 18,* 276–285. https://doi.org/10.1002/wps.20661

de Beurs, E., Blankers, M., Delespaul, P., van Duijn, E., Mulder, N., Nugter, A. et al. (2018). Treatment results for severe psychiatric illness: Which method is best suited to denote the outcome of mental health care? *BMC Psychiatry, 18*(1), 225. https://doi.org/10.1186/s12888-018-1798-4

Deacon, B.J. (2013). The biomedical model of mental disorder: A critical analysis of its validity, utility, and effects on psychotherapy research. *Clinical Psychology Review, 33,* 846–861. https://doi.org/10.1016/j.cpr.2012.09.007

DeRubeis, R.J., Hollon, S.D., Amsterdam, J.D., Shelton, R.C., Young, P.R., Salomon, R.M. et al. (2005). Cognitive therapy vs medications in the treatment of moderate to severe depression. *Archives of General Psychiatry, 62*(4), 409–416. https://doi.org/10.1001/archpsyc.62.4.409

Duncan, B.L., Miller, S.D. & Sparks, J.A. (2004). *The heroic client: A revolutionary way to improve effectiveness through client-directed outcome-informed therapy* (2nd ed.). Hoboken, NY: Jossey-Bass.

Duncan, B.L., Miller, S.D., Wampold, B.E. & Hubble, M.A. (2010). *The heart and soul of change. Delivering what works in therapy* (2nd ed.). Washington, DC: American Psychological Association.

Duncan, B.L., Sparks, J.A. & Timimi, S. (2017). Beyond critique: The Partners for Change Outcome Management System as an alternative paradigm to psychiatric diagnosis. *Journal of Humanistic Psychology, 58*(1), 7–29. https://doi.org/10.1177/0022167817719975

Elkins, D.N. (2016). *The human elements of psychotherapy: A nonmedical model of emotional healing.* Washington, DC: American Psychological Association. https://doi.org/10.1037/14751-000

Engel, G.L. (1977). The need for a new medical model: A challenge for biomedicine. *Science, 196,* 129–136. https://doi.org/10.1126/science.847460

Engel, G.L. (1979). The biopsychosocial model and the education of health professionals. *General Hospital Psychiatry, 1*(2), 156–165. https://doi.org/10.1016/0163-8343(79)90062-8

Erskine, R.G. (2015). *Relational patterns, therapeutic presence: Concepts and practice of integrative psychotherapy.* London: Karnac.

Fiegl, J. (2016). *Empirische Untersuchung zum Direktstudium Psychotherapie: Forschungsergebnisse zur Eignung und zum Ausbildungsverlauf aus der Perspektive von Studierenden und Experten.* Münster: Waxmann.

Fisher, A.J. (2015). Toward a dynamic model of psychological assessment: Implications for personalized care. *Journal of Consulting and Clinical Psychology, 83,* 825–836. https://doi.org/10.1037/ccp0000026

Fisher, A.J. & Boswell, J.F. (2016). Enhancing the personalization of psychotherapy with dynamic assessment and modeling. *Assessment, 23,* 496–506. https://doi.org/10.1177/1073191116638735

Foucault, M. (2009). *Rojstvo klinike* [Die Geburt der Klinik]. Ljubljana: Beletrina.

Frank, J.D. (1961). *Persuasion and healing: A comparative study of psychotherapy.* Baltimore, ML: Johns Hopkins University Press.

Fusar-Poli, P., Solmi, M., Brondino, N., Davies, C., Chae, C., Politi, P. et al. (2019). Transdiagnostic psychiatry: A systematic review. *World Psychiatry, 18*(2), 192–207. https://doi.org/10.1002/wps.20631

Gelo, O.G.C. & Pritz, A. (2020). Dialogical pluralism in psychotherapy science. In A. Pritz, J. Fiegl, H. Laubreuter & B. Rieken (Hrsg.), *Universitäres Psychotherapiestudium: Das Modell der Sigmund Freud Privatuniversität* (S. 57–84). Lengerich: Pabst Science Publishers.

Haken, H. & Schiepek, G. (2010). *Synergetik in der Psychologie. Selbstorganisation verstehen und gestalten* (2. Aufl.). Göttingen: Hogrefe.

Hazlett-Stevens, H., Craske, M.G., Roy-Byrne, P.P., Sherbourne, C.D., Stein, M.B. & Bystritsky, A. (2002). Predictors of willingness to consider medication and psychosocial treatment for panic disorder in primary care patients. *General Hospital Psychiatry, 24,* 316–321. https://doi.org/10.1016/S0163-8343(02)00204-9

Healy, D. (2012). *Pharmageddon.* Berkeley, CA: University of California Press. https://doi.org/10.1525/9780520951815

Heisenberg, W. (1971). *Physics and beyond: Encounters and conversations.* New York: Harper & Row.

Horowitz, M.J. (1987). *States of mind.* New York, NY: Plenum Press. https://doi.org/10.1007/978-1-4899-7087-9

Jennissen, S., Huber, J., Ehrenthal, J.C., Schauenburg, H. & Dinger, U. (2018). Association between insight and outcome of psychotherapy: Systematic review and meta-analysis. *The American Journal of Psychiatry, 175*(10), 961–969. https://doi.org/10.1176/appi.ajp.2018.17080847

Keeney, B. (1983). *Aesthetics of change.* New York: Guilford.

Kordeš, U. (2005). A peaceful coexistence of epistemologies: Philosophy from the constructivist's point of view. *Kybernetes, 34*(1/2), 295–305. https://doi.org/10.1108/03684920510575852

Kostnapfel, T. & Albreht, T. (2023). *Poraba zdravil predpisanih na recept v Sloveniji v letu 2022* [Konsum verschreibungspflichtiger Medikamente in Slowenien im Jahr 2022]. Nacionalni inštitut za javno zdravje. Verfügbar unter: https://nijz.si/wp-content/uploads/2023/05/Zdravila-na-recept-KONCNO.pdf

Kotov, R., Krueger, R.F., Watson, D., Achenbach, T.M., Althoff, R.R., Bagby, R.M. et al. (2017). The Hierarchical taxonomy of psychopathology (HiTOP): A dimensional alternative to traditional nosologies. *Journal of Abnormal Psychology, 126*(4), 454–477. https://doi.org/10.1037/abn0000258

Kravitz, R.L., Epstein, R.M., Feldman, M.D., Franz, C.E., Azari, R., Wilkes, M.S. et al. (2005). Influence of patients' requests for direct-to-consumer advertised antidepressants: A randomized controlled trial. *JAMA, 293*(16), 1995–2002. https://doi.org/10.1001/jama.293.16.1995

Kuhn, T.S. (1967). *Die Struktur wissenschaftlicher Revolutionen*. Frankfurt am Main: Suhrkamp.

Lange, K.W. (2021). Rudolf Virchow, poverty and global health: from „politics as medicine on a grand scale" to „health in all policies". *Global Health Journal, 5,* 149–154. https://doi.org/10.1016/j.glohj.2021.07.003

Laska, K.M. (2012). *The cost of determining the marginal efficacy of empirically supported treatments*. Madison, WI: University of Wisconsin-Madison.

Laubreuter, H. (2012). About psychotherapy science. *Kairos – Slovenian Journal of Psychotherapy, 6*(1–2), 13–19.

Laubreuter, H. (2018). Profession and discipline of psychotherapy. *Kairos – Slovenian Journal of Psychotherapy, 13*(3–4), 41–52.

Lebowitz, M.S. & Appelbaum, P.S. (2019). Biomedical explanations of psychopathology and their implications for attitudes and beliefs about mental disorders. *Annual Review of Clinical Psychology, 15*(1), 555–577. https://doi.org/10.1146/annurev-clinpsy-050718-095416

Littel, J.H. (2010). Evidence-based practice: Evidence or orthodoxy? In B.L. Duncan, S.D. Miller, B.E. Wampold & M.A. Hubble (Eds.), *The heart and soul of change. Delivering what works in therapy* (2nd ed., pp. 167–198). Washington, DC: American Psychological Association. https://doi.org/10.1037/12075-006

Martin, M.J. (1978). Psychosomatic medicine: A brief history. *Psychosomatics, 19*(11), 697–700. https://doi.org/10.1016/S0033-3182(78)70911-4

McHugh, R.K., Otto, M.W., Barlow, D.H., Gorman, J.M., Shear, M.K. & Woods, S.W. (2007). Cost-efficacy of individual and combined treatments for panic disorder. *Journal of Clinical Psychiatry, 68,* 1038–1044. https://doi.org/10.4088/JCP.v68n0710

McHugh, R.K., Whitton, S.W., Peckham, A.D., Welge, J.A. & Otto, M.W. (2013). Patient preference for psychological vs pharmacologic treatment of psychiatric disorders: A meta-analytic review. *Journal of Clinical Psychiatry, 74,* 595–602. https://doi.org/10.4088/JCP.12r07757

Meldrum, M.L. (2000). A brief history of the randomized controlled trial: From oranges and lemons to the gold standard. *Hematology/Oncology Clinics of North America, 14*(4), 745–760. https://doi.org/10.1016/S0889-8588(05)70309-9

Miklowitz, D.J. & Scott, J. (2009). Psychosocial treatments for bipolar disorder: Cost-effectiveness, mediating mechanisms, and future directions. *Bipolar Disorders, 11*(Suppl. 2), 110–122. https://doi.org/10.1111/j.1399-5618.2009.00715.x

Miller, S.D. & Duncan, B.L. (2012). Paradigm lost: From model-driven to client-directed, outcome-informed clinical work. *Journal of Systemic Therapies, 19*(1), 20–34. https://doi.org/10.1521/jsyt.2000.19.1.20

Možina, M. (1998). A psychiatrist's epistemological confusion. In A. Detela, U. Kordeš & A. Ule (Eds.), *Kognitivna znanost: Zbornik konference* [Cognitive sciences: Proceedings of the conference] (pp. 74–80). Ljubljana: Institut Jožef Stefan.

Možina, M. (2020a). Steps to a reflexive psychotherapy: How to avoid being used by theory while using theory to avoid being used by theory. *Constructivist Foundations, 16*(1), 116–119.

Možina, M. (2020b). The Slovenian story about self-organization and cooperation. In K. Viol, H. Schöller & W. Aichhorn (Hrsg.), *Selbstorganisation – Ein Paradigma für die Humanwissenschaften: Zu Ehren von Günter Schiepek und seiner Forschung zu Komplexität und Dynamik in der Psychologie* (S. 217–243). Berlin: Springer. https://doi.org/10.1007/978-3-658-29906-4_14

Možina, M. (2021a). The Dodo's adolescence and adulthood: The development of common factors theory from first meta-analyses to Schiepek's synergetic nonlinear dynamic model. *Kairos – Slovenian Journal of Psychotherapy, 15*(1–2), 57–149.

Možina, M. (2021b). From deficit to difference in the discourse on autism and mental health. *Constructivist Foundations, 17*(1), 49–52.
Možina, M. (2023). Come live with me: Decision making in the therapeutic process from an intersubjective and synergetic perspective. *Kairos – Slovenian Journal of Psychotherapy, 17*(1–2), 169–196.
Možina, M. & Barnes, G. (2020). Second-order psychotherapy: How psychotherapists use theories and how psychotherapy theories use psychotherapists? *Kairos – Slovenian Journal of Psychotherapy, 14*(3–4), 231–257.
Možina, M., Flajs, T., Jerebic, D., Kosovel, I., Kranjc Jakša, U. & Rakovec, P. (2018). Čas za zakon je dozorel: O novostih glede normativne ureditve psihoterapije in psihosocialnega svetovanja v Sloveniji [Die Zeit ist reif zum Heiraten: Über Neuerungen in der normativen Regulierung von Psychotherapie und psychosozialer Beratung in Slowenien]. *Kairos – Slovenian Journal of Psychotherapy, 12*(3–4), 7–39.
Norcross, J. C. & Goldfried, M. R. (2005). *Handbook of psychotherapy integration* (2nd ed.). Oxford: Oxford University Press.
Olfson, M. & Marcus, S. C. (2010). National trends in outpatient psychotherapy. *American Journal of Psychiatry, 167*(12), 1456–1463. https://doi.org/10.1176/appi.ajp.2010.10040570
Olthof, M., Hasselman, F., Strunk, G., van Rooij, M., Aas, B., Helmich, M. A. et al. (2020). Critical fluctuations as an early-warning signal for sudden gains and losses in patients receiving psychotherapy for mood disorders. *Clinical Psychological Science, 8*(1), 25–35. https://doi.org/10.1177/2167702619865969
Petzold, H. G. (1992). Integrative Therapie. Modelle, Theorien und Methoden für eine schulenübergreifende Psychotherapie. Bd. *II*, 2: Klinische Theorie. Paderborn: Junfermann.
Piaget, J. (1995). *Sociological Studies*. London, UK: Routledge.
Pritz, A. (2011). The struggle for legal recognition of the education of psychotherapy and an autonomous psychotherapy profession in Europe. *European Psychotherapy, 10,* 5–20.
Rogers, C. R. (1957). The necessary and sufficient conditions of therapeutic personality changes. *Journals of Consulting and Clinical Psychology, 21*(2), 95–103. https://doi.org/10.1037/h0045357
Sadler, J. Z., Jotterand, F., Lee, S. C. & Inrig, S. (2009). Can medicalization be good? Situating medicalization within bioethics. *Theoretical Medicine and Bioethics, 30*(6), 411–425. https://doi.org/10.1007/s11017-009-9122-4
Sadler, M. J. (2016). Medicalization in psychiatry: The medical model, descriptive diagnosis, and lost knowledge. *Medicine, Health Care, and Philosophy, 19*(2), 247–252. https://doi.org/10.1007/s11019-015-9670-5
Salvatore, S. & Valsiner, J. (2011). Idiographic science as a non-existing object: The importance of the reality of the dynamic system. In S. Salvatore, J. Valsiner, A. Gennaro & J. B. Travers Simon (Eds.), *Yearbook of Idiographic Science* (Vol. 3, pp. 7–26). Rome: Firera & Liuzzo.
Schiepek, G. (2008). Psychotherapy as evidence-based process management: A contribution to professionalism beyond the standard model. *Kairos – Slovenian Journal of Psychotherapy, 2*(1–2), 7–32.
Schiepek, G. (2019). Kein Klient ist „der Fall" von irgendwas – Das Spannungsfeld von individueller Fallkonzeption, Prozesssteuerung und Verallgemeinerung. In M. Rufer & C. Flückiger (Hrsg.), *Essentials der Psychotherapie* (S. 83–95). Bern: Hogrefe.
Schiepek, G. (2020). Psychotherapie und Beratung in komplexen Systemen: Welche Kompetenzen brauchen wir? In P. Bauer & M. Weinhardt (Hrsg.), *Systemische Kompetenzen entwickeln. Grundlagen, Lernprozesse und Didaktik* (S. 36–51). Göttingen: Vandenhoeck & Ruprecht. https://doi.org/10.13109/9783666459115.36

Schiepek, G. (2022). Prozessfeedback und Prozesssteuerung in der Psychotherapie. Erfahrungen mit dem Synergetischen Navigationssystem (SNS). *Psychopraxis Neuropraxis, 25,* 323–331. https://doi.org/10.1007/s00739-022-00843-3

Schiepek, G., Aichhorn, W., Gruber, M., Strunk, G., Bachler, E. & Aas, B. (2016). Real-time monitoring of psychotherapeutic processes: Concept and compliance. *Frontiers in Psychology for Clinical Settings, 7,* 604. https://doi.org/10.3389/fpsyg.2016.00604

Schiepek, G. & Cremers, S. (2003). Ressourcenorientierung und Ressourcendiagnostik in der Psychotherapie. In H. Schemmel & J. Schaller (Hrsg.), *Ressourcen. Ein Hand- und Lesebuch zur therapeutischen Arbeit* (S. 147–193). Tübingen: DGVT.

Schiepek, G., de Felice, G., Desmet, M., Aichhorn, W. & Sammet, I. (2022). How to measure outcome? A perspective from the dynamic complex systems approach. *Counselling & Psychotherapy Research, 22*(4), 937–945. https://doi.org/10.1002/capr.12521

Schiepek, G., Eckert, H., Aas, B., Wallot, S. & Wallot, A. (2015). *Integrative psychotherapy: A feedback driven dynamic systems approach.* Göttingen: Hogrefe.

Schiepek, G., Eckert, H. & Kravanja, B. (2013). *Grundlagen systemischer Therapie und Beratung. Psychotherapie als Förderung von Selbstorganisationsprozessen.* Göttingen: Hogrefe.

Schiepek, G., Kratzer, L., Hülsner, Y. & Bachler, E. (2019). Prozessmonitoring in der Psychotherapie: Anspruch und Nutzen. *Psychotherapeutenjournal, 2019/4,* 357–364.

Schiepek, G. & Oelkers-Ax, R. (2022). Evaluation 2.0. Evaluation und Wirksamkeit von Psychotherapie neu denken. *Familiendynamik, 47*(4), 294–307.

Schiepek, G. & Pincus, D. (2023). Complexity science: A framework for psychotherapy integration. *Counselling & Psychotherapy Research, 23*(4), 941–955. https://doi.org/10.1002/capr.12641

Schiepek, G., Stöger-Schmidinger, B., Kronberger, H., Aichhorn, W., Kratzer, L., Heinz, P. et al. (2019). The Therapy Process Questionnaire. Factor analysis and psychometric properties of a multidimensional self-rating scale for high-frequency monitoring of psychotherapeutic processes. *Clinical Psychology & Psychotherapy, 26,* 586–602. https://doi.org/10.1002/cpp.2384

Schiepek, G., Viol, K., Aichhorn, W., Hütt, M.T., Sungler, K., Pincus, D. et al. (2017). Psychotherapy is chaotic – (not only) in a computational world. *Frontiers in Psychology for Clinical Settings, 8,* 379. https://doi.org/10.3389/fpsyg.2017.00379

Schöller, H., Viol, K., Aichhorn, W., Hütt, M.-T. & Schiepek, G. (2018). Personality development in psychotherapy: A synergetic model of state-trait dynamics. *Cognitive Neurodynamics, 12*(5), 441–459. https://doi.org/10.1007/s11571-018-9488-y

Slatnar, B. (2012). Medikalizacija – medikamentalizacija družb poznega kapitalizma [Medikalisierung – die Medikalisierung spätkapitalistischer Gesellschaften]. *Časopis za kritiko znanosti, 40*(250), 31–46.

Somrak, M. (2015). *Personalizacija medicine – osebni pristop* [Personalisierung der Medizin – ein persönlicher Ansatz] (Diplomsko delo). Pravna fakulteta Univerze v Mariboru.

Srebrnjak, M. (2016). Stranpoti sodobne psihofarmakoterapije [Umwege der modernen Psychopharmakotherapie]. *Kairos – Slovenian Journal of Psychotherapy, 10*(3–4), 253–261.

Stegmüller, W. (1973). *Theorie und Erfahrung. Zweiter Halbband: Theorienstrukturen und Theoriendynamik.* Heidelberg: Springer. https://doi.org/10.1007/978-3-662-00224-7

Stein, D.J., Shoptaw, S.J., Vigo, D.V., Lund, C., Cuijpers, P., Bantjes, J. et al. (2022). Psychiatric diagnosis and treatment in the 21st century: Paradigm shifts versus incremental integration. *World Psychiatry, 21*(3), 393–414. https://doi.org/10.1002/wps.20998

Sturmberg, J.P. (2015). Health – illness – disease. A person-centered perspective. *European Journal for Person Centered Healthcare, 3*(2), 182–186. https://doi.org/10.5750/ejpch.v3i2.912

Thangadurai, P. & Jacob, K.S. (2014). Medicalizing distress, ignoring public health strategies. *Indian Journal of Psychological Medicine, 36*(4), 351–354. https://doi.org/10.4103/0253-7176.140698

Timmermans, S. & Berg, M. (2003). *The gold standard: The challenge of evidence-based medicine and standardization in health care*. London: Temple University Press.
Tramonti, F., Giorgi, F. & Fanali, A. (2020). Systems thinking and the biopsychosocial approach: A multilevel framework for patient-centred care. *Systems Research and Behavioral Science, 38*(2), 1–16.
Tramonti, F., Saviozzi, V., Ferrante, B., Saliani, S., Galeazzi, E., Vatteroni, S., Genovesi, I., di Vecchio, I. & Možina, M. (2024). Life, complexity, and psychotherapy: A systemic perspective on the elusive construct of extra-therapeutic factors. *Journal of Evaluation in Clinical Practice, 30*(7), 1272–1282. https://doi.org/10.1111/jep.14039
van Schaik, D.J., Klijn, A.F., van Hout, H.P., van Marwijk, H.W., Beekman, A.T., de Haan, M. et al. (2004). Patients' preferences in the treatment of depressive disorder in primary care. *General Hospital Psychiatry, 26,* 184–189. https://doi.org/10.1016/j.genhosppsych.2003.12.001
Varela, F.J. (1976). Not one, not two. *CoEvolution Quarterly, 12,* 62–67.
Verhaeghe, P. (2016). *Identiteta v času neoliberalizma, izgubljenih vrednot in anonimne avtoritete* [Identität im Zeitalter des Neoliberalismus, verlorener Werte und anonymer Autorität]. Mengeš, Slovenia: Ciceron.
Wampold, B.E. (2001a). Contextualizing psychotherapy as a healing practice: Culture, history, and methods. *Applied and Preventive Psychology, 10*(2), 69–86.
Wampold, B.E. (2001b). *The great psychotherapy debate: The evidence for what makes psychotherapy work*. London: Routledge.
Wampold, B.E. & Imel, Z.E. (2015). *The great psychotherapy debate: The evidence for what makes psychotherapy work*. London: Routledge. https://doi.org/10.4324/9780203582015
Wampold, B.E., Imel, Z.E. & Flückiger, C. (2018). *Die Psychotherapie-Debatte*. Göttingen: Hogrefe.
Westmeyer, H. (1989). *Psychological theories from a structuralist point of view*. Heidelberg: Springer. https://doi.org/10.1007/978-3-642-84015-9
World Health Organization (WHO). (1946). *Preamble to the constitution of the World Health Organization*. Geneva: WHO.

Die Autorinnen und Autoren des Bandes

M.Sc. Benjamin Aas. Freiberuflicher Forscher, Dozent und Mitbegründer des sysTelios Think Tanks, der Not-A-Number Academy (nan.a.de) und Gründer von „Links der Isar". E-Mail: aasbenjamin@gmail.com

Prof. Dr. Wolfgang Aichhorn. Direktor der Universitätsklinik für Psychiatrie, Psychotherapie und Psychosomatik an der Paracelsus Medizinuniversität (PMU) Salzburg. Stellverstretender Leiter des Instituts für Synergetik und Psychotherapieforschung der PMU Salzburg. E-Mail: w.aichhorn@salk.at

Dipl.-Psych. Sebastian Baumann. Als Psychologischer Psychotherapeut, Coach und Supervisor in Mannheim in eigener Praxis niedergelassen. E-Mail: baumann@loesungsraum-mannheim.de

Mag. Oksana Blotni. Klinische Psychologin (Schmerzpsychologie) am Institut für Klinische Psychologie der Universitätsklinik für Psychiatrie, Psychotherapie und Psychosomatik an der Paracelsus Medizinuniversität (PMU) Salzburg, Gesundheitspsychologin. E-Mail: o.blotni@salk.at

M.Sc. Rineke Bossenbroek. Doktorandin in der Abteilung für Kinder- und Familienfürsorge an der Universität Groningen, Niederlande. E-Mail: r.e.bossenbroek@rug.nl

Nora Daniels-Wredenhagen. Systemische Therapeutin, Mitbegründerin des sysTelios Think Tanks, der Not-A-Number Academy (nan.a.de) und des Augenhöhewegbegleiters, Tätigkeit im sysTelios Gesundheitszentrum, Forscherin und Dozentin an verschiedenen Universitäten und Ausbildungsinstituten. E-Mail: n.d-wredenhagen@systelos.de

Prof. Dr. Wolfgang Eberling. Consultant und Coach bei Dr. Eberling & Associates GmbH in Luzern. Programmleiter von zwei CAS-Programmen an der Fachhochschule der Nordwestschweiz in Olten, Basel und Brugg. E-Mail: Wolfgang.eberling@fhnw.ch

Dr. Florens Goldbeck. Als Psychotherapeut in eigener Praxis in Tübingen niedergelassen, Forschungs- und Lehrtätigkeit für den sysTelios Think Tank. E-Mail: f.goldbeck@systelios.de

M.A. Marcus B. Hausner. Trainer, Berater, Dozent, Coach und Kooperationspartner der Unternehmenslotsen. E-Mail: mh@dieunternehmenslotsen.com

Konstantin Hegewald. Therapeutische Tätigkeit im sysTelios Gesundheitszentrum, Mitglied des sysTelios Think Tanks, in Ausbildung zum systemischen Psychotherapeuten, Doktorand an der Universität Trier. E-Mail: k.hegewald@systelios.de

Prof. Dr. Björn Enno Hermans. Psychotherapeut und Professor für Klinische Psychologie und Psychotherapie an der Medical School Hamburg. E-Mail: enno.hermans@medicalschool-hamburg.de

M.Sc. Viola Hoffknecht. Psychologische Psychotherapeutin niedergelassen in eigener Praxis in Siegburg. Seit 2021 Doktorandin an der LMU München. E-Mail: viola@psychotherapie-hoffknecht.de

Dipl.-Theol. Markus Keller. Theologe, Systemischer Therapeut (SG) und Berater sowie Tätigkeit in einem Beschulungsprojekt im Rahmen eines Sonderpädagogischen Bildungs- Beratungszentrums (SBBZ) mit Förderschwerpunkt emotionale und soziale Entwicklung in Pforzheim. E-Mail: keller@ohlebusch.de

Dr. med. Silvia Kipp. Psychotherapeutin, Supervisorin und Lehranalytikerin am C.G. Jung-Institut in Stuttgart sowie leitende Ärztin an Internistischer Dienst an der Universitären Psychiatrischen Klinik Basel. E-Mail: info@drkipp.de

Mag. Bettina Klinger. Klinische und Gesundheitspsychologin sowie Psychotherapeutin im Bereich Stationäre Psychotherapie sowie am Zentrum für Psychotraumatologie der Universitätsklinik für Psychiatrie, Psychotherapie und Psychosomatik der PMU Salzburg. E-Mail: b.klinger@salk.at

Prof. Dr. Anna Lichtwarck-Aschoff. Professorin für Kinder- und Familienfürsorge an der Universität Groningen, Niederlande. E-Mail: a.lichtwarck-aschoff@rug.nl

Prof. Dr. Miran Možina. Direktor und Dozent an der Zweigstelle der Sigmund-Freud-Universität in Ljubljana, Slowenien. Psychiater, Psychotherapeut und Supervisor. E-Mail: miranmozina.slo@gmail.com

Dr. Andreas Oberascher. Facharzt für Psychiatrie und Psychotherapeutische Medizin und am Zentrum für Psychotraumatologie (ZPT) der Universitätsklinik für Psychiatrie, Psychotherapie und Psychosomatik in Salzburg (PMU Salzburg) tätig. E-Mail: andreas.oberascher@gmx.at

Dr. Merlijn Olthof. Tätigkeit als Post-Doktorand an der Universität Groningen und als Dozent an der Radboud Universität in Nijmegen, Niederlande. E-Mail: merlijn.olthof@ru.nl

Dipl.-Sozialpäd. Sebastian Petry. Geschäftsführer der Katholischen Landjugendbewegung (KLJB) Bayern. E-Mail: landesstelle@kljb-bayern.de

Florian Pommerien-Becht. Gelernter Landwirt, Tätigkeit als Musiktherapeut und Forscher im sysTelios Gesundheitszentrum. E-Mail: f.pommerien-becht@systelios.de

M.A. Elisabeth Raschke. Philosophin. Im Bereich Coaching, Moderation und Graphic Recording tätig. E-Mail: E-Mail: coaching@elisabeth-raschke.de

Dipl.-Ing. Nikolaus Roepfl. Systemischer Coach, freiberufliche Tätigkeit im Bereich Training, Consulting, Coaching und Business Development. E-Mail: nikolaus.roepfl@nrbc.de

Prof. Dr. Dr. Günter Schiepek. Professor an der der Paracelsus Medizinischen Privatuniversität Salzburg sowie an der Ludwig-Maximilians-Universität München. Leiter des Instituts für Synergetik und Psychotherapieforschung an der Paracelsus Medizinischen Privatuniversität Salzburg. Geschäftsführer des Center for Complex Systems. E-Mail: guenter.schiepek@ccsys.de

Dr. Helmut Schöller. Studium der Physik und Theologie, Doktorat zur Modellierung und Analyse von Therapieprozessen an der LMU München. Mitarbeiter am Institut für Synergetik und Psychotherapieforschung an der PMU Salzburg. Autor und Programmierer des Software-Tools PsySim.at. E-Mail: h.schoeller@salk.at

M.Sc. Silvia Scholz. Zusammenarbeit in Forschung und Lehre mit dem sysTelios Think Tank, Doktorandin an der Universität Witten/Herdecke, in Ausbildung zur systemischen Psychotherapeutin. E-Mail: silvia.Scholz@uni-wh.de

Dr. Bettina Siebert-Blaesing. Dipl.-Sozialpädagogin, Journalistin, Supervisorin, Systemische Beraterin/Therapeutin, in leitender Funktion für den Caritasverband der Erzdiözese München und Freising e. V. tätig. E-Mail: kontakt@siebert-blaesing.de

Dr. vet. med. Nicola Spehr. Veterinärmedizinerin, Mitarbeiterin in einer Psychotherapeutischen Praxis in Breitbrunn sowie in der CCSYS-GmbH (Prof. Dr. Günter Schiepek). E-Mail: nicola.spehr@ccsys.de

Dr. med. Barbara Stöger-Schmidinger. Fachärztin für Psychiatrie und Psychotherapeutische Medizin, Psychotherapeutin sowie leitende Oberärztin am Zentrum für Psychotraumatologie der Universitätsklinik für Psychiatrie, Psychotherapie und Psychosomatik der PMU Salzburg. E-Mail: b.stoeger-schmidinger@salk.at

M.Sc. Robin van den Bergh. Studium der Verhaltenswissenschaft an der Radboud Universität in Nijmegen, Niederlande, Doktorand im Bereich der Behandlung von Menschen mit einer Parkinson-Erkrankung. E-Mail: robin.vandenBergh@radboudumc.nl

Dipl.-Psych. Georg Walterskirchen. Systemischer Paar- und Familientherapeut, Systemischer und Psychoanalytisch-systemischer Supervisor, Psychologischer Psychotherapeut und Traumatherapeut, Mitarbeiter an der Beratungsstelle für Kinder, Jugendliche, Familien und Schwangerschaft der Diakonie in Bielefeld. E-Mail: georg.walterskirchen@diakonie-fuer-bielefeld.de

Andreas Wiesmann. Rechtsanwalt, Lehrbeauftragter, Organisationsberater, Coach, Führungsfunktion beim Staatssekretariat für Migration in Bern, Schweiz. E-Mail: andreaswiesmann@gmx.net

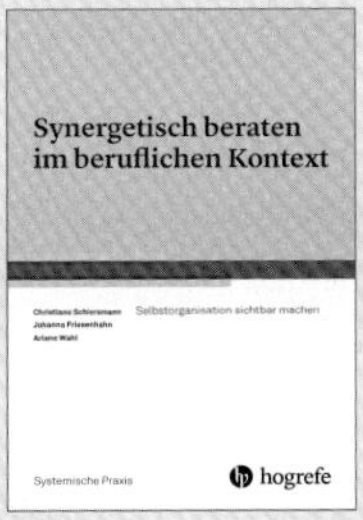

C. Schiersmann / J. Friesenhahn / A. Wahl

Synergetisch beraten im beruflichen Kontext

Selbstorganisation sichtbar machen

Reihe: Systemische Praxis, Band 6

*2015, 118 Seiten, € 24,95 (DE) / € 25,70 (AT) / CHF 34.50, ISBN 978-3-8017-2608-9**

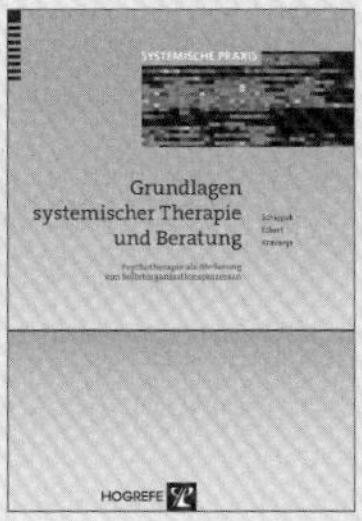

G. Schiepek / H. Eckert / B. Kravanja

Grundlagen systemischer Therapie und Beratung

Psychotherapie als Förderung von Selbstorganisationsprozessen

Reihe: Systemische Praxis, Band 1

*2013, 113 Seiten, € 24,95 (DE) / € 25,70 (AT) / CHF 34.50, ISBN 978-3-8017-2475-7**

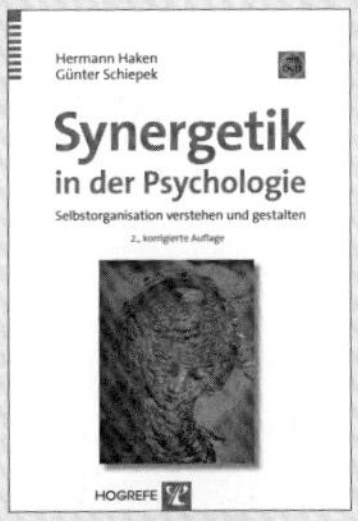

H. Haken / G. Schiepek

Synergetik in der Psychologie

Selbstorganisation verstehen und gestalten

*2., korr. Auflage 2010, 780 Seiten, geb., inkl. DVD, € 69,95 (DE) / € 72,00 (AT) / CHF 89.00, ISBN 978-3-8017-2311-8**

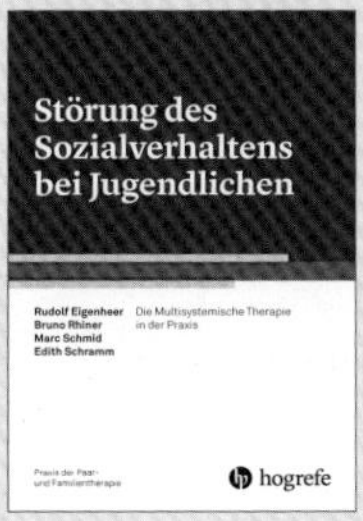

R. Eigenheer / B. Rhiner / M. Schmid / E. Schramm

Störung des Sozialverhaltens bei Jugendlichen

Die Multisystemische Therapie in der Praxis

Reihe: Praxis der Paar- und Familientherapie, Band 10

*2016, X/289 Seiten, € 29,95 (DE) / € 30,80 (AT) / CHF 40.50, ISBN 978-3-8017-2528-0**

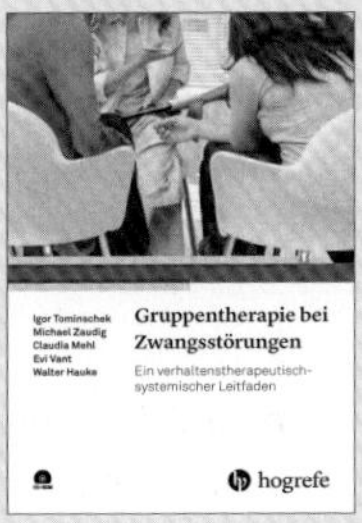

I. Tominschek / M. Zaudig / C. Mehl / E. Vant / W. Hauke

Gruppentherapie bei Zwangsstörungen

Ein verhaltenstherapeutisch-systemischer Leitfaden

*2016, 203 Seiten, inkl. CD-ROM, € 34,95 (DE) / € 36,00 (AT) / CHF 46.50, ISBN 978-3-8017-2613-3**

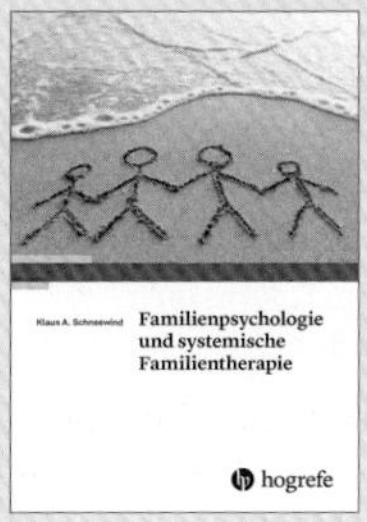

K. A. Schneewind

Familienpsychologie und systemische Familientherapie

*2019, 148 Seiten, € 24,95 (DE) / € 25,70 (AT) / CHF 34.50, ISBN 978-3-8017-2950-9**

** Dieser Titel ist auch als eBook erhältlich.*

www.hogrefe.com

hogrefe